Ute Aurin

Risiko Jod

Die unterschätzte Gefahr

Waldthausen Verlag

Impressum

Hinweis: Die Erkenntnisse in diesem Buch wurden nach bestem Wissen und Gewissen wiedergegeben und beruhen auf den Erfahrungen der Autorin. Die Informationen ersetzen auf keinen Fall die Hilfe und den Rat eines erfahrenen Therapeuten, Arztes oder Heilpraktikers.

Der Verlag übernimmt keine Haftung für Schäden, die sich durch unsachgemäße Anwendungen dargestellter Methoden ergeben, und übernimmt keinerlei Verantwortung für medizinische Forderungen.

1. Ausgabe 2004

Titelentwurf: Antje Jaruschewski, Oldenburg
Druck: Westermann Druck, Zwickau
Printed 2004 in Germany

ISBN 3-89881-055-0

Inhaltsverzeichnis

Anhang 365

Liste der Abkürzungen

AKJ = Arbeitskreis Jod
BCG = Impfstoff gegen Tuberkulose (Bacille-Calmette-Guérin)
bga = Bundesgesundheitsamt
BLL = Bund für Lebensmittelrecht und Lebensmittelkunde e. V.
BMVEL = Bundesministerium für Verbraucherschutz, Ernährung und Landwirtschaft
BSE = bovine spongiforme Enzephalopathie (Rinderwahnsinn)
DGE = Deutsche Gesellschaft für Ernährung
EAV = Elektroakupunktur nach Voll
EFTA = European Free Trade Association (Europäische Freihandelskommission)
EU = Europäische Union
EU.L.E. = Europäisches Institut für Lebensmittel- und Ernährungswissenschaften
FDA = Food and Drug Administration
GAU = größter anzunehmender Unfall (meist im Zusammenhang mit Atomunfällen)
GVeN = Gesetz zur Verhinderung erbkranken Nachwuchses
ICCIDD = International Council for Control of Iodine Deficiency Disorders (Internationaler Kontrollrat für Jodmangelstörungen
IIT = Iodine Inducted Hyperthyroidism (durch Jod ausgelöste Schilddrüsenüberfunktion)
IPPF = International Planned Parenthood Federation (Internationale Vereinigung für geplanten Elternschaft)
IQ = Intelligenzquotient
JECFA = Joint FAO/WHO Expert Committee on Food Additives
KISS = Kontakt- und Informationsstelle für Selbsthilfegruppen
mcg = Mikrogramm
OP = Operation
PAC = Political Action Committee (politisches Aktionskomitee)
PR = Public Relations (Öffentlichkeitsarbeit)
SSK = Strahlenschutzkommission
STIKO = Ständige Impfkommission
T3, T4 = Schilddrüsenhormone (von Thyreoida = Schilddrüse)
TNC = transnationale Konzerne
TSH = thyreoidstimulierendes Hormon
UN = United Nations (die Vereinten Nationen, auch UNO)
UNICEF = United Nations International Children's Emergeny Fund (Kinderhilfswerk der Vereinten Nationen)
USI = Universal Salt Iodization (generelle Salzjodierung)
WHO = World Health Organization

Vorwort

Was wurde uns nicht schon alles zum Thema „Jod" erzählt: Ohne Jodierungsprogramme leide die Bevölkerung an Kropferkrankungen, der IQ sinke, die Frauen würden unfruchtbar, hätten Fehlgeburten, die Kinder kämen mit Behinderungen zur Welt und blieben in ihrer geistigen Entwicklung gestört. All diese Erkrankungen könnten leicht und billig mit der Jodierung der Nahrung beseitigt werden. Die WHO hat deshalb mit Unterstützung der Regierungen beschlossen, *„den Jodmangel als eines der Hauptprobleme des öffentlichen Gesundheitswesens auszurotten"*[1] und mit ihm die oben genannten Schrecken. Kaum eine Woche vergeht, in der nicht in Presse, Funk und Fernsehen auf die große Wichtigkeit von Jodierungsmaßnahmen hingewiesen wird.

Konnte die Schweiz, die sich rühmt, die Jodierung praktisch erfunden zu haben, tatsächlich Kropferkrankungen völlig ausrotten und die Behindertenheime schließen? Beweise für irgendwelche nachteiligen Effekte bei der Jodaufnahme habe es auch dabei nur in vernachlässigbarem Rahmen gegeben. Die Massenjodierung sei damit eine klassische Erfolgsstory der Präventivmedizin. Diesem Erfolg schließt sich der Rest der Welt – zur großen Freude der Pharmaindustrie – gerne an:

– In Afrika werden Paraden veranstaltet, wird jodiertes Salz in die Menge geworfen, werden T-Shirts und Mützen verteilt, Bands singen Loblieder auf den Segen des Jodsalzes und das Fernsehen filmt.

– In Indien leiden ca. 2,2 Mio Menschen an Kretinismus. Die UNICEF lässt unjodiertes Salz gesetzlich verbieten, einge-

---

1 aus dem Briefwechsel mit der Autorin

legtes Gemüse wird jodiert, ebenso Fruchtsäfte, Schokolade, Softdrinks wie Cola und Seven up sowie Brot. 650 Jodierungsmaschinen sind im Einsatz, um tonnenweise Salz zu jodieren. Und eine bunte Briefmarke gedenkt des Jodierungsprogrammes.

Auch in Deutschland sind die Erwartungen an eine Jodprophylaxe hoch, denn bei uns ist der Jodmangel laut Pharmahersteller Henning weitaus schlimmer als in anderen Ländern der Erde. Den Krankenkassen entstünden jährlich über 1 Milliarde Euro Kosten für die Betreuung Schilddrüsenkranker. So lobt der weltweite Ärztezusammenschluss ICCIDD: *„Die Versicherungsindustrie ist an diesen Zahlen interessiert gewesen und ist ein Bundesgenosse in den Bestrebungen, Jodmangel zu verhindern.“*[2]

Doch haben sich die lautstarken Versprechungen wirklich erfüllt? Und sind die „nachteiligen Effekte“ einer erhöhten Jodaufnahme tatsächlich einfach vernachlässigbar? Mein Bestreben ist es, Ihnen mit diesem Buch die Informationen zu geben, um sich mit dem Problem der Massenjodierung auseinandersetzen zu können. Es geht hier nicht darum, Panik zu verbreiten, sondern auf die möglichen Gefahren hinzuweisen. Jod ist – das steht außer Frage – ein **Spuren**element, das im wahrsten Sinne seines Wortes für den menschlichen Organismus wichtig ist. Welche Risiken jedoch von einer Überdosierung ausgehen können und welche Gefahren im Gießkannenprinzip von Jodierungsprogrammen liegen, soll hier gezeigt werden.

Möge das Buch für Sie eine interessante Lektüre sein und dazu beitragen, dass auch in Zukunft jeder Einzelne aufgeklärt darüber entscheiden kann, was er seinem Körper zuführt!

Ihre Ute Aurin *im Sommer 2004*

2 IDD Prevalence and Control Program Data: Germany

Die gesundheitlichen Aspekte von Jod

Das Element Jod

Jod ist ein Baustein, den die Schilddrüse zur Herstellung der Schilddrüsenhormone braucht. Es wird zu den Spurenelementen gezählt. Einige Ärzte empfahlen, es besser in „Vitamin J" umzubenennen, umso den Widerstand gegen die Jodgabe zu brechen. Schließlich hat die Bezeichnung „Vitamin" bei den meisten Menschen einen psychologischen Effekt, man assoziiert sie mit Gesundheit. Inzwischen ist es aber schon großen Bevölkerungskreisen bekannt, dass Vitamin nicht gleich Vitamin ist. Es gibt in der Herstellung enorme qualitative Unterschiede. Vitamine können genmanipuliert oder aus Fäkalien gewonnen sein. Man muss unterscheiden zwischen körperidentischen und körperfremden. Der Körper erkennt körperfremde Vitamine als Fremdkörper und reagiert anders auf sie als auf echte, natürliche Vitamine. Dieser manipulative Vorschlag hat sich aber nicht durchgesetzt und Jod gilt auch heute noch als Spurenelement. Wird es in mehr als in Spuren zugeführt, wirkt es schädlich.

In der Atmosphäre beeinflusst Jod, das z. B. bei der Wolkenbildung eine Rolle spielt, unser Klima. Forscher schreiben ihm auch eine Beteiligung am Phänomen der roten Sonnenuntergänge zu. Jod wird eingesetzt, um das Wetter zu manipulieren. Nach dem Krieg entwickelten Wissenschaftler das „Impfen" von Wolken. Wolken können nur abregnen, wenn ihnen Keimlinge zur Verfügung stehen, an denen sich Wasserteilchen sammeln können. Jod wird hier gerne eingesetzt. Impft man Wolken damit, regnen sie ab. Eine Praxis, die der Öffentlichkeit von Tschernobyl her bekannt ist, wo man die radioaktiven Wolken künstlich über Novosibkov abregnete, um Moskau zu schützen. Heute werden in 25 Ländern der Erde Wolken geimpft, darunter in den USA, in China und in Deutschland. Deutschland impft seit den 80ern mit Jod – man beruhigt ängstliche Umweltschützer: Das Jod löse sich in Luft auf und sei nicht nachweisbar. Bei Experimenten kamen auch schon Bürger in Europa zu Tode: *„Im August 1952 ertranken in dem englischen Städtchen Lynmouth in der Grafschaft Devon 34 Menschen bei einem achtstündigen Regenguss. Über 40 Jahre später, als geheime Staatsakten freigegeben wurden, stellte sich heraus, dass das britische Verteidigungsministerium rund um Lynmouth Wolken geimpft hatte, um zu testen, ob künstlicher Regen eine Armee zum Halten bringen könne."*[3] Im Vietnam-Krieg nutzten die USA Wettermanipulation zur Kriegsführung. Die US Air Force plant ab 2025 manipulierte Gewitter, Nebelbänke und Dürren zur Kriegsführung einzusetzen. Patente zur Veränderung der Absorbierung des Sonnenlichts wurden schon an US-Firmen vergeben. Die Air Force: „*Im Extremfall kann es die Schaffung* [...] *eines neuen Weltklimas bedeuten* [...]".

Jod gehört wie Chlor, Fluor und Brom zur Familie der Halogene, ist von violetter Farbe und im Geruch Chlor ähnlich. Jod liegt in verschiedenen Verbindungen vor (wie beispielsweise Jodid und Jodat im Jodsalz und Kaliumjodid in Jodtabletten, in Algen ist Jod organisch gebunden, bei den Kontrastmitteln sind es häufig komplexere Jodverbindungen), die vom Körper aufgenommen und in ihm verstoffwechselt werden. Wie der Pharma-Konzern Henning erklärt, sind die verschiedenen Vorgänge,

3 „Die Regenmacher", natur & kosmos, September 2002

wie Jod im Körper umgewandelt wird, bis heute nicht geklärt. So werden Jodopfer häufig damit getröstet, sie hätten keine Allergie auf Jod, was sogar zutreffen kann. Gerade bei Jod ist jedoch inzwischen allgemein bekannt und anerkannt, dass es häufig pseudoallergische Reaktionen hervorruft. D.h., dass es zu allergieähnlichen Reaktionen kommt, obwohl die immunologischen Mechanismen nicht beteiligt sind. Das Expertenteam der WHO wies außerdem darauf hin, dass Reaktionen auf Jod schleichend und spät erfolgen können. Laut JECFA können Menschen, die Jod über Jahre gut zu vertragen schienen, noch immer plötzlich und schwer erkranken. Die Palette der Nebenwirkungen ist breit gefächert: Schilddrüsenüberfunktion, Schilddrüsenunterfunktion, Morbus Basedow, Kopfschmerzen, Bauchbeschwerden, Hautreaktionen (Akne, Vitiligo, Lichtallergie usw.), Augenreizung, Asthma, Schnupfen etc. Gerade bei einer Dauerverabreichung von Jod kann es auch zu Depressionen, Nervosität, Schlaflosigkeit oder Impotenz kommen. Es kann Tuberkulose reaktivieren. Außerdem ist belegt, dass Jodsalz die Spermienzahl verringert und das Krebsrisiko erhöht.

Jod ist sehr reaktionsfreudig, wobei nicht alle Vorgänge geklärt sind. Bei Versuchen mit radioaktiv markiertem Jod in Leberkäse (Fleisch wird inzwischen vorwiegend mit jodiertem Salz verarbeitet) konnten Vorgänge belegt werden, bei denen elementares Jod entsteht. Beim Erhitzen reagiert es mit Aminosäuren und bildet so hormonwirksame Verbindungen. Jodierte Aminosäuren gelten als „endocrine disruptors", die die Schilddrüse irritieren. Die biologische Wirkung und Toxikologie muss erst noch erforscht werden. Der Ammon, das „Handbuch zur umfassenden und raschen Information für Ärzte und Apotheker", warnt vor einer Langzeitanwendung von Jod und rät davon ab, es bei Kindern oder gar in der Schwangerschaft anzuwenden. Zudem empfiehlt er Ärzten, Patienten dringend über

Risiken aufzuklären, wenn eine Medikamentengabe über Träger erfolgt, wie es z.B. bei jodierten Nahrungsmitteln, Shampoo mit Selen oder Fluorkaugummi der Fall ist. Der Arzt muss bedenken, dass der Patient z.B. Shampoo nicht als Medikament ansieht und damit wenig umsichtig umgeht. Er muss sicherstellen, dass dem Patienten das Einhalten von Sicherheitsregeln bewusst ist. Diese Regel wird bei den heutigen Jodprogrammen bewusst verletzt. Schließlich empfehlen Ärzte, die Jodgaben „stumm" zu verabreichen, also ohne den Verbraucher zu informieren. Darum sind weite Teile der Jodierungsprogramme heute frei von jeglicher Deklarationspflicht.

Außer in der Lebensmittelproduktion findet Jod weitere Verwendung in Desinfektionsmitteln, Kontrastmitteln, Katalysatoren, Druckfarben, Medikamenten (beachten Sie das Verzeichnis der Inhaltsstoffe), Fotoentwicklern und Halogenlampen.

Die Firma Henning erklärt, das Jod für ihre Tabletten – DR. GÄRTNER (Endokrinologe an der Universitäts-Klinik, München, und im wissenschaftlichen Beirat der Schilddrüsen-Liga) betont, es handle sich bei Jodtabletten nicht um Medikamente, sondern um Nahrungsergänzungen – von der Industrie zu beziehen, wo es als Nebenprodukt abfällt. In der Tat recycelt ein Unternehmen in Troisdorf Jod aus Abfällen und bereitet es für den Verzehr auf. Unternehmer DIETER SCHARFF schwärmt: *„PVC ist nach dreimaliger Wiederaufbereitung kaputt, Jod bei der tausendsten noch nicht."* 2003 schaltete sich das Landesamt für Arbeitsschutz, Düsseldorf, ein, weil man den Verdacht hegte, der Jod-Sondermüll sei über das zulässige Maß hinaus radioaktiv verseucht. Manche Bio-Hersteller, die ebenfalls jodieren, verwenden Jod aus Algen oder Chile-Salpeter.

Unser Körper speichert Jod in der Schilddrüse, den Speicheldrüsen, im Magen, in der Haut, in der Placenta und in laktierenden Brustdrüsen, in Augen, Muskeln, Hypophyse und in der Galle. Jod wird über Urin und Stuhl ausgeschieden. Natürliche Jodquellen sind Meeresfisch, Kresse, Kohl, Spargel, Spinat, Rübchen, Knoblauch, Salat, Artischocken, Tomaten, Erdbeeren, Birnen, Trauben, Innereien, Milch und Ei. Heute sind viele dieser Nahrungsmittel künstlich jodiert. Süßwasserfisch kann ebenfalls jodiert sein, da man die Tiere heute jodiert füttert. Deutschland weist eine größere Anzahl an Jodbädern auf und die Küstenregionen sind für ihre jodhaltige Luft bekannt.

In der US-Verbraucherinformation für Naturheilmittel heißt es: „*Wenn Sie jedoch keinen Jodmangel haben, wird die Einnahme von zusätzlichem Jod Ihrer Schilddrüse nicht helfen, besser zu arbeiten, sondern könnte sogar Probleme verursachen.*" Henning weist in seinem Beipackzettel auf die Möglichkeit einer „Jodallergie" hin, was von Ärzten häufig bestritten wird. Neben der Al-lergie spricht man hier auch eine Jodempfindlichkeit an. Vor der Nahrungsergänzung mit Jodtabletten sollte die Schilddrüse untersucht werden. Besonders Ältere und Herzkranke tragen ein Risiko. Zwischen den Aussagen des Pharmaherstellers Henning – der ja bei falschen Angaben über seine Tabletten haftbar gemacht werden könnte – und den Behauptungen der Mediziner besteht eine Diskrepanz. Auch darüber, ob Jod sich im Körper speichert. Henning erklärt, größere Jodmengen wie in Depot-Tabletten (2 mg) werden im Körper gespeichert, weswegen man die Tabletten alle 7 bis 10 Tage gibt. PROF. GÄRTNER vom AKJ bestreitet diesen Umstand. Er behauptet über Joddepot-Tabletten: „*Von dem eingenommenen Jod werden mehr als die Hälfte bereits am ersten Tag wieder über die Niere ausgeschieden.*"

2001 gab PROF. SCRIBA (Direktor der Universitäts-Klinik, München, und Vorsitzender der Deutschen Gesellschaft für Innere Medizin sowie Sprecher des AKJ) ein Interview, in dem er den Druck der Pharmaindustrie eingestand: „*Der Arbeitskreis*

Jodmangel empfiehlt Schwangeren daher neuerdings nur noch 100 Mikrogramm Jod pro Tag. Die Industrie will trotzdem immer mehr Jodtabletten verkaufen, das ist für uns Ärzte ein Ärgernis." Henning weigerte sich, zu dieser Aussage Stellung zu nehmen. Stattdessen schickte man meine Anfrage an den AKJ weiter, der keinen Kommentar dazu abgab.

Bei einem Versuch der Uniklinik Mainz, in dem man Kropf-Patienten ein halbes Jahr lang 500 Mikrogramm Jod täglich gab, entwickelten 6 von 31 eine Fehlfunktion der Schilddrüse. Neben Jodtabletten gaben Ärzte auch Kombimedikamente, die Jod plus Schilddrüsenhormone enthalten, obwohl entsprechende Studien über deren Effekt (noch) nicht vorlagen.

Einen Absatzmarkt für Jod stellen Kontrastmittel dar. 2003 wurde in den Medien aufgedeckt, *„wie ein Konglomerat von Ärzten und Pharmahändlern bei der Abrechnung von Kontrastmitteln systematisch die Krankenkassen betrügt."*[4] Gegen vier Pharmagroßhändler und 250 Fachärzte (Radiologen und Urologen) wurde eine Ermittlung eingeleitet. Die Firmen rechneten die Kontrastmittel bei den Kassen doppelt so teuer ab als die Ärzte tatsächlich bezahlten, sodass die Mediziner neben Prämien, Vergünstigungen und Serviceleistungen noch zusätzlich gute Gewinne – bis zu 20 000 Euro – mit falscher Abrechnung einfuhren. Ein Ermittler sprach offen von versteckten „Schmiergeldzahlungen an die Mediziner". Eine Gruppe Ärzte trat selbst als Großhändler auf und verdiente an den Mitteln. Der Grad zwischen Pharmavertreter und Mediziner scheint heute nur noch verschwindend gering.

In den USA finden Jodtabletten seit der Terror-Hysterie reißenden Absatz. Die Verwendung von Jod bei atomaren Katastrophen wird im Kapitel „Jod und Atomenergie" besprochen.

---

4 „Netzwerk der Abzocke" in FOCUS vom 28.4.2003

Mit der Schilddrüse beschäftigten sich Wissenschaftler zwar schon früh, das Wissen blieb aber trotzdem spärlich. Die ersten Darstellungen der menschlichen Schilddrüse fertigte LEONARDO DA VINCI 1508 an. Während man noch über die komplexe Frage rätselte, wozu sie dient, wurde schon am Kropf herumgedoktert. Seit der Spätantike schon behandelte man ihn mit getrocknetem Meeresschwamm. 1820 wurde vor der schweizerischen Naturforschenden Gesellschaft in Genf dann erstmals über Kropftherapien mit Jod diskutiert, wobei die Nebenwirkungen „heftigen Widerstand“ gegen die Behandlung weckten. Jodbefürworter äußerten hier schon den Wunsch, das Wasser jodieren zu dürfen. 1840 stand fest, dass gerade bei Kropfpatienten Jodbasedow auftritt und eine Hyperthyreose ausgelöst wird. Die Pariser Académie des Sciences konnte eine Massenjodierung nicht befürworten und die Jodierungsträume lagen zunächst auf Eis. Unterdessen experimentierten Wissenschaftler mit Tieren, um herauszufinden, was passiert, wenn man ihnen die Schilddrüse entfernt. Man operierte Hunde, Katzen, Meerschweinchen und Ratten, die zur Überraschung der Mediziner bald starben, nachdem sie eine eigentümliche Traurigkeit überfallen hatte. 1883 bekannte man auf einem Chirurgenkongress, dass Kropfpatienten, denen man die Schilddrüse entfernt hatte, sich in hässliche Halbidioten verwandelten. Sofort unternahm man weitere Tierversuche, wobei man besonders gern Hunden die Schilddrüse entfernte, Schilddrüsen in den Bauch verpflanzte oder Schilddrüsenbrei spritzte. Jetzt ging man davon aus, dass die Schilddrüse einen wichtigen Stoff für das Blut produziert und dass Jod dabei eine Rolle spielt.

Mit Spielverderbern, die Mediziner auf die Schäden bei Massenjodierungen hinweisen, mussten Wissenschaftler sich von Anfang an herumplagen. Die Professoren GÄRTNER und SCRIBA (AKJ) bezeichnen Kritik von Nicht-Ärzten als „fundamentalistisch“ und unterstellen den Kritikern Eigennutz. Doch wer im Glashaus sitzt, sollte nicht mit Steinen werfen, denn karrierebewusste Ärzte fahren gut mit der Massenenttarnung (siehe Kapitel „Massenenttarnung“). Sie geben jedoch zu, dass es auch unter den Medizinern (und wie wir wissen, auch unter den Ernährungswissenschaftlern) Kritik und Bedenken gibt. EDWARD BAUMAN, Direktor des Institute for Educational Therapy in Kalifornien, rät Menschen, die ihre Schilddrüse gesund erhalten wollen, auf Jodsalz zu verzichten und besser auf natürliche Jodquellen zurückzugreifen. Er empfiehlt auch, Schilddrüsengiften Aufmerksamkeit zu schenken und sie zu meiden, die Adrenalinproduktion auszugleichen (Allergien, Stress) und als besonderen Tipp den Verzehr von Kokosnuss (Öl, Milch, Fleisch).

Der Berliner Verein homöopathischer Ärzte e.V. sprang für Schilddrüsenpatienten in die Bresche und veröffentlichte 1999 diese Stellungnahme: *„Die zunehmende Jodierung von Lebensmitteln führt zu einer Gefährdung unserer Patienten mit Hyperthyreose, M. Basedow, M. Hashimoto und anderen vergleichbaren Schilddrüsenkrankheiten. Für Jodallergiker ist es in zunehmendem Maße schwierig, ungefährliche Nahrungsmittel zu finden, da eine Kennzeichnungspflicht nicht für alle Lebensmittel gegeben ist. Überdosierung von Jod kann zu Jodakne, Angst- und Unruhezuständen, Haarausfall, Sehstörungen usw., sogar zu Krebs führen. Eine allgemeine und schlecht ausgezeichnete Jodierung sehen wir als Zwangsverordnung von Arzneimitteln an, gegen die wir als individuell therapierende Ärzte uns aussprechen und vom Gesetzgeber Maßnahmen im Sinne einer Deklarationspflicht fordern.“*

Normwerte

Im Februar 2002 veröffentlichte *The Journal of the American Medical Association* eine Untersuchung über das Zustandekommen von Richtlinien. Man konnte belegen, dass die Mehrheit der Mediziner, die Behandlungsstandards festsetzen, von der Pharmaindustrie bezahlt werden. Die Studie weist 87 % der Richtlinien-Autoren Verbindungen zur Pharmaindustrie nach. 38 % der Ärzte hatten für Pharma-Konzerne gearbeitet, 58 % erhielten für ihre Untersuchungen Geld von der Industrie und 59 % waren an die Firmen gekoppelt, deren Medikamente in den Richtlinien dann als Standard angepriesen werden. So wird beispielsweise die American Association of Clinical Endocrinologists von den Pharmafirmen Knoll bzw. Abbott gesponsert.

In Deutschland herrschen ähnliche Verhältnisse: Das Forum Schilddrüse, die Schilddrüsen-Liga und Ärzte des Arbeitskreises Jodmangel stehen mit den Firmen Henning und Merck in Verbindung, die die angepriesenen Medikamente vertreiben.

Alle so genannten Beweise für den weltweiten Jodmangel und die Verkropfung der Weltbevölkerung wurden von der Pharmaindustrie bezahlt. „ThyroMobile" der Schilddrüsenpräparate-Hersteller zogen über die Kontinente und untersuchten Urin und Schilddrüsen der Bevölkerung, um den Jodmangel zu belegen und sofort Jod und Medikamente zu liefern.

Jodmonitoring

Deutschland soll also Jodmangelgebiet sein. Untersuchungen, die das belegen, gibt es nicht. Selbst der Jodbefürworter PROF. PETER SCRIBA gibt zu, *„dass der direkte Beweis für einen Jodmangel in der Nahrung schwierig ist"*, weil *„die Methoden der Jodbestimmung in Nahrungsmitteln aufwendig"* sind und *„größe-*

re epidemiologische Studien nicht zulassen." (vgl. bga-Schriften 3/94, S. 8) „*Daher sind wir auf indirekte Methoden zur Bewertung der alimentären Jodversorgung der Bevölkerung angewiesen.*"[5] Die bga-Schriften erwähnen übrigens auch Vorbehalte gegenüber der von Ärzten verordneten Jodierung.

Die Jodaufnahme der Bevölkerung wird also nur geschätzt. Auch das JECFA kritisiert diese Schwäche in der Beweisführung. Als indirekter Beweis dient den Wissenschaftlern das Schilddrüsenvolumen und die Jodausscheidung von Testpersonen. Man unterstellt, dass großes Volumen und geringe Ausscheidung Jodmangel beweisen.

Mit der Urinuntersuchung gibt es grundlegende Probleme. Das Europäische Institut für Lebensmittel- und Ernährungswissenschaften (EU.L.E.) kritisiert: „*Für eine exakte Bestimmung müsste 24-Stunden-Urin gesammelt werden, was insbesondere in Feldstudien schwierig ist. Man behilft sich hier mit einer Messung des Jods im Spontanurin und setzt es zum gleichzeitig ausgeschiedenen Kreatinin in Beziehung. Kreatinin ist ein Abbauprodukt des Muskeleiweißes Kreatin. Es entsteht insbesondere beim Muskelzellabbau, bei körperlicher Arbeit sowie bei jeder Spannung und Entspannung der Muskeln. Die ausgeschiedene Kreatininmenge hängt einerseits von der Muskelmasse der Versuchsperson und andererseits von ihrem Fleischverzehr ab. Dennoch wurde die Kreatininausscheidung bisher als konstante Größe angesehen, die keinen inter-, intraindividuellen und tagesrhythmischen Schwankungen unterliegt.*"[6]

Eine Studie an 502 Schulkindern in Malawi widerlegt diese These: „*Sowohl bei Jod als auch bei Kreatinin traten starke intra- und interindividuelle Schwankungen auf. Eine statistisch signifi-*

5 „Jod in der Suppe", Wechselwirkung, 7/8, 2002

6 „Jodmessung im Urin ungeeignet", EU.L.E.n-Spiegel 24. 4. 1996

kante Korrelation zwischen Jodid- und Kreatiningehalt bestand nicht. Weiterhin bestand kein Zusammenhang zwischen der Schilddrüsengröße und der Jodausscheidung."[7]

Manche Ärzte stellen die Verlässlichkeit der Urinmessung durchaus infrage, so auch auf dem 14. Wiesbadener Schilddrüsengespräch 1996: *„Es wurde in ganz Deutschland bei Ihren Probanden die Ausscheidung von Jod mit dem Harn gemessen und gleichzeitig berichtet, dass Sie bei 10 Frauen und 10 Männern 10 Tage hintereinander die Ausscheidung von Jod im Urin bestimmt haben. Aufgrund der enormen Schwankungen zwischen 30 und 230 Mikrogramm Jod/g Kreatinin im Harn sind doch eigentlich auch Ihre epidemiologischen Untersuchungsergebnisse infrage zu stellen.*" Jod wird im Körper gespeichert und nicht nur über den Urin, sondern außerdem auch über den Stuhl ausgeschieden. Ob Urinproben Rückschlüsse zulassen, ist umstritten. Die enormen Schwankungen von Tag zu Tag als auch über den Tag verteilt tragen weiter zur Unsicherheit bei. Zudem ist es gar nicht leicht, den Jodgehalt des Urins überhaupt zu messen. Die Messungen dieser Urinproben erfolgen durch die Sandell-Kolthoff-Reaktion nach nasser Veraschung. Das Europäische Institut für Lebensmittel- und Ernährungswissenschaften weist darauf hin, dass der tatsächliche Jodgehalt der Proben mindestens das Doppelte betragen dürfte. In Vergleichen mit anderen Testmethoden stellte sich nämlich heraus, dass kostspieligere Messmethoden auf doppelte und dreifache Jodwerte kamen.

1996 führten Ärzte eine repräsentative Untersuchung über die Jodausscheidung an 2500 Jugendlichen, 772 Wehrpflichtigen, 898 Wöchnerinnen und ihren Säuglingen sowie 566 Senioren durch. Man stellte fest: *„Nach den Befunden des Jod-*

7 Ebenda

Monitorings 1996 hat sich die Jodversorgung der deutschen Bevölkerung in den letzten 15 Jahren deutlich gebessert." Das erstaunt, wenn man es liest, denn die Jodierung startete erst 1993.

Obwohl in manchen Städten wie z.B. Leipzig schon alle Metzger und Bäcker jodieren, möchte man die Verwendung von Jodsalz bei der Lebensmittelherstellung anstacheln. Das Ministerium denkt da an eine Verteuerung des normalen Salzes oder an eine Jodsalzquote. Die Bürger mit weiteren Werbetricks zum Jodkonsum überreden zu müssen, ist teuer. „*Hierbei ist auch zu prüfen, ob der derzeit praktizierte hohe personelle, finanzielle und ideelle Aufwand zur Information und Motivation der Endverbraucher nicht durch einfachere, Kosten sparende und trotzdem effektive Maßnahmen ersetzt werden könnte.*" Sprich: gesetzlicher Zwang.

„*Die praktischen Erfahrungen bei der Anhebung des Jodversorgungsniveaus in den letzten Jahren und ein vertieftes Verständnis des Jod- und Schilddrüsenhormonstoffwechsels belegen, dass bei der Verwendung von physiologischen Mengen an Jodsalz beim Gesunden Gefahren aufgrund einer Überversorgung auszuschließen sind. In Deutschland hat ca. 1% der Bevölkerung eine Schilddrüsenüberfunktion, von der der weit überwiegende Anteil diagnostiziert und behandelt wird. Noch nicht diagnostizierte latente Schilddrüsenüberfunktionen auf der Basis eines autonomen Schilddrüsenadenoms können durch eine deutliche Steigerung der Jodzufuhr manifest werden. Die ausgelösten Befunde sind milde und ermöglichen die Erkennung und damit Behandlung der bis dahin latent verlaufenden Erkrankung. Eine echte Gefährdung dieser meist älteren Patienten besteht nicht (Joseph K, 1979)* [...] *Damit steht das Recht der Mehrheit auf körperliche Unversehrtheit, das beim derzeitigen Stand der Jodversorgung der Bevölkerung in Deutschland nicht gegeben ist, dem Recht einer sehr kleinen Minderheit von Patienten mit autonomem Schilddrüsenadenom auf ein länge-*

res therapiefreies Erkrankungsstadium mit dem besonderen Risiko der akuten Gefährdung durch iatrogen verabreichte pharmakologische Dosen von Jod bei Unkenntnis der Erkrankung gegenüber. Die Zweckmäßigkeit einer obligaten Jodmangelprophylaxe ist, wie das Beispiel vieler Länder zeigt, unbestritten. Ein wesentlicher Teil des derzeit betriebenen Aufwandes zur Information und Motivation der Endverbraucher und der Hersteller von Lebensmitteln könnte eingespart werden." Diese Ansichten der von unserer Regierung beschäftigten Mediziner kann jeder selbst bewerten.

Das Jodmonitoring beschäftigt sich besonders mit der Jodausscheidung von Säuglingen, Wöchnerinnen und untersucht den Jodgehalt von Muttermilch. Das Ergebnis zeigte, dass nicht einmal Kinder von Müttern, die in der Schwangerschaft Jodtabletten einnahmen, genügend mit Jod versorgt wären. Gestillte Babys litten an Jodmangel, denn Muttermilch erfülle nicht den EU-Referenzwert für Muttermilchersatzpräparate. Hier müsse die Mutter Tabletten einnehmen, um das Niveau von Flaschenmilch zu erreichen.

Doch was ist mit den Babys? Das Ministerium staunt: *„Die gestillten Neugeborenen mit und ohne Jodtabletten wiesen dabei möglicherweise etwas höhere Jodausscheidungswerte auf als die entsprechenden Untergruppen der nichtgestillten Neugeborenen. Dieser mögliche Trend ist etwas überraschend, da sich die entsprechenden Werte bei den Müttern gerade umgekehrt verhielten und Säuglingsflaschennahrung derzeit im Allgemeinen eine höhere Jodkonzentration aufweist als Muttermilch (Manz F, 1992; Manz F, 1993). Bemerkenswert erscheint ferner, dass unter den nichtgestillten Neugeborenen die Kinder, deren Mütter Jodtabletten in der Schwangerschaft eingenommen hatten, trotz gleicher Ernährung etwas höhere Jodausscheidungswerte zeigten als die Neugeborenen, deren Mütter keine Jodtabletten eingenommen hatten. Hierbei ist zu berücksichtigen, dass das Joddepot in der Schilddrüse der Neu-*

geborenen im Verhältnis zu dem der Erwachsenen sehr gering ist und nur für die Schilddrüsenhormonproduktion von etwa 3 Tagen ausreicht, während das Joddepot des Erwachsenen theoretisch für 150 Tage ausreicht (Delange F, 1985)." Und die Wissenschaftler staunen weiter: *„Überraschend niedrig fiel hingegen die geschätzte Jodausscheidung* ***der stillenden Mütter ohne*** [...] ***und mit Jodtabletten*** [...] *aus. Die großen Unterschiede der Jodurie zwischen stillenden und nichtstillenden Müttern sowohl bei Müttern ohne Jodtabletteneinnahme* [...] *als auch bei denjenigen mit Jodtabletteneinnahme* [...] *ist möglicherweise nicht allein durch die erhöhte Jodausscheidung mit der Muttermilch zu erklären.*"

Mediziner haben felsenfeste Theorien, die sich jedoch nicht immer genau mit der Realität decken. Die Bevölkerung darf Versuchskaninchen spielen. Auf den Säuglingsstationen stellte sich im Nachhinein heraus, dass Babys noch immer der Jodkontamination durch Joddesinfektionsmittel ausgesetzt sind.

Das Bundesministerium für Gesundheit bescheinigt den Deutschen: *„Das Thema Jod wurde in der Bevölkerung mit Interesse verfolgt.*" Es stellte sich heraus, dass 1996 schon 75 % der Bürger Jodsalz verwendeten. Die Probanden waren zu über 50 % der Meinung, ihre Jodzufuhr darum nicht noch weiter verbessern zu müssen. 18 % der Testpersonen meinten, dass ein hoher Jodsalzkonsum eine gesundheitliche Gefahr für Einzelne darstelle. 8 % glaubten, es sei eine Gefahr für die Allgemeinheit und 30 % gaben an, sie wüssten es nicht. 46 % der Deutschen glaubten, ein hoher Jodkonsum stelle keine Gefahr dar.

Am Rande der Untersuchung wird übrigens auch die Nitratbelastung erwähnt, die jetzt aber nicht mehr als Ursache für eine Jodverwertungsstörung angesehen wird, sondern den angeblichen Jodmangel nur verstärkt.

Auch europaweite Untersuchungsergebnisse der Merck-„ThyroMobile" sind für Wissenschaftler erstaunlich: Belgien, das nicht jodiert und daher an Jodmangel leiden muss, weist keinerlei sichtbare Kröpfe bei Kindern auf. Mediziner bewerten das als *„extrem überraschend"*.

Normale Schilddrüse oder Kropf?

Menschen sind unterschiedlich. DR. RALPH BIRCHER zeigt in seinem Buch „Sturmfeste Gesundheit" auf einer ganzen Seite „Normalvariationen menschlicher Mägen (nach Anston)", die eindrucksvoll belegen, wie sich gesunde Organe in Aussehen, Form und Größe unterscheiden. So erstaunt es nicht, dass Mediziner sich nicht sicher sind, welche Größe eine Normschilddrüse haben soll.

Neben dem Jodkonsum spielen auch Umweltfaktoren und die genetische Veranlagung eine Rolle, sodass es gar nicht so leicht zu erkennen ist, wann eine Schilddrüse normal und wann sie vergrößert ist. Besonders da Mediziner vom „unsichtbaren Kropf" ausgehen, den man von außen nicht sieht. Obwohl Ihr Hals normal aussieht, rätseln Ärzte über einen möglichen Kropf. Durch den unsichtbaren Kropf beziffern Ärzte die Zahl der verkropften Bürger inzwischen auf 40 % bis 50 % der Deutschen. Also hätte jeder Zweite einen Kropf, wobei die Neudefinition des Begriffes „Kropf" es nun ermöglicht zu sagen, dass bei der Hälfte der Bevölkerung die Schilddrüse zu groß sei. DR. MED. M. O. BRUKER hielt das für Gaukelei: *„Lassen Sie sich nicht verunsichern. Einen Kropf sieht oder/und fühlt man. Einen latent vorhandenen unsichtbaren Kropf gibt es nicht."*[8]

Fleißig untersuchen die „ThyroMobile" der Pharmaindustrie die Schilddrüsen der Menschen, meist mit Ultraschall.

8 Dr. Bruker/Gutjahr: „Störungen der Schilddrüse", emu Verlag, Lahnstein, 1996, S. 41 f.

Man geht dabei von den von der WHO festgelegten Normwerten aus, die aber gegebenenfalls verändert werden. Der German Pharma Health Fund e. V. (Mitglieder sind z. B. der ICCIDD und Merck) zählte bei seinen Untersuchungen an der Bevölkerung Indonesiens nur eine Kropfrate von 3 % für Java und Sumatra und von 1,9 % für Bali. Da beschloss man: *„Die Normwerte der WHO/ICCIDD für die Erfassung der Schilddrüse mittels Ultraschall bei Schulkindern erwiesen sich für Indonesien als ungeeignet."*[9] Man veränderte die Richtlinien und kam prompt auf eine Kropfrate von 8 % für Java und Sumatra und 12,5 % für Bali.

Und wie sieht es mit den Normwerten für die Schilddrüsenfunktion, also für die Schilddrüsenhormone, aus? In den USA speist man Patienten gern mit einem TSH-Test ab, d. h. es wird nur eine Blutuntersuchung des Steuerungshormons durchgeführt. Weitere Untersuchungen von T_3 und T_4 seien überflüssig. Das muss jedoch nicht unbedingt stimmen. Bei Störungen des Hypothalamus kann es zu sekundärer Hypothyreose kommen. Liegt zudem eine Medikamenteneinnahme vor, müssen die Werte sowieso überprüft werden.

Gerade in den USA behaupten viele Ärzte noch, der TSH-Spiegel eines Menschen würde sich nicht ändern. Diese Meinung wird teilweise auch in Deutschland geteilt und mit der richtigen Dosierung, die eingehalten werden müsse, seien die Probleme behoben. PROF. FISCHER, Radiologe vom Klinikum Kassel, berichtete dagegen aber in einer Fensehsendung, dass bei Anstrengungen der Hormonbedarf steige. Untersuchungen in den USA ergaben, dass TSH und T_3 bei gesunden Menschen

---

9 Indonesien-Evaluation der Strumaprophylaxe mit dem ThyroMobil-Modell, www.gphf.org

in den Jahreszeiten variieren. Im Frühling und Sommer haben wir niedrigere Pegel als im Winter. Ernährungsgewohnheiten oder die Einnahme von Eisen und Calcium, Hormonschwankungen und Schwangerschaft, Medikamente, Stress sowie Krankheit verändern den natürlichen TSH-Spiegel.

Die Zeitschrift *FOCUS* benennt die Normwerte für TSH wie folgt:

– über 4,5 zeigt eine Unterfunktion an

– zwischen 0,35 und 4,5 soll eine Normalfunktion vorliegen

– unter 0,1 zeigt eine Überfunktion an

– zwischen 0,1 und 0,35 spricht der *FOCUS* von einer Grauzone, in der man anhand der Laborwerte allein nicht erkennen könne, ob schon eine Überfunktion vorliege.

Allein die Normwerte (für das TSH-Hormon eines gesunden Menschen) der unterschiedlichen Labors, die Ihr Blut untersuchen, reichen von

– 0,3 bis 4,0

– 0,23 bis 4,0

– 0,35 bis 4,5

In den USA galt für die meisten Labors der Normwert für einen gesunden TSH-Pegel: 0,5 bis 5,0. Erst Anfang 2003 wurden diese Richtwerte abgewandelt, jetzt bezeichnet man als normal: 0,3 bis 3,0 bzw. 3,04.

Auch hier herrscht bei den Medizinern große Unklarheit. Trotzdem ist es üblich, Patienten anhand eben dieser unsicheren Normwerte zu behandeln. Patienten können noch so schwere Schilddrüsensymptome aufweisen – hält der Arzt die Blutwerte für normal, dann sind sie gesund und eine Therapie wird verweigert. Es wäre interessant, herauszufinden, wie viele Patienten sich deshalb ohne medizinische Versorgung durch das Leben schleppen müssen und dadurch frühzeitiger sterben. Typisch ist das Abschieben Schilddrüsenkranker in die Psychiatrie. Man geht davon aus, dass die Hälfte aller Schilddrüsenkranken in den USA keine medizinische Versorgung bekommt. Inzwischen weist auch der Medikamentenhersteller Loges in seiner Patientenbroschüre auf die von Labor zu Labor stark schwankenden Normwerte hin. Der Patient erfährt hier, dass trotz Blutwerten, die im Normbereich liegen, sehr wohl eine Erkrankung vorliegen kann: *„Eine Schilddrüsenüberfunktion lässt sich nicht immer an den T_3-, T_4- und TSH-Werten erkennen."*[10] Wenn man bedenkt, dass die Statistiken aus USA als Beweis dafür vorgelegt werden, wie erfolgreich Jodprophylaxe sei, so mutet das doch sehr seltsam an. Die Schilddrüsengesundheit der US-Bürger gab es jedoch nur auf dem Papier durch einen Trick mit den Normwerten.

Die Medizin-Journalistin DAGMAR BRAUNSCHWEIG-PAULI berichtet von den Kommentaren eines Oberarztes über die ausgedachten Normwerte: *„Die Grenzwerte für Überfunktion seien sowieso so hoch, dass die Überfunktionspatienten sie nicht erreichen."*[11] Stellen Sie sich einfach vor, die Werte für Körpertemperatur und Fieber lägen irgendwie im Dunkeln und Sie kämen mit 40 °C Fieber zum Arzt, der Ihnen erklärt, Ihre Temperatur sei völlig normal und Sie seien völlig gesund. Sie werden nicht krankgeschrieben, Ihre Freunde halten Sie für einen eingebildeten Kranken und Sie sind den täglichen Anforderungen einfach nicht gewachsen und möchten sich nur ins Bett legen. Vielleicht schickt man Sie zur Psychotherapie, wo Sie lernen sollen, das Leben positiver zu sehen. Zudem wurde in einer dänischen Studie belegt, dass nicht alle Menschen dieselben Schilddrüsen-

---

10 „Erkrankungen der Schilddrüse und ihre Behandlung", Loges-Patientenservice der Dr. Loges GmbH, Winsen

11 Braunschweig-Pauli: „Jod-Krank", Dingfelder Verlag, Andechs 2000, S. 8 f.

werte haben. Werte, die im Normbereich des Labors liegen, können für einen Patienten krankhaft sein. Mit den neuen Werten verdoppelte sich in den USA die Patientenzahl und Schilddrüsenfehlfunktionen gelten nun als endokrine Erkrankung Nr. 1 – vor Diabetes. Erstaunlich für ein Land, das dank der Jodierung keine Schilddrüsenkrankheiten mehr kennt...

MARY SHOMON, eine US-Patientenvertreterin, kritisiert außerdem, dass Ärzte trotz massiver Unterversorgung der Patienten und schwerer Probleme bei der Diagnostik noch immer behaupten, Schilddrüsenerkrankungen seien *„leicht zu diagnostizieren und leicht zu behandeln"*. Wenn dem so wäre, dann hätte man nicht der Hälfte der Erkrankten die Therapie verweigert. Von den behandelten US-Patienten sind übrigens weniger als 50% zufrieden, die meisten fühlen sich krank. Die Colorado Thyroid Prevalence Study stellte fest, dass von den behandelten Patienten nur 60% einen TSH-Wert erreichten, der im Normbereich liegt. (Hier war der alte gemeint – es erreichen also weit weniger Patienten einen guten TSH-Wert.)

Eine Studie des *New England Journal of Medicine* zeigte zudem, dass die Mehrheit der Patienten besser auf Kombi-Medikamente reagierte, die T_3 und T_4 enthielten, als auf die Standardprodukte, die nur T_4 ersetzen. Trotzdem müssen Patienten noch immer darum kämpfen, Kombipräparate überhaupt für sich nutzen zu dürfen.

DR. JOSEPH MERCOLA berichtet darüber, dass 90% seiner Schilddrüsenpatienten normale TSH-Werte aufweisen, aber trotzdem Hypothyreose-Symptome haben. Er geht davon aus, dass schon bei einem TSH-Wert von über 1,5 Probleme auftreten können. Anfang 2003 kam eine Schweizer Studie zu dem Schluss, dass sowieso nicht der TSH-Wert, sondern der biologische Effekt der Schilddrüsenhormone am peripherischen Gewebe die Schwere einer Hypothyreose darstellt.

Jodbedarfswerte

Auch über den Jodbedarf ist man sich nicht einig. Das JECFA beziffert den Jodbedarf auf 1 Mikrogramm/kg/Tag. Das wären bei 70 kg Körpergewicht also am Tag 70 Mikrogramm Jod. CHRISTINE THOMSON vom Department of Human Nutrition, University of Otago, Dunedin, New Zealand, hat im Jahr 2002 eine Übersicht über den von den verschiedenene Ländern propagierten Jodbedarf veröffentlicht:

USA: Hier ging man von einem Bedarf von 50 bis 75 Mikrogramm/Tag aus. Um eine ausreichende Aufnahme sicherzustellen, wurde ein Bedarf von 150 Mikrogramm für Frauen und Männer propagiert. 2001 veröffentlichten Kanada und die USA neue Empfehlungen: 90 Mikrogramm für Erwachsene, d.h. 150 Mikrogramm mit Sicherheitsaufschlag. Dieser Sicherheitsaufschlag ist von allen Ländern willkürlich beschlossen.

Australien: Auch hier geht man wie die JECFA von einem Bedarf von 1 Mikrogramm/kg/Tag aus. In der Öffentlichkeit empfiehlt man 120 bis 150 Mikrogramm für Erwachsene.

Neuseeland: Hier glaubt man an einen Bedarfswert von 200 Mikrogramm (für Erwachsene).

Großbritannien: Das Königreich beziffert den Bedarf mit 70 Mikrogramm/Tag, verdoppelte den Wert dann der Sicherheit wegen auf 140 Mikrogramm.

Deutschland und Österreich: Diese Länder haben mit 200 Mikrogramm/Tag weltweit (mit Neuseeland) die höchsten Empfehlungen.

Schweiz: Die Schweiz schließt sich den Empfehlungen Österreichs und Deutschlands nicht an, sondern empfiehlt nur 150 Mikrogramm.

Auch für Schwangerschaft und Stillzeit gibt es für jedes Land andere Empfehlungen: **Großbritannien** empfiehlt für Schwangerschaft und Stillzeit 140 Mikrogramm, **Australien** 175 und 200 Mikrogramm, **Deutschland und Österreich** 230 und 260 Mikrogramm (auch hier wieder weltweite Höchstwerte), **Schweiz** sowohl für Schwangerschaft als auch während der Stillzeit 200 Mikrogramm und **USA und Kanada** 220 und 290 Mikrogramm.[12] Auch hier sind sich Ärzte nicht sicher, man weiß nicht einmal, ob ein größerer Jodbedarf in der Stillzeit besteht als in der Schwangerschaft. Zudem wird zugegeben, dass dies Durchschnittswerte sind, die mit einem individuellen, konkreten Jodbedarf wenig zu tun haben. Auffällig ist auch, dass die Bedarfsempfehlungen immer weiter steigen. Es scheint so, dass das Angebot die Nachfrage bestimmt. Je mehr die Industrie jodiert, desto höher wird auch der Bedarf der Bevölkerung veranschlagt.

Als Nebenwirkung der Jodprophylaxe nennt CHRISTINE THOMSON Hypothyreose, TSH-Irritationen, Kropf, Autoimmunerkrankungen der Schilddrüse und Schilddrüsenkrebs. Jodbasedow trete hauptsächlich bei Frauen über 40 auf. Sie betont, dass Schilddrüsengefährdete auch auf solche Jodmengen reagieren, die als sicher bewertet werden.

Im März 2004 thematisierte die Medizinerzeitschrift *amednews.com* die große Verwirrung über Schilddrüsendiagnostik, die offen als „Chaos" bezeichnet wurde. Neben zahlreichen Missständen wurde sogar angesprochen, dass Massenschilddrüsenscreenings an sich womöglich unsinnig seien und es keinen Beweis eines Nutzens gäbe.

---

12 in den USA bekommen Schwangere angeblich keine Jodtabletten wie in Deutschland

Die Seite der Kosten

Angeblich kosten Schilddrüsenpatienten 1 Milliarde Euro jährlich. Bei dieser Schätzung gelten als Faktoren: Arztgehälter, Labortests, Schilddrüsenultraschall, Medikamente, Operationen, Radiojodtherapien, begleitende Erkrankungsziffer und verlorene Arbeitszeit.

Diese Milliarde setzt sich zusammen aus:

- 41 % nichtambulante Dienste
- 24 % ambulante
- 23 % Arbeitsausfall
- 9 % medizinische Therapie
- 3 % Rente

Dem stellt PROF. RAINER HAMPEL (Leiter der Abteilung Endokrinologie und Stoffwechselkrankheiten an der Klinik für Innere Medizin in Rostock) die Kosten für eine von Ärzten durchgeführte Früherkennung mit 412 Mio. Euro gegenüber. Er fordert die Jodprophylaxe als Sparmaßnahme.

Wie man beispielhaft an den USA erkennen kann, sind nicht automatisch alle Schilddrüsenerkrankungen jodmangelbedingt. Durch die Massenjodierung verschwinden Schilddrüsenkrankheiten nicht einfach. Jahrzehnte nach Einführung der Jodprophylaxe ist noch immer keine Besserung der Schilddrüsengesundheit der Bevölkerung zu verzeichnen. Massenenttarnung (siehe Kapitel „Massenenttarnung“), Jodbasedowepidemien und Anstieg der Autoimmunerkrankungen schlagen ebenfalls zu Buche. In der Schweiz ist die Zahl der Schilddrüsenoperationen trotz Jodprophylaxe um 30 % gestiegen. Die Vereinigung Schweizer Krankenhäuser berichtet, dass Morbus Basedow heute öfter diagnostiziert wird als Kropf. Die Jodprophylaxe verschiebt Krankheiten, bietet im Endeffekt jedoch keine Entlastung für das Gesundheitssystem. Dadurch dass

Krankheiten sozusagen „vorverlegt“ werden, entsteht keine gesündere Bevölkerung. Das Risiko ist meiner Meinung nach zu hoch, wenn Ärzte mit dieser Kostenrechnung die Schäden in der Bevölkerung und auch die Todesfälle rechtfertigen wollen. Sind Schilddrüsenpatienten so teuer, dass drastische Mittel erlaubt sind?

Wer ärztlich empfohlene Medizin schon einnimmt, während er gesund ist, wird angeblich nicht krank. Wer Jodtabletten schluckt, hat eine gesunde Schilddrüse. Wer sich impfen lässt, wird nicht krank. Wer eine Hormonersatztherapie macht, vermeidet Alterserkrankungen. Wie viele dieser Versprechen erfüllen sich tatsächlich?

Krankenkassen schätzen, dass Ärzte jährlich mindestens eine Milliarde Euro durch Abrechnungsbetrug stehlen. Die Kassen gehen davon aus, dass jede fünfte Arzt-Rechnung falsch sei. Und Ärzte weigern sich sehr erfolgreich dagegen, das Abrechnungssystem transparenter zu gestalten. Vor diesem Hintergrund scheint es angebrachter, eher gegen den Betrug bei Abrechnungen vorzugehen, als Patienten ihre Krankheit und die damit verbundenen Kosten vorzuwerfen.

Die Wasserjodierung

Die Jodierung von Wasser war hauptsächlich im Krieg zur Entseuchung üblich. Um Krankheitserreger abzutöten, gab man eine Jodtinktur ins Wasser, um es trinkbar zu machen. Jodempfindliche waren von der Versorgung mit diesem Wasser ausgeschlossen, wie den Ärzten bekannt war. *„Der Genuss derartig entseuchten Wassers muss auf Notfälle beschränkt bleiben und darf nicht über längere Zeit fortgesetzt werden. Hierbei ist ein Ausschluss von jodüberempfindlichen Personen notwendig."* Mediziner sahen im Jodwasser auch den Vorteil, dass es nicht so leicht herauszuschmecken war wie das sonst übliche Chlor, sodass es zu keinen „psychologischen Einbildungen" in der Bevölkerung oder unter den Soldaten kommen konnte.

Heute fordern Ärzte die Trinkwasserjodierung gegen Jodmangel. Deutsche Ärzte führen hierbei gerne die erfolgreiche und völlig sichere Wasserjodierung der Schweiz an. Bei dieser Wasserjodierung handelt es sich wahrscheinlich um ein Phantom. Zwar behauptet die Schweizer Botschaft, die Stadt Basel würde ihrem Wasser Jod und Fluor zusetzen, aber in Basel wird das bestritten. Tatsächlich gibt man Fluorzusätze zu, aber zur Jodierung des Wassers heißt es: *„Diese Information ist falsch."* RICHARD WÜLER, Leiter der Qualitätssicherung IWB: *„Das Trinkwasser in Basel wird nicht jodiert."* DR. H. P. KAISER von der Wasserversorgung Zürich stellt klar, dass es nirgendwo in der Schweiz eine Wasserjodierung gebe. Die positiven Erfolge einer Wasserjodierung, die es laut Angaben der Wasserwerke gar nicht gibt, sind darum kritisch zu beurteilen. Von Interesse wäre die Frage, wer eine solche Desinformationspolitik betreibt und was damit bezweckt wird.

Wasserjodierungen gibt es dennoch: Das JECFA bezieht sich auf einen Menschenversuch an Gefängnisinsassen, die in mehreren Zeitspannen annähernd 1–2 mg Jod pro Tag übers Wasser aufnehmen mussten. Wenige Nebenwirkungen konnten beobachtet werden. Die Kinder, deren Mütter an dem Versuch teilgenommen hatten, wiesen keine Schäden auf. Es wird darauf hingewiesen, dass vier weibliche Häftlinge, die schon vor dem Versuchsstart eine Schilddrüsenüberfunktion hatten, eine Verschlimmerung ihrer Symptome erlebten. Das JECFA erwähnt leider nicht, ob die Häftlinge in den Versuch eingewilligt hatten, ob die Schilddrüsenkranken aufgeklärt worden waren und ob sie besonders betreut wurden. Es wird auch nicht klar, wie lange man die vier Frauen dem Versuch aussetzte oder ob man ihnen schließlich unjodiertes Wasser gab. Interessant wäre auch zu erfahren, ob diese vier Frauen zu dieser Zeit oder später Kinder bekommen konnten. Das JECFA beurteilt diese Untersuchung wie folgt: *„Diese Studie der jodierten Wasserversorgung in einem Gefängnis ist wahrscheinlich bis heute die beste, um eine obere Grenze für die Sicherheit der Jodaufnahme festzusetzen. Ihre Stärke ist die große Anzahl der Testpersonen* [es waren 750 Frauen und Männer beteiligt], *ihre Schwachpunkte sind die ungenauen Schätzungen der Jodaufnahme und die verschiedene Dauer der Aufnahme, bedingt durch unterschiedliche Straflängen.“* Weiter wird bemängelt, dass nur eine geringe Anzahl von Kindern untersucht und das Jod nur eine relativ kurze Zeit lang gegeben worden war (annähernd 3 Monate). *„Da nur bestimmte Teile der Bevölkerung vom Jodexzess angegriffen werden, könnten Studien mit einer geringen Anzahl an Versuchspersonen keine anfälligen Individuen enthalten und könnten daher die maximale Sicherheitsgrenze der Einnahme dieser Substanz überschätzen.“*[13] Laut JECFA sollten ebenso andere Studien mit unterschied-

13 „Iodine“ www.inchem.org/documents/jecfa/jecmono/v024je11.htm

lichen Joddosen, kurzer Dauer und kleiner Teilnehmerzahl, bei denen keine Komplikationen aufgetreten waren, nicht dazu benutzt werden, die Sicherheit dieser Jodpegel zu belegen.

Ärzte des ICCIDD experimentieren häufig mit jodiertem Wasser, weshalb es in verschiedenen Dritte-Welt-Ländern schon zu Wasserjodierungen gekommen ist. Das Wasser wird hier als alternativer Jodträger zum Salz angesehen, wenn die zu behandelnde Bevölkerung nicht genug Salz konsumiert, wie z. B. in Thailand. Obwohl das Jodsalz hier zu dramatischen Behandlungserfolgen des endemischen Kropfes geführt haben soll, gäbe es immer noch isolierte Gegenden mit Kröpfen, auf die man mit Jodwasser reagieren könnte. Tatsächlich soll das Trinkwasser mancher Dörfer jodiert worden sein, was vom ICCIDD als befriedigend bewertet wird.

Der ICCIDD schildert einen 2-jährigen Versuch mit 7- bis 14-jährigen Schulkindern, die täglich 50 ml Wasser bekamen, das dann 100 mcg Jod enthalten sollte. (Versuche mit kleineren Schulkindern legten den Jodgehalt auf 250 mcg an.) Den Kindern einer Vergleichsschule gaben die Ärzte reines Wasser zu trinken. Bei der Jodgruppe gingen die Kröpfe zurück und die Jodausscheidung im Urin war angestiegen. Bei 30 Kindern veränderten sich verschiedene Schilddrüsenwerte (z. B. ein Abfall von T_3 und TSH, ein Anstieg von T_4). Sowohl in der Jod- als auch in der Vergleichsgruppe waren bei einem Kind Antikörper nachzuweisen. Entgegen allen Warnungen des JECFA kommt der ICCIDD zu dem Schluss: *„Jodiertes Wasser erscheint recht sicher und wir fanden keinerlei Anzeichen für durch Jod ausgelöste Hyperthyreose oder Autoimmunerkrankung."* Zu beachten wäre an dieser Studie noch, dass unter 14-jährige Kinder als ungefährdet gelten. Die Risikogruppe für Morbus Basedow oder Überfunktion wird von über 30-Jährigen gestellt. Der ICCIDD empfiehlt die Wasserjodierung auch noch im Hinblick auf ältere herzkranke Personen, die aber doch gerade den Salzkonsum einschränken müssen! In Thailand ist das Trinken von Wasser außerdem kulturell verwurzelt; es auch Gästen und Reisenden anzubieten, ist eine alte Sitte. Tiere könnten ebenfalls mit Jodwasser getränkt werden. In Regionen, in denen eher Tee getrunken wird, brachten Ärzte Lehrern bei, wie man Wasser jodiert und nun trinken alle Kinder einmal täglich in der Schule unter Aufsicht der Lehrer ihr Glas Jodwasser.

Bei einem weiteren Versuch an 10 Schulen im Myanmar wurden 2 Schulen nicht mehr beobachtet, weil sie das Wasser angeblich nicht wie angewiesen zubereiteten oder es nicht regelmäßig verabreichten. Dabei wäre auch eine Beobachtung von unsachgemäßem Gebrauch wünschenswert, um auf die Sicherheit der Wasserjodierungen schließen zu können. Für die 8 Schulen, an denen die Beobachtung nicht abgebrochen wurde, stellt der ICCIDD einen Anstieg an Jodausscheidung und den Rückgang von Kröpfen fest. Die Dauer des Versuchs bleibt jedoch unklar. Kein Kind habe sich über den Geschmack oder den Geruch des Wassers beschwert und man habe keinen Fall von durch Jod ausgelöster Überfunktion beobachtet. Die Ursachen im Versagen der 2 genannten Schulen vermutet der ICCIDD in der Überforderung der Lehrer, die in bestimmten Zeiten des Schuljahrs mit anderen Aufgaben ausgelastet waren und so keine Zeit zur Wasserjodierung hatten. Aber mit einem enthusiastischen Jodierer in der Mitte befindet man das Programm als geeignet – auch für Dörfer, Arbeiterlager, Soldaten und Familien. Getestet wurde die Sicherheit der Jodierung wieder an Kindern. Kinder gelten als relativ ungefährdet für Jodschäden. Trotzdem schließt der ICCIDD von ihnen auf eine Sicherheit für die Risikogruppen (s. o.).

In Dritte-Welt-Ländern wird die Wasserjodierung als Alternative genannt, wenn die Salzjodierung nicht gelingt oder der

Salzkonsum zu gering ist. Diese Punkte treffen auf Deutschland nicht zu. Trotzdem fordern Ärzte die zusätzliche Jodierung des Wassers auch für uns – meist mit einem Verweis auf die positiven Erfolge der Schweiz. Diese Bestrebungen der Mediziner werden auch vom gesundheitspolitischen Sprecher der FDP, DR. DIETER THOMAE, bestätigt: *„Es stimmt auch, dass über eine Jodierung von Trinkwasser nachgedacht wurde. Diese Möglichkeit wurde jedoch gerade wegen Ihres spezifischen Krankheitsbildes* [gemeint ist das Krankheitsbild unserer Selbsthilfegruppe] *verworfen, da die Jodierung von Trinkwasser für Sie zu einem nicht gerechtfertigten Nachteil führen würde.*" Es ist unumstritten, dass Schilddrüsenkranke und Menschen mit Jodempfindlichkeit Probleme mit den in Lebensmitteln deponierten Jodgaben haben – das gilt auch für jodiertes Wasser. Jeder Mensch muss täglich Wasser zu sich nehmen, um am Leben zu bleiben. Eine Meidung ist deshalb nicht möglich. Zu bedenken wäre für Deutschland zusätzlich, dass das Leitungswasser auch zum Baden und Duschen verwendet wird. Es ist zwar nicht lebensnotwendig, sich zu waschen, aber darauf verzichten möchte man trotzdem nicht.

PROF. DR. MENG, Vorsitzender des mit Henning zusammenarbeitenden Forums Schilddrüse, bestreitet Forderungen nach einer Wasserjodierung: *„Eine Jodierung des Trinkwassers ist in Deutschland absurd. Kein ernst zu nehmender Wissenschaftler würde das anstreben. Der Hauptgrund, dass man das nicht tut, ist nicht die Gefahr einer Jodüberdosierung, sondern dieses System wäre völlig unökonomisch.*" Obwohl DR. MENG bestreitet, dass die Ärzteschaft eine Wasserjodierung wünscht, bestätigen Politiker, dass dies sehr wohl der Fall ist. Auch öffentlich wurde dafür geworben wie z. B. auf einer Pressekonferenz des Berufsverbandes der Ärzte für Kinderheilkunde und Jugendmedizin Deutschland e. V. oder einem Arzt-Patienten-Seminar in Trier, von dem die Zeitung berichtete: *„Auch wenn 80% aller Haushalte Jodsalz benutzen, sollte nach Meinung der Fachleute die Jodierung des Trinkwassers in Erwägung gezogen werden. Denn, so* KRÖNIG [Professor vom Evangelischen Elisabeth-Krankenhaus Trier]*: Länder, in denen dies geschieht, kommen mit 10% der Operationen aus."*[14] Welche Länder hier gemeint sind, bleibt unklar. Auffallend ist auch, dass die Medien den Forderungen dieser laut DR. MENG nicht ernst zu nehmenden Wissenschaftler immer ein Forum bieten, in dem sie für die von ihnen angestrebten Gesetzesänderungen werben können. Über die Proteste zahlreicher Selbsthilfeorganisationen und kritischer Ärzte wurde jedoch auch in diesem Zusammenhang nicht berichtet.

Im November 2002 veröffentlichte der ICCIDD Newsletter einen euphorischen Bericht über die Wasserjodierung im südlichen Xinjiang, wo 13,25 Tonnen Jod ins Wasser getröpfelt worden waren, was zu einer verringerten Kropfrate geführt haben soll. Schäden in der Bevölkerung werden hier nicht thematisiert, Schwerpunkt ist der niedrige Preisaufwand (2 Cents pro Person im Jahr) gegenüber der beschwerlichen Salzjodierung (1–2 Yuan pro Person im Jahr). Die Wasserjodierung dauert 10–14 Tage und hält dann mindestens 6 Jahre. Sie erfasst alle Menschen, Tiere und sogar Pflanzen – schließlich seien alle auf Wasser angewiesen! Mühsame Aufklärungsarbeit bleibt den Jodierungsmitarbeitern erspart. Wasserjodierung soll die Fortpflanzung von Tieren um 5–50% steigern und die Kindersterblichkeit um 50% senken! Der ICCIDD bewertet die Wasserjodierung als *„nächste Generation der Intervention zur Jodmangelerkrankungseliminierung"*.

---

14 „Schwitzen, Zittern, hoher Puls – wenn die Schilddrüse verrückt spielt: Großer Andrang beim Arzt-Patienten-Seminar" Trierischer Volksfreund 19. März 2001

Da die WHO und der AKJ neben Jod auch Fluor anpreisen, scheint die Wasserfluoridierung nur noch eine Frage der Zeit. Schon heute ist in vielen Ländern, z.T. auch in Deutschland, das Wasser verunreinigt, meist sprechen die Medien von „Veredelung". Z.B. gestattet die Regierung der Atomindustrie die Entsorgung von 100 Becquerel Tritium pro Liter Trinkwasser. (Und 1 Million Becquerel Tritium pro Liter dürfen in den Umwelt- und Lebensbereich entsorgt werden.) Die Aufnahme von Radioaktivität über Lebensmittel gilt als Krebsrisiko. *„Die Radiotoxität von Tritium und C14* [...] *wird weit unterschätzt; die relative biologische Wirksamkeit von Tritium, zum Beispiel, ist mit Sicherheit mehrfach höher als die von Gamma-Strahlung."*[15]

Auch Fluor, das bei der Kunstdünger- und Aluminiumproduktion abfällt und als Sondermüll der Giftklasse 2 gilt (2-mal giftiger als Arsen), wird in vielen Ländern häufig übers Wasser entsorgt. Die Aluminium Company of America propagierte als Erste die Trinkwasserfluoridierung, um ihre Berge von Giftmüll Gewinn bringend verkaufen zu können anstatt kostenträchtig entsorgen zu müssen. Das US Committee on Interstate Foreign Commerce bewertete das Vorgehen der Firma später als *„vorsätzliche, gemeinsame, entschlossene Politik des Betrugs, der Umgehung, der Tatsachenverbergung und des Zwangs"*. Doch bis heute bleiben zahlreiche Bürgerinitiativen machtlos, obwohl schon 1982 ein Gericht in Illinois in einem 37-seitigen Gerichtsurteil Wasserfluoridierung wegen der schweren Gesundheitsgefährdung untersagte. Bei einer Untersuchung des Gesundheitsamts in Anglesay (England) fand man bei 12% der Kinder Sympto-

15 Roland Scholz: „Bedrohung des Lebens durch Strahlung", Internationale Ärzte für die Verhütung des Atomkriegs, Ärzte in sozialer Verantwortung, Berlin, 1993, S.75.

me von Fluorvergiftung. Schließlich stellte sich heraus, dass in Städten, die die Wasserfluoridierung einstellten, sich auch die Zahngesundheit der Bevölkerung verbesserte! Ärzte und Medien bewerten Wasserfluoridierung trotzdem weiterhin als Segen des medizinischen Fortschritts. Lediglich die belgische Ministerin MAGDA AELVOLET versucht als Einzige, Fluoridierungen einzudämmen und Verbraucherschutz und Therapiefreiheit zu gewährleisten. Aber für den Fall, dass der Fluoridierung Einhalt geboten werden sollte, liegen die Pläne für einen Ersatz schon in der Schublade: Verbraucher sollen künftig durch den Verzehr von Milch gegen Karies geimpft werden. Dazu wird den Kühen ein gentechnisch hergestellter Impfstoff verabreicht, der auf die Milch übergeht.

Viele andere Medikamente verunreinigen unser Wasser. So warnt das Umweltbundesamt vor einer Belastung mit Hormonen. Man geht davon aus, *„dass die Oberflächenwasser in Deutschland mit 2 Mikrogramm pro Liter des Östrogens 17-alpha-Ethinylestradiol belastet sind.“*, was sich nicht nur auf die Tierwelt, sondern womöglich auch auf den Menschen auswirkt.

Die Unterfunktion der Schilddrüse

Bei einer Hypothyreose werden zu wenig Schilddrüsenhormone hergestellt. Auch nach einer Entfernung der Schilddrüse oder nach einer Radiojodtherapie spricht man von einer Unterfunktion. Die Betroffenen leiden unter einem verlangsamten Stoffwechsel sowie unter einer eingeschränkten Herzfunktion, sie nehmen zu, haben Herz-Kreislauf-Beschwerden, stumpfe Haare und Fingernägel, frieren auch bei warmen Temperaturen, sind schnell erschöpft und können sich nur schwer konzentrieren. Neben Zyklusbeschwerden leiden manche Frauen auch unter einem Einschießen der Milch, obwohl sie kein Baby bekommen haben. Frauen mit einem Kinderwunsch können Schwierigkeiten haben, schwanger zu werden. Die Schilddrüsenhormone beeinflussen auch das seelische Gleichgewicht, sodass Schilddrüsenpatienten häufig unter Depressionen leiden. Durch die medizinische Versorgungslage in Deutschland landen Betroffene in Psychiatrien oder werden jahrelang zur Psychotherapie geschickt, bis die Krankheit sich so zuspitzt, dass der Patient kollabiert. Hypothyreose kann tödlich enden.

Der US-Neurologe und Psychiater DON MICHAEL beschreibt in einem Interview, dass er in seiner Ausbildung zwar lernte, wie das Potenzial von Antidepressiva durch Schilddrüsenhormonersatztherapie optimiert werden kann, dass er in der Praxis aber feststellte, dass eine gute Schilddrüsenbehandlung den Einsatz von Antidepressiva völlig überflüssig mache. Hier sorgen die verwirrenden Normwerte für die Schilddrüsenfunktion für Hindernisse. DON MICHAEL bedauert, Patienten, die Schilddrüsensymptome aufwiesen, deren Laborwerte aber als normal galten, früher oft eine Behandlung versagt zu haben. Seit er selber an Hypothyreose erkrankt ist, weiß er auch, wie schwierig es ist, einen Arzt zu finden, der auf den Patienten eingeht und nicht an fragwürdigen Laborwerten festhält. Er fordert – wie alle Schilddrüsenpatienten – dass Ärzte auf Symptome eingehen und die Patienten als Individuum behandeln, anstatt nur Laborwerte zu sehen. Da es große Probleme und Unsicherheiten bei den Normwerten gibt und gerade die Schilddrüsenwerte ganz stark von der jeweiligen Konstitution eines Patienten abhängen, ist das oft zum Nachteil der Betroffenen, deren Zustand völlig ignoriert wird. DON MICHAEL betont, wie dankbar er sich schätzt, sich seine Medikamente selbst verschreiben zu können, denn er weiß, wie viele Kranke keinen Arzt finden können, der sie behandelt. *„Es scheint, dass Patienten im Allgemeinen nicht angehört werden. Aber besonders* [...] *Frauen bekommen zu oft nicht die gleichwertige Behandlung und es wird ihnen nicht so oft zugehört.“*[16]

DR. MARIANNE LEGATO (US-Herzspezialistin, die für ihre Forschungsarbeiten mit dem „Women in Science“-Preis der US-Ärztekammer ausgezeichnet wurde): *„Einer Frau wird dreimal so häufig gesagt, sie bilde sich das alles nur ein.“*[17], z. T. mit tödlichen Folgen.

DON MICHAEL meint, dass viele Patienten ein besseres Verständnis von Schilddrüsendiagnose und Behandlung haben als viele ihrer Ärzte: *„Hypothyreose ist eine sehr chronische Krankheit, die fast jeden Bereich des Lebens beeinflusst und ist, wie im Gefängnis zu sein.“* Mit „Einzelhaft“ beschreiben auch viele deutsche Schilddrüsenpatienten ihr Leben, denn oft haben sie keinen medizinischen Beistand und Probleme mit jodierten

---

16 „Getting what you need from your doctor: Challanges of thyroid care – An interview with Don „Doc Don“ Michael, M.D.“ www.thyroid.about.com/articles/docdon.htm

17 „Warum haben Frauen so kleine Füße?“, Dianne Hales, S. 145

Lebensmitteln isolieren sie völlig. Mit einem Verständnis der Öffentlichkeit ist kaum zu rechnen, beschränkt es sich doch nur auf die Werbeparolen der Industrie.

Nach dem Auftritt eines Arztes im US-Fernsehen in der Oprah-Winfrey-Talkshow, der sich über Schilddrüsenkranke mit Gewichtsproblemen lustig gemacht hatte, meldeten sich zahlreiche Patienten, die sich gegen das Bild des faulen Schilddrüsenkranken, das in den Medien kreiert wird, wehrten. Ein Schilddrüsenkranker fällt sicher nicht aus Faulheit ins Koma. Man stelle sich solche Bemerkungen einmal über Diabetiker vor! PROF. SCHERBAUM rät 2002 in der Zeitung der Schilddrüsen-Liga bei übergewichtigen Patienten zu einer Überprüfung der Schilddrüsenfunktion, da Übergewicht sehr wohl Ausdruck einer Hypothyreose sein kann. Hypothyreose kann durch einen Gendefekt bedingt sein, durch schilddrüsenbelastenden Stoffe entstehen (wie Schwermetalle in Zahnfüllungen, Fluor, Pestizide etc.) oder durch eine Schilddrüsenentzündung (Hashimoto-Struma) hervorgerufen werden. Wie DR. HOTZE (Mitglied des AKJ) auf dem 18. Wiesbadener Schilddrüsengespräch (2000) erklärt, führt die Jodierung zu einem Anstieg der Hashimoto-Erkrankungen: Es *„kann angenommen werden, dass die in den letzten Jahren gestiegene alimentäre Jodversorgung der Bevölkerung zu einem realen Anstieg geführt hat – in der Vergangenheit wurden auch in anderen Ländern im Anschluss an Maßnahmen zur Verbesserung der alimentären Jodzufuhr häufiger Fälle mit AIT* [Autoimmunthyreoiditis, auch Hashimoto-Thyreoiditis genannt] *beobachtet.“*[18] Hashimoto kann z.B. durch eine Überprüfung des Blutbildes belegt werden. Es weist Antikörper auf

18 18. und 19. Wiesbadener Schilddrüsengespräch, umd Verlag, Berlin, 2001, S. 38 (Mit freundlicher Empfehlung von Merck).

(Thyreoglobulin=Tg und mikrosomale Antikörper=TPO), die sich gegen das körpereigene Organ wenden. Gewichtsveränderung, Haarausfall, Muskelschwäche, Unfruchtbarkeit und Depression können die Folge sein. Befinden sich Ihre Werte aber noch im Normbereich, verweigern Ärzte trotz der Symptome die Therapie. In Deutschland können Sie erst auf eine adäquate Behandlung hoffen, sobald sich ein Kropf zeigt. Eine deutsche Studie zeigte, dass eine Behandlung mit geringen Dosen an Schilddrüsen-Medikamenten die Zahl der Antikörper verringert und so eine Verschlimmerung des Zustandes verhindern kann.

Bei manchen Betroffenen verläuft die Erkrankung in schmerzhaften Schüben, die von DR. STEVEN LANGER mit Arthritis verglichen werden. Neben den Symptomen der Schilddrüsenanfälle kommen Schmerzen in der Schilddrüse hinzu. DR. LANGER rät Betroffenen im angezeigten Fall beispielsweise zu Calcium-Magnesium-Präparaten und Schmerzmitteln wie Aspirin, um nachts schlafen zu können.

Es gibt auch Vermutungen darüber, ob eine Infektion mit dem gastroenterologischen Erreger „Yersinia enterocolitica“ Hashimoto auslösen kann. Fällt ein entsprechender Test positiv aus, dann könne man versuchen, den Patienten mit Antibiotika zu behandeln.

Schilddrüsenerkrankungen führen zu Stoffwechselstörungen, die nicht unbedingt von den Schilddrüsenpräparaten aufgefangen werden können und besonders für das Herz Risikofaktoren darstellen (z. B. Cholesterinspiegel, Blutdruck). Viele Ärzte, die mit Schilddrüsenkranken arbeiten, empfehlen auch den Adrenalinpegel zu untersuchen, denn manchmal liegt hier eine Störung vor. Adrenalin spielt aber in der Umwandlung von T_4 zu T_3 und in der Verwertung der Hormone eine Rolle. Eine behandelte Schilddrüse kann ein Adrenalin-Problem noch vergrößern, wenn dies nicht mitbehandelt wird. Eine Hypothyreose kann auch zu einer Apnoe führen, d.h., dass während des Schlafs die Atmung aussetzt.

Je „besser" die „Jodversorgung" der Bevölkerung, desto mehr Menschen neigen zu Hypothyreose: *„Besonders hoch scheint die Prävalenz latenter Hypothyreosen in Regionen mit hoher Jodidversorgung zu sein.* [...] *So fanden sich in den USA Prävalenzen für die latente Hypothyreose zwischen 6,3 % und 15 % und in Japan zwischen 4,9 % und 6,2 %, während die Prävalenz in Deutschland mit 2,2 % bis 4,0 % angegeben wird."*[19] Frauen sind davon 3- bis 5-mal häufiger betroffen als Männer.

Eine Schilddrüsenunterfunktion wird behandelt, indem versucht wird, die fehlenden Hormone künstlich auszugleichen. Es gibt hierbei synthetische Hormonpräparate und natürliche, die von Schweinen gewonnen werden. Je nachdem, welche von den Patienten besser vertragen werden. Die Schweinehormone beinhalten neben T_3 und T_4 auch T_1 und T_2, was vielleicht helfen kann, die Schilddrüsenfunktion zu stabilisieren, wie DR. JOSEPH MERCOLA meint. Die meisten Patienten bekommen nur T_4-Präparate, was der Körper dann zu T_3 weiterverarbeitet. Es ist bekannt, dass diese Umwandlung bei manchen Patienten gestört ist. Diese sollten besser ein Kombi-Präparat mit T_3 und T_4 bekommen. Sowohl in den USA als auch in Deutschland wird ein solches Mittel den Patienten aber meistens verweigert. Manche Ärzte scheinen hier mit der genauen Dosierung überfordert zu sein und die Patienten sind auf sich allein gestellt. Die Schweinehormonpräparate werden von den meisten Ärzten abgelehnt. Die Selbsthilfegruppen in den USA sind voller Betroffener, die einen langen, schweren Leidensweg

19 20. Wiesbadener Schilddrüsengespräch 2002, umd Verlag, Berlin, S. 68

durchmachen mussten, bis sie einen Arzt fanden, der gewillt war, ihre Therapie zu verändern, weil die übliche einfach nicht gut funktionierte. So kann es z. B. zu allergischen Reaktionen kommen. Der Einsatz von Schilddrüsenhormonen muss auch bei älteren Menschen, die Herzprobleme haben, mit Fingerspitzengefühl erfolgen, da es sonst zu Angina pectoris kommen kann. Bei bereits bestehender Angina pectoris oder anderen Herzproblemen sollten T_3-Präparate vermieden werden.

Mit Schilddrüsenhormonpräparaten gibt es häufig Probleme, z. B. in Stabilität und Potenz. Immer wieder mussten in den USA Produkte zurückgerufen werden, da die Dosierung nicht stimmte. Nachdem die FDA kürzlich neue Genehmigungen verteilte, um so eine bessere Sicherheit der Medikamente zu erreichen, kam es zu Veränderungen der Formeln. Die Präparate lösten sich plötzlich zu schnell auf, was zu verschiedenen Beschwerden und Problemen in der Therapie führte. Weder Ärzte noch Patienten waren ausreichend darüber informiert, dass die Medikamente nun mit sehr viel Wasser eingenommen werden mussten. Man bat die Hersteller, entsprechende Hinweise auf der Verpackung anzubringen. Es wird den Patienten nun geraten, sich Gelatinekapseln zu besorgen und die Schilddrüsenmedikamente selbst zu umhüllen. Wie die Versorgung in Ländern der Dritten Welt aussieht, ist weiter nicht bekannt.

Schilddrüsenhormone gehören zu den Top 3 der meistverkauften Medikamente in den USA. Allein nur die Verkäufe des Herstellers King Pharmaceuticals, gegen den 2003 wegen seiner Preispraktiken ermittelt wurde, betrugen 2001 40 Mio. US$. Die Firmen sind in Gerichtsverhandlungen verwickelt und diffamieren sich gegenseitig, z. B. wurden Studien zurückgehalten. Mit Patienten wurden zwar Vergleiche geschlossen, auf die Auszahlung der Gelder warten die Betroffenen heute noch. Insgesamt geben Amerikaner jährlich 600 Mio. US$ für Schilddrüsenhormone aus. Dass dort mit Jodierungsmaßnahmen also Schilddrüsenerkrankungen ausgemerzt wurden, scheint nicht der Fall zu sein. Im Jahr 2000 stellte die Colorado Thyroid Disease Prevalence Studie fest, dass weit mehr Amerikaner schilddrüsenkrank seien als angenommen. Man beklagte die schwache und mangelhafte Versorgung der Patienten.

Wenn es also stimmt, dass auch eine Hypothyreose durch den gestörten Stoffwechsel zu Übergewicht führen kann, sind in den Medien auftauchende Diät-Tipps kritisch zu betrachten. Frauenmagazine empfehlen Algendrinks und Jodsalz zum Abnehmen, da Jod den Stoffwechsel ankurbele. Dieses Versprechen erfüllt sich nicht einmal bei Hypothyreosepatienten. Betroffene berichten, dass Jod ihnen eher schadet als nützt, es kommt zu Erschöpfungszuständen. Aber die Medien zielen mit ihren Artikeln auch nicht auf Menschen, deren Übergewicht durch eine Schilddrüsenerkrankung bedingt ist. Man möchte vielmehr den Eindruck erwecken, Jodkonsum mache schlank. Es ist zwar wahr, dass Jodmangel einer der Faktoren sein kann, der zu Erkrankungen führt (ebenso wie übrigens ein zu hoher Jodkonsum). Ist die Schilddrüse aber gesund, wird sich der Stoffwechsel durch die Jodgabe nicht verändern. Erst wenn die Schilddrüse geschädigt ist, z. B. durch ein Übermaß an Jod, wird sie womöglich mit einer Überfunktion reagieren und den Stoffwechsel ankurbeln. Dann kommt es zu den zahlreichen Symptomen einer Hyperthyreose: Gewichtsabnahme, Durchfälle, Harndrang, Muskelzittern, Herzrasen, Erschöpfung, Angstzustände und Osteoporose.

Tatsächlich wurde die leichte Hyperthyreose der bekannten Schauspielerin Iris Berben, die auch für Pharmakonzerne Werbung macht und in ihrem Münchner Restaurant selbstverständlich Jodsalz einsetzt, als Schlankheitsmittelchen angepriesen. Unter dem Titel „Erotische Szenen mit 50? Kein Problem!“

befand die Zeitschrift *Gala: „Das Geheimnis ihrer Traumfigur liegt übrigens in einer Laune der Natur. Iris Berben hat eine Schilddrüsen-Überfunktion, die den Stoffwechsel schneller arbeiten lässt.“* Solch absurde Aussagen legen offen, wie ungenügend Patienten über ihre Krankheit aufgeklärt werden und welch ein unreflektiertes Bild die Medien zeichnen. Wenn man dieser Art der Argumentation folgen möchte, so macht eine Schilddrüsenerkrankung genauso schlank wie eine Lungenentzündung oder Krebs. Leider gab es in den USA tatsächlich eine Diät-Welle, während der Schilddrüsenhormone zum Abnehmen eingenommen wurden. Das kann zu schwersten Gesundheitsschäden führen und man sollte unbedingt davor warnen! Weder *Gala* noch Frau Berben oder ihre Agentur reagierten auf unsere Anfragen – und ließen den Artikel so stehen.

Leider machten auch Ärzte entsprechende Versuche, wie PROF. SCHERBAUM (Direktor der Abt. Endokrinologie des Universitätsklinikums Düsseldorf und Vorstandsmitglied der Schilddrüsen-Liga) erzählt: *„Schilddrüsenhormone erhöhen den Grundumsatz und sind daher zur Therapie des Übergewichts eingesetzt worden. Klinische Studien zeigten allerdings, dass eine Gewichtsabnahme durch Schilddrüsenhormone erst in hohen Dosen eintritt, wenn eine künstliche Überfunktion (Hyperthyreosis facticia) induziert wird. Die Therapie erfolgte in der Regel mit T_3 oder Mischpräparaten von T_3 und T_4. Sie musste aber meist wegen Nebenwirkungen, wie Herzklopfen und schnellem Puls (Tachykardien), Angina pectoris oder Herzrhythmusstörungen abgebrochen werden, bevor eine nennenswerte Gewichtsreduktion erfolgte. Die Therapie mit Schilddrüsenhormonen ist daher für die Behandlung der Adipositas aus medizinischen Gründen abzulehnen.“*[20]

---

20 „Gewichtsprobleme bei Schilddrüsenerkrankungen“, Blickpunkt Schilddrüse, Nr. 4/2002 (Info der Schilddrüsen-Liga)

Wer ein Zuviel an Schilddrüsenhormonen als Schlankheitsmittel sieht, hat die Hyperthyreose nicht verstanden. Auch PROF. PFANNENSTIEL widmet diesem Irrglauben ein Kapitel in seinem Buch. Er betont, dass der Gewichtsverlust, der mit Schilddrüsenhormonen erreicht wird, *„nicht auf Kosten des Fettgewebes, sondern zulasten der fettfreien Körpermasse, also der Muskeln und des Bindegewebes"*[21] geht. So soll sich z. B. auch Boxprofi Muhammad Ali übel verrechnet haben, als er glaubte, mit Schilddrüsenhormonen sein Kampfgewicht schnell und einfach reduzieren zu können. PROF. PFANNENSTIEL warnt: *„die Hormone fordern ihren Tribut."*

PROF. FISCHER (aus der nuklearmedizinischen Abteilung des Kasseler Klinikums) animiert fast zum Medikamentenmissbrauch. In einem TV-Interview berichtet er, wie er Helmut Kohl einer Radiojodtherapie unterzogen habe. Der Ex-Kanzler hätte seine Schilddrüsenhormone nun ganz nach Lust und Laune dosiert: Zu Auftritten soll er sich mit Überdosen angeregt haben, hatte er mal ein Wochenende zum Ausschlafen, soll er sich einfach in eine Unterfunktion versetzt haben. Schilddrüsenpatienten stehen bei solchen Geschichten, die in den Medien verbreitet werden, die Haare zu Berge!

Inzwischen sind neben Jodabfällen auch Jodderivate auf dem Markt, d.h. verändertes Jod. Die Industrie verspricht, dass seine Wirkung 5-mal so stark wie die von normalem Jod sei und bewirbt es als Schlankmacher, z. B. in Cremes, die dem Anwender „eine Figur nach Maß" verschaffen sollen. Nähere Auskünfte über Jodderivate – ihre Wirkung, ihre Beschaffenheit, ihre Herstellung – werden auch auf Anfragen nicht erteilt.

---

21 Peter Pfannenstiel: „Nichts Gutes im Schilde – Krankheiten der Schilddrüse", Trias im Thieme Verlag, Stuttgart, 1994, S. 206

Haben Sie noch eine Schilddrüse und Ihre Hypothyreose ist z. B. durch Hashimoto entstanden, können Sie versuchen, das Immunsystem wieder auszugleichen. Bei Autoimmunerkrankungen wirkten Therapien mit Omega-3-Fettsäuren oder Schwarzkümmel immunmodulierend und entzündungshemmend: *„Durch Linol- und Gamma-Linolensäure wird die Synthese wichtiger immunregulatorischer Substanzen wie beispielsweise Prostaglandin PGE$_1$ ermöglicht. Die Linolensäure stabilisiert die Zellmembranen, das Prostaglandin wirkt entzündungshemmend. Mit Schwarzkümmel werden krank machende Immunreaktionen unterbunden, welche die Auslöser für viele chronische Erkrankungen sein können, von Akne über Heuschnupfen bis Krebs."*[22]

Unter der Rubrik „Frauen helfen Frauen" veröffentlichte eine Frauenzeitschrift folgenden Tipp bei Schilddrüsenentzündung: *„Gurgeln Sie mehrmals täglich mit Labkraut-Tee. Vier Teelöffel des Krauts mit einem Liter kochendem Wasser aufbrühen, 10 Minuten ziehen lassen, abseihen. Trinken Sie zusätzlich nach jedem Essen eine kleine Tasse Schafgarbentee mit einem Teelöffel Schwedenbitter."*

In den USA hat sich auf dem Markt auch Noni durchgesetzt, eine Heilpflanze, die ebenfalls bei Autoimmunerkrankungen unterstützend eingesetzt werden kann. Seit 2003 wird Noni auch in Deutschland vertrieben. Seit kurzem verkaufen auch Naturkost-Läden und einige Internetanbieter Noni-Produkte. Die Noni-Informationscenter arbeiten mit Ärzten zusammen, die den Patienten bei seiner Therapie beraten können. Es sind tatsächlich Fälle bekannt, in denen sich der Zustand von Patienten wieder stabilisierte. In Tierversuchen

22 Dr. Schleicher, Dr. Saleh und H. Wagner „Natürlich heilen mit Schwarzkümmel", Südwest Verlag, München, 1996, S. 20.

konnte außerdem gezeigt werden, dass Noni Serotonin-Rezeptoren günstig beeinflusst, sodass Serotonin besser gebunden wird. Der Stoff gilt als wirksam gegen Depressionen. Noni kann teilweise auch bei Übergewicht helfen. Ob Kokosnuss hier ebenfalls hilfreich ist (mit einer kohlenhydratarmen Diät), wurde in den USA heiß diskutiert. Kokosnussmilch enthält z.B. Vitamin A, sodass es in entsprechenden Fällen die Schilddrüsenfunktion verbessern könnte. Ihr hoher Selengehalt könnte bei Autoimmunerkrankungen helfen. Früher empfahlen Ärzte bei Hypothyreose eine eiweißreiche Diät.

Jodierte Lebensmittel und natürlich auch alle anderen Jodquellen sollten gemieden werden. Auch wenn Hashimoto-Patienten oft belächelt werden, wenn sie kein Jod zu sich nehmen wollen, so ist es doch wissenschaftlich bekannt und von Studien belegt, dass Jodgaben die Autoimmunerkrankung ungünstig beeinflussen.

Die Schilddrüsenüberfunktion

Bei der Hyperthyreose entsteht durch autonome Bereiche der Schilddrüse oder bei Morbus Basedow – einer Autoimmunerkrankung – eine Überproduktion an Schilddrüsenhormonen. Der Stoffwechsel ist beschleunigt, das Herz rast, die Muskeln zittern, es kommt zu Durchfällen und Harndrang, die Knochen können Osteoporose entwickeln.

CELISA DYAN (Schilddrüsenpatientin und aktiv im Patientenforum „About thyroid") beschreibt den Zustand in ihrem Artikel „Küss meinen Kropf" humoristisch. Wenn das Herzklopfen und die Schmerzen einsetzen, frage sie sich, ob sie mit 37 wohl zu jung für einen Herzanfall sei. Ihre Nachbarn fragen sich, ob sie wohl AIDS habe, da ihre vogelscheuchenartige Erscheinung darauf schließen lasse, während Teenager sich fragen, ob sie vielleicht Kokain verkaufe.

DR. SINATRA (US-Herzspezialist, Psychotherapeut und Buchautor von „Heart Sense for Women") rät allen Hyperthyreose-Patienten dringend, das Coenzym Q_{10} einzunehmen, da der schnelle Stoffwechsel an diesem das Herz schützenden Stoff einen Mangel entstehen lässt. Patienten mit Herzproblemen sollten unbedingt ihre Schilddrüsenfunktion überprüfen lassen. Der erhöhte Blutdruck wird mit Mistelpräparaten gesenkt (wegen der Autoimmunkomponente besser nur bei Hyperthyreose, nicht bei Morbus Basedow). Beta-Blocker greifen in die Umwandlung von T_4 zu T_3 ein. Die Medien muten Schilddrüsenpatienten zu, jede jodierte Mahlzeit einfach mit Beta-Blockern zu ergänzen, um den Herzattacken zu entgehen. Patienten sollten darum regelmäßig das Blutbild (Thrombozyten), die Leber- und Nierenwerte, Cholesterin, Triglyceride, Lipase und den Blutzucker überprüfen lassen. Beispielsweise Curcuma longa (Gelbwurz) soll den Cholesterin-Spiegel senken helfen.

Eine Schilddrüsenüberfunktion wird anhand der Hormonpegel von TSH, T_3 und T_4 bestimmt, Morbus Basedow anhand der Antikörper (TRAK). Letztere verwirren die Schilddrüse, die Zellen werden angeregt. Allerdings können auch die Augen und das Hautgewebe auf diese Antikörper reagieren. Die Medizin löst das Problem, indem sie die Schilddrüse entfernt oder die Radiojodtherapie einsetzt. In Studien zur Radiojodtherapie richtete sich daraufhin das Immunsystem bei 15% der Patienten verstärkt gegen die Augen. Die Entfernung der Augen ist nicht üblich. Manchmal entwickeln sich weitere Autoimmunerkrankungen wie Vitiligo oder Diabetes.

Als Auslöser für Morbus Basedow gelten Jod, Östrogene, Chemikalien, Rauchen und Stress. Man geht von einer genetischen Veranlagung aus. Raucher erkranken doppelt so häufig an Morbus Basedow wie Nichtraucher. Von der Augensymptomatik sind sie sogar 8-mal so häufig betroffen. (Hier sind natürlich auch Passivraucher angesprochen.) Während früher die Hälfte der Kranken an Morbus Basedow starb, versucht man heute, die Schilddrüse ruhig zu stellen.

Die Ernährung sollte jodarm gestaltet werden, was intern bestätigt, nach außen jedoch gerne verschleiert wird. Es scheint, dass Verantwortliche sich je nach Interessenlage äußern, damit sie einerseits Medien und Industrie zufrieden stellen, sie andererseits jedoch nicht ihren medizinischen Ruf einbüßen. Denn obwohl man der Bevölkerung „Jod für alle" schmackhaft gemacht hat, ist in der Wissenschaft klar, dass Jod auch bei Schilddrüsenüberfunktion tabu ist.

Dr. Jody Ginsberg (von der Endokrinologischen Abteilung des Heritage Medical Research Centre an der Universität von Alberta, Kanada) betont, wie wichtig es sei, den Patienten über alle Therapiemöglichkeiten aufzuklären, da alle potenziell ernste Nebenwirkungen haben! Sie empfiehlt allen Patienten, sich vor dem Start einer Therapie von einem Endokrinologen aufklären zu lassen. Realität ist diese geforderte ausführliche Beratung natürlich nicht, weder in Deutschland, wo es nur wenige Fachärzte gibt, noch in den USA, wo Patienten nahezu zur Radiojodtherapie gedrängt werden. Auch ELAINE MOORE, selbst Betroffene und Autorin eines Morbus-Basedow-Ratgebers, berichtet in einem Interview: *„Da ich nicht verstand, dass diese Krankheit autoimmuner Art ist, unterzog ich mich überstürzt aggressiver Behandlung, obwohl ich kaum Symptome hatte. Als mein Arzt sagte, Radiojod sei meine einzige Möglichkeit, glaubte ich ihm. Jetzt habe ich eine bleibende Unterfunktion und mehr Probleme ,als ich je in der Überfunktion hatte. Es ist wichtig für Patienten zu erkennen, dass das Immunsystem und nicht die Schilddrüse bei Morbus Basedow fehlerhaft arbeitet.“* ELAINE MOORE verweist auf den Umstand, dass 25 % der Patienten so genannte Spontanheilungen erfahren, in denen sich Morbus Basedow zurückbildet, während sich nach der Zerstörung der Schilddrüse durch Radiojod oder eine OP natürlich nichts mehr ändern kann. Die Autorin kritisiert, dass Ärzte ihren Patienten nur eine Therapieform, nämlich Radiojod, vorschlagen und man ihnen die schwerwiegenden Konsequenzen verschweigt oder die Folgen bagatellisiert.

Immer wieder bewerten Ärzte Menschen ohne Schilddrüse als „gesund“. Diese Art der Definition führt natürlich zu massiven Missverständnissen zwischen Patient und Arzt. Denn für den Patienten ist Gesundheit mit einem gewissen Grundmaß an Wohlbefinden gekoppelt, welches mit einer Hypothyreose nicht immer auftritt. Auch ein Diabetiker ist mit Insulinbehandlung ja nicht gesund, sondern bleibt Diabetiker mit allen Problemen und Folgeerkrankungen, die ihn eben vom Gesunden unterscheiden. Man könnte fast den Eindruck gewinnen, Ärzte mögen Patienten mit Hypothyreose einfach lieber, weil sie so leicht zu handhaben sind. So beklagte ein Spezialist auf einem Vortrag einmal: *„Das Schlimmste am Morbus Basedow sind die anstrengenden Patienten."*[23] Und PROF. PFANNENSTIEL meint: *„Doch auch für den Basedow-Operierten gilt: man hat ihn lieber als gesunden ‚Unterfunktionellen' denn als widerspenstigen basedowkranken ‚Überfunktionellen'."* Fakt ist: Es gibt keine gesunden Unterfunktionellen, ihre Stoffwechsellage ist genauso gestört wie die von Überfunktionellen. Beide Störungen sind gefährlich und bereiten dem Patienten Beschwerden. Es sei hier die Frage erlaubt, wieso Ärzte so massiv eine Unterfunktion bevorzugen. Weil hypothyreote Patienten weniger widerspenstig sind? Wem soll die Behandlung Erleichterung verschaffen: dem Arzt oder dem Patienten?

Da das Autoimmunproblem nicht behandelt wird, richtet sich das Immunsystem nach Entfernung der Schilddrüse oft gegen andere Organe. Es entstehen weitere Erkrankungen wie Zöliakie und Fibromyalgie. In den USA haben Ärzte keine Erfahrung mit Thyreostatika und wenden sie nicht an. Radiojod gilt als billiger. Die Autorin ELAINE MOORE berichtet von einem Heer von US-Bürgern, denen die Schilddrüse verstrahlt wurde und die es bitter bereuen. *„Ein Organ zu zerstören, sollte nicht auf die leichte Schulter genommen werden."*

Auffallend ist, dass Patienten ein völlig anderes Bild von der Situation Schilddrüsenkranker in den USA zeichnen, als es die Jodwerbung tut. Auch in Australien ist die operative Entfernung der gesamten Schilddrüse bei Morbus Basedow Standard und deutsche Ärzte scheinen auch bei uns US-Verhältnisse schaffen zu wollen. Patienten sollten jedoch, wenn möglich, ein

23 „Leben mit Morbus Basedow" Dr. Brakebusch und Prof. Heufelder, Zuckschwerdt, München, 2002, S. XI.

bis eineinhalb Jahre Thyreostatika versuchen, damit die Schilddrüse vielleicht erhalten werden kann. Diese Medikamente sind jedoch auch nicht ungefährlich, Knochenmark und Leber müssen ständig überwacht werden und manche Patienten reagieren allergisch.

Schilddrüsenkranke schlucken meist ein ganzes Arsenal an Medikamenten, was zu Nebenwirkungen und Wechselreaktionen führen kann. Z. B. können Beta-Blocker zu Unterzuckerung führen, wobei die Symptome auch noch verschleiert und somit kaum erkannt werden. Auch wird die Reaktion auf Allergene verschlimmert, sodass Schockzustände noch dramatischer ausfallen können. Novocain, Ephedrin und Antihistamine sollten bei Morbus Basedow gemieden werden.

Eine Autoimmunerkrankung der Schilddrüse tritt nicht selten mit einer perniziösen Anämie (Vitamin-B_{12}-Mangel im Blut) auf. Das muss in jedem Fall abgeklärt werden, denn Vitamin-B_{12}-Mangel kann zu bleibenden Schäden führen. Den Betroffenen wird meist Vitamin B_{12} gespritzt.

Das klassische Pflanzenmittel zum Ausgleich des Immunsystems ist Schwarzkümmelöl, das es in Fläschchen oder als Kapseln gibt. Mittel, die nicht ausgleichend, sondern eher anregend wirken wie Echinacea, sollten vermieden werden. Wolfstrapp kann die Schilddrüse, Herzgespannkraut kann das Herz beruhigen. Auch Melisse hilft dabei, überschüssige Schilddrüsenhormone abzubauen. Schierling (Conium maculatum) soll die Schilddrüsentätigkeit ausgleichen. Manche Ärzte berichten von Heilerfolgen mit Conium-Creme, die täglich auf den Hals aufgetragen wird. Ein altes arabisches Hausmittel zur Einnahme bei Schilddrüsenstörungen sind 2 Teelöffel Honig mit mildem wildem Thymian. Hier ist Vorsicht geboten, denn viele Menschen sind gegen Thymian allergisch. Um die Durchblutung der Schilddrüse zu drosseln und Anfälle zu mindern, wurden früher kalte Quarkwickel gemacht. Da selbst Quark heute jodiert sein kann, ist davon abzuraten. Eine Alternative wären kühlende Halswickel mit kaltem Wasser.

Von einem Urlaub am Meer oder dem Aufstellen einer Salzkristall-Lampe sollte man absehen. Auch der Saunabesuch kann gefährlich werden, weil bei vielen Schilddrüsen-Patienten der Kreislauf versagt! Schilddrüsenbelastende Stoffe sollten von Erkrankten selbstverständlich besonders gemieden werden.

Zusammenhänge zwischen Psyche und Morbus Basedow

Stress gilt als infrage kommender Auslöser für Morbus Basedow. PROF. PFANNENSTIEL deutet in seinem Kapitel „Psychohygiene" sogar an, dass nur Menschen mit *„seelischer Gleichgewichtsstörung"* und *„widrigen Seelenkräften"* an Morbus Basedow erkranken. Er spricht von einer psychischen Grundkonstellation, die zum Bedingungssatz der Basedowschen Krankheit gehört. Enttarnt die Massenjodierung also nicht nur den Schilddrüsendefekt, sondern anscheinend auch psychische Probleme, von denen Sie noch gar keine Ahnung hatten? Schaden also Rauchen und exzessiver Jodkonsum nur psychisch verwirrten Menschen? Und wussten wir nicht schon immer, dass Frauen psychisch einfach labiler sind als Männer... ?

PROF. PFANNENSTIEL scheint jeden Morbus-Basedow-Kranken ganz genau zu kennen: *„Für die Psychosomatik, jenes medizinische Fach, das Krankheit in Bezug setzt zur Biografie, Lebenssituation und Persönlichkeit des Erkrankten, steckt hinter der Basedowschen Krankheit eine frühkindliche Bedrohung der Geborgenheit: durch Tod einer Bezugsperson, durch elterliche Ablehnung oder überhaupt durch gestörte Familienverhältnisse. Die Folge ist ein ständiger Kampf, Unsicherheit, Angst und zugleich eine per-*

manente Überforderung. Erbanlage und frühe Umwelteinflüsse erzeugen eine Bereitschaft zur Basedowschen Krankheit, die später von bestimmten Auslösern eingefordert wird."[24]

Pauschalisierte Psychosomatik gibt es schon länger: In zahlreichen Büchern werden Kranke über ihre Seelendefekte aufgeklärt: Menschen mit Verstopfung seien geizig, Frauen mit Schwangerschaftsübelkeit seien schlechte Mütter, die ihre Kinder nicht liebten, Fieberkranke seien jähzornig, usw. Hier entsteht der Eindruck, Kranke wären auch schlechtere Menschen, während ein gesunder Körper Ausdruck eines guten Charakters ist. Die eigentlich gute Idee, bei der Behandlung einer Erkrankung seelische Komponenten mit einzubeziehen, wird manchmal zum Nachteil des Patienten genutzt. Versagt die Therapie, ist der Patient mit seiner verkorksten Psyche schuld. Könnten es nicht vielleicht doch die jodierten Lebensmittel sein, die seine Erkrankung anheizen? Oder entspricht der Traum vom problemlosen Leben nach einer Schilddrüsenentfernung nur einem Werbeversprechen und nicht der Realität?

Es ist vorgekommen, dass der Arzt den Patienten, der über Jodunverträglichkeit berichtete, in die Psychiatrie einliefern lassen wollte. Auch „austherapierte" Kranke sind von der Psychiatrie bedroht. Denn offiziell gelten Menschen, denen die Schilddrüse entfernt oder verstrahlt wurde, als geheilt. Haben sie trotzdem noch Beschwerden – was nicht verwunderlich wäre – kann es sein, dass ihnen psychische Labilität unterstellt wird.

Ein Patient, der nicht dem Bild entspricht, das die Werbung der Pharmaindustrie gezeichnet hat („leicht zu diagnostizieren, leicht zu behandeln"), wird schnell als psychisch labil betrachtet und muss mit den daraus entstehenden negativen Konsequen-

---

24 „Nichts Gutes im Schilde", Prof. Pfannenstiel, Thieme, Stuttgart, 1994, S. 168 f.

zen zurechtkommen. Dass Schilddrüsenkrankheiten komplizierter sind als die Werbung versprach, führt nicht dazu, dass Ärzte, Medien und Politiker den Realitätsgehalt der Pharmawerbung in Zweifel ziehen. Ich kenne keinen Schilddrüsenpatienten, der sich nicht schon sagen lassen musste, er hätte nicht alle Tassen im Schrank.

Endokrine Orbitopathie

Bei einem hohen Pegel der Antikörper reagieren Patienten mit Morbus Basedow, ganz selten auch mit Hashimoto, mit einer Entzündung der Augenhöhle. Dabei entsteht ein Fremdkörpergefühl, die Augenbewegung schmerzt, man wird lichtempfindlich, es kommt zu Doppelbildern und die Augen können aus der Höhle treten. Ist die Reaktion heftig, können die Betroffenen die Augen nicht mehr richtig schließen.

In einer Rede beschrieb es die Betroffene und Leiterin der Selbsthilfegruppe in Jena, FRAU GREGER, so: „*Sind die Augen erst aus den Höhlen getreten, läuft der Patient in der Öffentlichkeit Spießruten, denn die Bevölkerung weiß in der Regel sehr wenig über diese Krankheit. Die Glotzaugen gelten als ekelig – besonders dann, wenn Äderchen geplatzt sind – und als Zeichen von Debilität. Mehr noch als die Unruhe im Körper belasten das nicht enden wollende Fremdkörpergefühl in den Augen und der schmerzhafte Druck auf den Augenkörpern. Welcher Gesunde kann sich schon vorstellen, dass er wochen- oder gar monatelang mit einer Hand voll Sand in den Augen täglich an einem Sparkassenschalter, vor einer Kindergartengruppe, vor einer Schulklasse oder in einem Raucherkollegium arbeiten müsse?*"

Die Betroffenen büßen ihre Sehfähigkeit ein. Vom Autofahren ist abzuraten, da durch die Sehbehinderung eine erhöhte Unfallgefahr besteht. Meist wird neben medikamentöser

Behandlung operiert und bestrahlt. *„Dass diese Bestrahlungen keine Schmerzen verursachen, möchte ich nach Gesprächen mit mehreren Bestrahlten widerlegen. Ich selbst litt nach einigen Bestrahlungen unter starken Kopf- bzw. Schläfenschmerzen, und noch Jahre danach ist eine verstärkte Wetterfühligkeit oder Überempfindlichkeit der Schläfen spürbar.“* (aus einer Rede von FRAU GREGER, s. S. 60)

Von „leicht zu behandeln“ kann wirklich keine Rede sein, oft kann die Sehkraft nicht wiederhergestellt werden. Ich kenne keinen Betroffenen, der einen Vorteil darin sehen konnte, dass seine Veranlagung zur endokrinen Orbitopathie nun endlich „enttarnt“ (siehe Kapitel „Massenenttarnung“) und behandelt werden konnte. Das Augenlicht einzubüßen ist eine enorme seelische Belastung, mit der nur schwer umzugehen ist. Nur etwa 33 % der Morbus-Basedow-Erkrankten entwickeln keine Augensymptomatik. Bei 15 % der Morbus-Basedow-Patienten, die sich einer Radiojodtherapie unterzogen, verschlimmerte sich die Symptomatik.

Radiojodtherapie

„Ein Glas Wasser machte mich gesund" titelte die tz München überschwänglich. Der Leser stutzt – gibt es sie womöglich doch, die Wunderheilungen von Lourdes? Beim Weiterlesen erfahren wir jedoch, die 71-jährige Rentnerin Alberta G. hatte sich einer Radiojodtherapie unterzogen. Das Glas Wasser enthielt radioaktives Jod, das die Schilddrüse der Patientin zerstören sollte, um so die Überfunktion zu behandeln. *„Ich musste nur einen einzigen Schluck radioaktives Wasser trinken und bekam dann ein freundliches, helles Einzelzimmer auf der Spezialstation. Sonst nichts. Es war wie Urlaub. Schon nach einer Woche war ich ohne Operation gesund."* Solche und ähnliche Artikel erschienen in den Medien, nachdem sich Ärzte über das schleppende Geschäft mit der Radiojodtherapie beklagt hatten.

Während Radiojodtherapie früher weitaus zurückhaltender angewandt wurde, hat sie sich jetzt wie in den USA zum Standard entwickelt. So mancher Spezialist bedauert diese Entwicklung, denn ist die Schilddrüse zerstört, gibt es kein Zurück. Kann man bei Medikamenten und OP (wenn nicht die gesamte Schilddrüse entfernt wird) noch auf Genesung hoffen, so endet die Radiojodtherapie meist immer in einer Unterfunktion, weil mit der Zeit die gesamte Schilddrüse zerstört wird. Oft rufen Patienten an, die erzählen, der Arzt hätte am Dienstag Morbus Basedow diagnostiziert und für Freitag die Radiojodtherapie angesetzt. Von solchen Fließbandaktionen kann man nur abraten. Obwohl eine Toilette leichter zu ersetzen ist als eine Schilddrüse, würden sich die meisten Menschen eher informieren, wenn der Installateur ihnen vorschlägt, die Toilette rauszureißen, als sie es bei Vorschlägen des Arztes, die Schilddrüse zu zerstören, tun. Da die Schilddrüse ein lebenswichtiges Organ ist, sollte jeder Versuch unternommen werden, sie zu erhalten.

Vor Zeiten der Massenjodierung war ein erster Schritt der Behandlung immer eine jodarme Diät, wie es z. B. im „Kohlhammer für Krankenschwestern"[25] beschrieben wurde. Unter Schilddrüsenmedikamenten kann es zur Remission kommen, wodurch eine Entfernung der Schilddrüse überflüssig wird.

Morbus-Basedow-Patienten sollten wissen, dass Radiojod die Augenproblematik noch verschärfen kann, weswegen Ärzte der European Thyroid Association mit Abstand die Behandlung mit Schilddrüsenmedikamenten der Radiojodtherapie vorziehen (84 % zu 6 %). US-Selbsthilfegruppen warnen vor übereilter Radiojodtherapie unter dem Stichwort „häufige Schilddrüsen-Fallgrube". Eine Alternative wird in China erprobt: Man vermindert durch den Verschluss eines Blutgefäßes die Blutzufuhr zur Schilddrüse, was die Kapazität des Organs senkt.

Bei einer Radiojodbehandlung oder generell zur Unterstützung der Augen wird Basedow-Patienten Kortison gegeben. Ähnlich wie beim Gestagen in der Hormonersatztherapie gibt es hier auch natürliches Kortison (Hydrocortison), das körperidentisch ist und weniger Risiken birgt. Fragen Sie Ihren Arzt nach der schonenderen Variante.

In Australien hat es sich inzwischen durchgesetzt, bei Operationen generell die ganze Schilddrüse zu entfernen, egal, wie deren Status ist. Auch PROF. PFANNENSTIEL (Endokrinologe und Gründer der Schilddrüsen-Liga, jetzt im Ruhestand) empfiehlt: *„Warum aber nicht gleich die kranke Schilddrüse entfernen oder mit Radiojod endgültig aus dem Hormonverkehr ziehen? Es spricht vieles dafür: Mit einem Schnitt oder Schlag ist man die*

---

25 „Die Pflege des kranken Menschen – Lehrbuch für Krankenpflegeschulen", hrsg. von der Arbeitsgemeinschaft Deutscher Schwesternverbände und der Deutschen Schwestergemeinschaft e. V., W. Kohlhammer Verlag, Stuttgart, 1970.

Autoantikörper samt Hyperthyreose los. Auch die Augenbeschwerden verabschieden sich zumeist oder lockern die Beziehung. Die Basedowsche Krankheit hat den Patienten heimgesucht, aber mit einer definitiven Therapie lässt man sie dort kein Heim finden. Der Preis für die schnelle Lösung und den kurzen Prozess, die lebenslange Hypothyreose, ist leicht zu bezahlen. Gerade bei der Radiojodbehandlung kann man sicher sein, dass kein Aufpreis fällig wird. Bei der Operation ist ein solcher bekanntlich nie gänzlich auszuschließen. Die medikamentöse Behandlung hingegen zieht sich lange hin, erfordert viel Aufwand und zuletzt, nach Genesungen und Rückfällen, sind es dann doch 80 Prozent der Basedow-Patienten, die operiert oder radiojodiert werden. Dennoch hält man hierzulande an der medikamentösen Therapie mit Thyreostatika fest. Eingefahrene Gewohnheiten halten sich eben oft auch wider besseres Wissen. Eine rationale Therapieentscheidung müsste der Radiojodbehandlung uneingeschränkt das Wort reden.“[26] Solch blumige Empfehlung lockt natürlich so manchen Patienten. Leider muss man hinterher oftmals feststellen, dass sich nicht jedes Versprechen erfüllt und für Alternativen ist es dann zu spät.

In der Tat glauben manche Ärzte, dass man die Schilddrüse gar nicht braucht. Man könne genauso gut Hormonpräparate einnehmen. Diese Einstellung hat Tradition; z. B. glaubten Ärzte, dass Frauen ihre Gebärmutter, wenn sie keine Kinder mehr bekommen möchten, nicht mehr benötigen. Sie versicherten den Frauen, die nach der Entfernung des Organs auftretenden Probleme ließen sich einfach mit Östrogengaben auffangen. 1981 schrieb DR. ROBERT S. MENDELSOHN (Chicagos

26 „Nichts Gutes im Schilde – Krankheiten der Schilddrüse“, Peter Pfannenstiel und Werner Schwarz, Trias, Georg Thieme Verlag, Stuttgart, 1994, S. 178.

bekanntester Kinderarzt und Radiodoktor, Autor mehrerer Bestseller über Medizin) über die Zustände in den USA: *„So erschreckend diese Vorstellung auch ist, aber wenn die Schulmedizin ihren gegenwärtigen Kurs weitersteuert, wird sich bald jede zweite Frau von ihrer Gebärmutter getrennt haben, noch bevor sie das fünfundsechzigste Lebensjahr erreicht. Amerikas Chirurgen nahmen 1979 rund 690.000 Hysterektomien vor, und es ist sehr zweifelhaft, ob mehr als ein Fünftel davon klinisch gerechtfertigt werden können – auf der Grundlage von lebensbedrohender medizinischer Notwendigkeit. Das heißt, dass über eine halbe Million Frauen die Operation aus Gründen erlitten, die bestenfalls noch zweifelhaft, schlimmstenfalls aber leichtfertig waren. Die Gefahren solcher rücksichtsloser Operationspraxis sind so alamierend, dass sie bereits 1977 eine parlamentarische Untersuchung herausforderten."*[27] Damals rechtfertigte die American Medical Association ihr Verhalten damit, dass eine Gebärmutterentfernung Gebärmutterkrebs verhindere und somit als Prophylaxe besonders bei den ängstlichen Frauen vorteilhaft sei.

Organe funktionieren nicht isoliert vom Rest des Körpers. Zwischen Geschlechtsorganen und der Schilddrüse besteht ebenfalls eine Verbindung. Es stellte sich heraus, dass Frauen nach einer Hysterektomie zwischen dem 6. und 18. Monat nach der Operation ein um 40 % erhöhtes Risiko haben, an Schilddrüsenkrebs zu erkranken. Der Zusammenhang ist noch nicht eindeutig geklärt. Auch die Schilddrüse ist nicht so leicht zu ersetzen. Die Hormonpräparate, die sie ersetzen sollen, können Nebenwirkungen haben, schlecht vertragen werden oder Probleme bei der Dosierung bereiten.

27 „Männermacht Medizin", Robert S. Mendelsohn, Verlag Mahajiva, Holthausen, 1989

Über Diabetes sind die Menschen heute schon besser aufgeklärt und wissen, dass die Bauchspeicheldrüse nicht ohne weiteres zu ersetzen ist. Diabetiker erleiden oft zahlreiche Begleiterscheinungen, obwohl sie korrekt Insulin spritzen. Zudem sind Schilddrüsen-Patienten ebenso abhängig von ihren Hormonpräparaten, wie Diabetiker vom Insulin. Ältere Leute erinnern sich vielleicht noch, dass viele Diabetiker im Krieg sterben mussten, weil es kein Insulin gab. Eine Patientin berichtete, dass der Arzt ihr doch einen Schilddrüsenstumpf stehen ließ – „für den Kriegsfall". Und wie zuverlässig mag wohl die Versorgung in den krisengeschüttelten Dritte-Welt-Ländern sein, in denen die Jodgabe über Lebensmittel erfolgen muss, da die Versorgung mit Tabletten unmöglich sei?

Die Radiojodtherapie wirkt durch eine Bestrahlung mit Beta- und Gamma-Strahlung, die zu einer Entzündung des Schilddrüsengewebes führt. Diese führt dann zu einer Schrumpfung und Vernarbung des Gewebes. Das radioaktive Jod wird über Nieren und Darm ausgeschieden und führt zu einer „geringen" Belastung von Knochenmark und Keimdrüsen. Während deutsche Nuklearmediziner beharrlich ein Krebsrisiko durch Radiojod abstreiten, werden US-Patienten über *„einen kleinen aber definitiven Anstieg an Schilddrüsen- und Darmkrebs"* bei Radiojodtherapie aufgeklärt. Tatsächlich ist die Krebssterblichkeit von Radiojodpatienten so hoch, dass einige Ärzte die Therapie als nicht sicher bewerteten. Aus Kostengründen und durch die Lobbyarbeit der Industrie konnte sich die Radiojodtherapie aber trotzdem durchsetzen. ELAINE MOORE berichtet, dass der ehemalige Chef der Atomenergiekommission es sich zu seiner Lebensaufgabe gemacht hat, über die Gefahren von Radiojod aufzuklären. Laut einer britischen Studie sinkt die Lebenserwartung der Patienten mit der Höhe der Radiojod-Dosis.

Anfangs wurde besonders alten Menschen der Griff zum radioaktiven Jod empfohlen, da für sie Operationen durch ein geschwächtest Herz-Kreislauf-System oft problematisch werden können. Außerdem erlauben sich Ärzte, Spätfolgen weniger zu berücksichtigen, da Senioren keine allzu lange Lebenserwartung mehr haben. Der „Ammon", das Buch der Arzneimittelneben- und -wechselwirkungen (Handbuch für Ärzte und Apotheker) rät jedoch gerade dieser Gruppe ab: *„Bei herzkranken Patienten über 40 Jahre kann eine Verschlechterung der Herzerkrankung durch Radiojod auftreten, und zwar vermutlich ausgelöst durch die aus den zerstörten Zellen freigesetzten Schilddrüsenhormone."* Dieser „Schilddrüsen-Sturm" wird den Patienten inzwischen generell zugemutet und als nicht weiter tragisch bewertet.

Heute wird die Radiojodtherapie allen Altersgruppen verkauft. *„Es gilt heute als gesichert, dass ein eventuelles Risiko für Schäden durch eine Radiojodtherapie unabhängig vom Alter ist."*[28] Schwangere, Kinder und Jugendliche nimmt man jedoch noch aus. Wann mit einer Besserung des Zustandes des Patienten gerechnet werden kann, ist nicht leicht zu sagen. „Schon nach einer Woche war ich ohne Operation gesund" heißt es zwar im eingangs erwähnten Zeitungsartikel. Doch PROF. PFANNENSTIEL spricht von ersten Zeichen einer Wirkung nach 4 Wochen, die Info-Broschüre eines Pharmaherstellers stellt ihre Leser auf eine Wartezeit von 6–8 Wochen ein.

Im Zuge des Radiojodbooms konnten Ärzte weitere Gesetzesänderungen erwirken, sie verlangten nämlich eine Lockerung des Strahlenschutzes. *„Kürzlich wurde der in den Strahlenschutzvorschriften festgelegte Grenzwert gesenkt: Aufgrund der*

28 „Fragen und Antworten zur Radiojodtherapie", Berlin-Chemie AG.

neuen Regelung ist die Verweildauer auf den Therapiestationen heute wesentlich kürzer als früher; durchschnittlich nur 3–5 Tage.“[29] Ärzten scheint die Quarantäne lästig, könnte man ambulant doch noch mehr Patienten abfertigen (wie in den USA – doch hier widersprechen sich verschiedene Aussagen). Auch die Kranken wären leichter vom „Glas Wasser“ zu überzeugen. Und auf die spezielle Entsorgung des radioaktiven Stuhls und Urins könne man gut verzichten.

PROF. PFANNENSTIEL vergleicht die Strahlenbelastung mit der bei Röntgenuntersuchungen, die ja auch ohne viel Aufhebens in Kauf genommen werden. Tatsächlich gab es Zeiten, in denen man um Röntgenstrahlen keinerlei Aufhebens machte. ROLAND SCHOLZ (Internationale Ärzte zur Verhütung des Atomkriegs): *„Noch vor 30 Jahren war es in der Geburtshilfe üblich, mit Röntgenaufnahmen bei Schwangeren „das Becken zu vermessen“ (Pelvimetrie). Niemand dachte sich dabei etwas Arges, wie ich aus meiner damaligen klinischen Tätigkeit weiß. Die Erkenntnis, dass diese (an sich überflüssige) Maßnahme alles andere als harmlos ist, verdanken wir der britischen Ärztin und Epidemiologin ALICE STEWART. 1956 äußerte sie erstmals den Verdacht, dass Kinder häufiger an Krebs erkranken, wenn ihre Mutter sich während der Schwangerschaft einer Röntgenuntersuchung unterworfen hatte. Sie wurde deswegen heftig angegriffen; denn Kritik am vermeintlichen Fortschritt in der Medizin, besonders wenn er technischer Art ist, kommt einem Sakrileg gleich. Dank des Oxford-Kinderkrebsregisters, das damals für Großbritannien eingerichtet wurde, haben zahlreiche Studien im Laufe des Jahres Stewarts Anfangsverdacht bestätigt, desgleichen mehr als 20 ähnliche Stu-*

29 „Radioiodbehandlung“ Hrsg. vom Forum Schilddrüse e. V., mit Unterstützung von Henning, Berlin.

dien weltweit (z. B. in den USA). Inzwischen besteht kaum noch ein Zweifel daran, dass die Pelvimetrie, die im Lehrbuch der Radiologie von Lissner und Hug, 1975, noch mit 1200 mrem fetale Ganzkörperbestrahlung verzeichnet ist, das Krebsrisiko eines Kindes verdoppeln kann.“

Als ich aufwuchs, war es eine Selbstverständlichkeit, dass man eine Schwangere nicht röntgt. Jede Frau wurde vor einer Röntgenaufnahme auf eine mögliche Schwangerschaft angesprochen. Doch 2001 erklärte eine Pressemeldung: *„Anfang der 70er-Jahre des vorigen Jahrhunderts hatten* ALICE M. STEWART *und ihr Statistiker* GEORGE W. KNEALE *gezeigt, dass bereits eine einzige Röntgenuntersuchung während der Schwangerschaft das Risiko für eine spätere tödliche Krebserkrankung des Kindes deutlich erhöht. Seitdem gilt es in der Medizin als Kunstfehler, eine Schwangere ohne besondere Not zu röntgen. Das soll nach dem Willen der rot-grünen Bundesregierung nun nicht mehr gelten. Denn die als Grenzwert in der neuen Verordnung genannten 1 Millisievert effektive Dosis entsprechen rund 40 Röntgenaufnahmen des Brustkorbs.“* Für Schwangere bedeutet das z. B. eine Anhebung der erlaubten möglichen Strahlenbelastung von 15 Millisievert im Jahr auf 6000 Millisievert pro Jahr. Die neue Regelung schaffte außerdem die Möglichkeit, *„Atommüll auf normalen Deponien, in Baumaterialien, Straßenbelag oder Zahnspangen unterzubringen“*.

Im Juli 2003 erschienen Untersuchungen darüber, dass auch geringe Röntgenstrahlung schlimmere Schäden anrichtet als bisher vermutet. Die verstrahlten Zellen vermehren sich noch , bevor sie absterben, und können so zu Krebs führen. In den USA gab es durchaus schon Ärzte, die gedankenlose Röntgenexzesse kritisiert haben: *„Erstens: 30 Prozent aller in den U.S.A. gemachten Röntgenaufnahmen – fast 300 Millionen jährlich – werden in Fällen angeordnet, in denen dafür keine triftige medizi-*

nische Notwendigkeit besteht. Zweitens: Wenn fahrlässige und unnötige Röntgenanwendungen auch nur um ein Drittel reduziert würden, müssten jährlich mindestens eintausend weniger Menschen an Krebs sterben. Drittens: Die genetischen Wirkungen der Röntgenanwendungen eines einzigen Jahres führen wahrscheinlich zu 30000 Todesfällen in kommenden Jahren."[30] Allein bei einer Untersuchung der Zahnärzte stellte sich heraus, dass nicht einer von 1000 Ärzten die Strahlendosis kannte, mit der er seine Patienten behandelte. Was die Mediziner natürlich nicht davon abhielt, ihren Patienten zu versichern, die Dosis sei gering und völlig harmlos. Zahnärzte und Krankenhäuser benutzen oft doppelt so hohe Strahlung als nötig wäre. 2003 bezeichnete *Der Spiegel* die Deutschen als durchleuchtetes Volk. Sowohl mit der Anzahl der Röntgenuntersuchungen als auch mit der dazu verwendeten Strahlendosis sind wir weltweit führend.

Titulierten Gynäkologen ungehorsame Patientinnen früher als „hysterisch und ängstlich", so sind Skeptiker der Radiojodtherapie in den Augen der Ärzte „Actinophoben" (Strahlenfürchtige). Denn *„wer seine Therapieentscheidung rational trifft, müsste dem radioaktiven Jod auch bei der Behandlung der Basedowschen Hyperthyreose den Vorrang einräumen"*.

Die genaue Herstellung der Radiojodkapseln scheint ein Firmengeheimnis. Die Pharmafirma Henning, Berlin, rät uns, eine der Kliniken zu befragen, die Radiojodtherapien durchführen. Das Institut für Nuklearmedizin im Klinikum Kassel beantwortete Nachfragen jedoch nicht.

Die deutschen Patientenbroschüren weisen darauf hin, dass während der Radiojodtherapie bis zur Nachuntersuchung keine

30 „Männermacht Medizin", Robert S. Mendelsohn, Verlag Mahajiva, Holthausen, 1989, S. 56.

jodhaltigen Arzneimittel eingenommen werden dürfen. Ein Bildchen, das Fisch, Milch, Ananas und Salat zeigt, warnt außerdem vor Jodzufuhr durch Nahrungsmittel. Wenige Ärzte können ihre Patienten über jodierte Lebensmittel aufklären, da sie selber gar keinen Überblick darüber haben, was jodiert ist. Außerdem lernen sie, dass jodierte Lebensmittel nur so wenig Jod enthalten, dass es keine Rolle spielt. In den USA erwartet Patienten im Krankenhaus eine jodarme Diät: *„You will be placed on a low iodine diet. There are no choices."* In Deutschland erklärt DR. ANTON BOHMANN: *„Das Essen, das Sie erhalten, ist die normale Krankenhauskost."*

MARY SHOMON präsentiert genauere Informationen, die mithilfe von DR. K.B. AIN (University of Kentucky Medical Center) zusammengestellt werden, und den Ernährungsinformationen der Deutschen Selbsthilfegruppe der Jodallergiker, Morbus-Basedow- und Hyperthyreose-Kranken, Trier ähneln. Sie werden in den USA in Zusammenhang mit Radiojodtests und -behandlungen angeraten. Die Hinweise wurden im Folgenden von mir kurz zusammengefasst und kommentiert:[31]

Generelle Infos:

1. Die Schilddrüsenpatienten werden ausdrücklich darauf hingewiesen, dass eine jodarme Diät nichts mit Salz zu tun hat, sondern dass es ums Jod geht. Sie werden darauf aufmerksam gemacht, dass unjodiertes Salz konsumiert werden kann. Ich musste selber feststellen, dass vielen Amerikanern überhaupt nicht klar ist, dass Jodsalz Jodzusätze enthält, die unjodiertem Salz fehlen und dass die Jodproblematik überhaupt nichts mit Salz an sich zu tun hat. Hier wird deutlich, wie schlecht die

31 Die komplette Originalfassung kann unter www.thyroid.about.com/blioclin.htm nachgelesen werden.

Bevölkerung informiert und aufgeklärt ist. Die Verquickung von Jodgaben über Jodsalz führt zu Missverständnissen und Verwirrung. Es ist zudem nicht jedem verständlich zu machen, dass man zwar Salz, nicht jedoch Jodsalz essen kann. Die mangelnde Deklarationspflicht trägt auch hier ihr Übriges zur Verwirrung bei.

2. Man erklärt den Verbrauchern, dass Milch und Milchprodukte aus verschiedenen Gründen **wesentliche Jodträger** sind, obwohl sie z. B. kein Salz enthalten.

3. Den Autoren ist nur ein US-Vitaminpräparat bekannt, das auf Jod verzichtet und somit für Schilddrüsenkranke geeignet wäre. Auch in Deutschland enthalten immer mehr Multivitaminprodukte Jod, womit sie für Schilddrüsenpatienten nicht zu verwenden sind.

4. Vorsicht vor Lebensmittelfarben, die Jod enthalten können. In den USA besteht eine große Gefährdung, da die Deklarationspflicht mangelhaft ist. Man verweist Patienten ans PDR (das entspricht in etwa der „Roten Liste"), um sicherzustellen, dass benötigte Medikamente nicht mit Jod gefärbt wurden.

Jodarme Diät: Zu vermeiden sind:

1. Jodsalz und Meersalz

2. Milchprodukte

3. Eier (ein Trick: Eiweiß soll weniger Jod enthalten)

4. Meeresfrüchte

5. Nahrungsmittel mit Zusätzen wie z. B. Carrageen, Agar-Agar, Algin etc. (Algin kann unter anderem auch Zahnpasta zugesetzt sein.)

6. gesalzene Speisen (für Deutschland gilt hier eine gelockerte Deklarationspflicht)

7. Backwaren (sie enthalten Jodsalz, wurden in mit Jod desinfizierten Geräten hergestellt oder enthalten Jod, das als Conditioner zugesetzt wurde.); die sicherste Entscheidung ist es

wohl, selbst zu backen. Allerdings ist dieser Vorschlag auch etwas weltfremd. Natürlich haben Kranke nicht die Kraft, neben all den anderen Verpflichtungen und der Krankheit auch noch als Selbstversorger zu agieren. Aber da Schilddrüsenerkrankungen hauptsächlich Frauen betreffen, scheint man zu glauben, dass diese Patienten nichts zu tun haben. Ein Geschäftsessen mit mitgebrachtem selbst gebackenem Brot wird Ihre Kollegen sicher in Erstaunen versetzen. Besonders, wenn Sie kaum etwas haben, mit dem Sie es belegen können. ALICE SCHWARZER behauptete sinngemäß in einer Talkshow mit JOHANNES B. KERNER einmal, Fertigprodukte hätten die Frau befreit, weil sie nun nicht mehr kochen müsse. Diese Aussage verdeutlicht die Abhängigkeit der Bevölkerung von Fertignahrung. Da heute keiner mehr Zeit hat, selbst zu kochen, wird es Sie erstaunen, welch große Umstellung Sie erwartet, wenn man Sie von der Lebensmittelversorgung abkoppelt und Ihnen rät, doch einfach Selbstversorger zu werden – auch in Bezug auf die finanzielle Belastung. US-Patienten werden getröstet: Vielleicht sind Sie in der Lage, Cracker zu finden, die nur mit Mehl und Wasser hergestellt wurden.

8. Lebensmittel und Medikamente mit roten Farbstoffen (rot, orange, braun).

9. Schokolade – weil die Milch jodiert ist. Wenn Sie als Schilddrüsenpatient auf jodierte Lebensmittel negativ reagieren und sie meiden müssen, wird es Sie unangenehm berühren, auf Schokolade zu verzichten. Zwar handelt es sich hier nur um ein Genussmittel, aber Weihnachten, Geburtstage und Ostern ohne Schokolade kann nicht jeder ertragen. Ein Trick: Zartbitterschokolade enthält meist keine Milch.

10. Melasse – sollte sie geschwefelt sein, ist darauf zu achten, dass Schwefel Bestandteil von Thyreostatika ist und somit ebenfalls in das Stoffwechselgeschehen der Schilddrüse eingreift.

11. Soja-Produkte (Aus welchem Grund Sojaprodukte auf dieser Liste stehen ist unklar. Auch durch Nachfragen konnte dies nicht geklärt werden. Vermutlich wird auf Soja verzichtet, weil mit dieser Diät Patienten auf die Radiojodtherapie vorbereitet werden sollen. Soja beeinflusst die Jodaufnahme der Schilddrüse nachteilig, sodass die Effekte der Radiojodtherapie geschmälert würden. Andererseits wird Tofu z. T. auch in Deutschland unter der Verwendung von Jodsalz hergestellt, wo früher unjodiertes Salz verwendet wurde. Es ist unmöglich, genau zu erkunden, womit produziert wurde. Tofuhersteller antworteten auf Anfragen unserer Selbsthilfegruppe nicht.)

Jodhaltig sind ebenfalls: Kartoffelschalen (die Kartoffel selber kann gegessen werden), Bohnen (z. B. Kidney-Bohnen), Rhabarber und Reis (Basmati enthält am wenigsten Jod). Fleisch (frisch und unbehandelt) sollte nur begrenzt gegessen werden.

Zusätzlich werden Patienten ausdrücklich darauf hingewiesen, dass sie Restaurants besser meiden sollten, denn es gäbe keinen Weg herauszufinden, welches Salz benutzt würde. Außerdem könne man nicht sagen, inwieweit Milchprodukte verwendet werden. Angesichts der Tatsache, dass die Zuständigen in Deutschland Patienten empfehlen, doch einfach bei Kellnern und Verkäufern zu fragen, ist es interessant zu sehen, dass US-Ärzte von solcher Praxis nur abraten können. Die Betroffenen werden außerdem darauf hingewiesen, dass Produktinformationen, ob die Lebensmittelindustrie Jodsalz verwendet, problematisch sind: Die Zutaten können sich immer wieder verändern und die Inhaltsetiketten sind **nicht immer akkurat und auf dem neuesten Stand.** Man warnt also Patienten davor, sich zu sehr auf die Deklaration zu verlassen. In Deutschland hingegen wird unterstellt, dass Auskünfte von Verkäufern und Kellnern sicher sind. In Amerika warnt man Patienten davor, sich an die Hersteller zu wenden. Man weist darauf hin, dass die Produzenten nicht für ihre Zulieferer garantieren können, dass sie über die Vielfalt der Jodzusätze gar keine Übersicht haben und dass Auskünfte schnell überholt sein können. Nach unseren Erfahrungen liegen die US-Empfehlungen wesentlich näher an der Realität als die deutschen.

Wir mussten feststellen, dass die Lebensmittelhersteller selten wissen, was für Zutaten sie verwenden – besonders überrascht hat uns das bei Bio-Anbietern. Zudem haben deutsche Hersteller nur selten ein Interesse daran, Anfragen zu beantworten, die meisten Briefe scheinen im Papierkorb zu landen und die Betroffenen müssen monatelang hinterhertelefonieren. Das Problem ist, dass Schilddrüsenpatienten nicht nur ein oder zwei Monate während der Radiojodtherapie auf eine jodfreie Diät angewiesen sind. Viele müssen und wollen sie länger einhalten, um ihre Gesundheit wiederherzustellen – das kann über Jahre gehen. Ich denke, dass es mit dieser Liste offensichtlich wurde, dass die jetzigen Zustände in der Lebensmittelversorgung für Schilddrüsenkranke unzumutbar sind.

Unter den **erlaubten Speisen** findet sich nur eine kurze Liste: Obst, Gemüse, ungesalzene Nüsse, Getreide, Zucker, Honig, Kräuter, Pfeffer, Öl, Alkohol, Tee und Cola. Dabei gilt das wohl nur für die USA, denn in Indien werden auch Limonaden und Cola jodiert. In Deutschland wird teilweise Gemüse durch jodierten Dünger kontaminiert. Die Jodfütterung der Tiere führt zu einer Jodierung der Gülle, über die dann die Felder jodiert werden.[32] Obwohl Verbraucher bereits auf die

32 Claudia Borger: „Alternative Methoden in der Schweinemast: Untersuchungen zum leistungssteigernden Potential seltener Erden und zur Jodanreicherung im Gewebe durch die Verfütterung von Meeresalgen", München, 2003.

Gülle-Problematik hinwiesen, blieben sie bisher ungehört. Wissenschaftlern sind diese Zusammenhänge durchaus bekannt; so diskutieren Tierärzte z. B. Kupfervergiftung bei Schafen, die auf Wiesen weiden, die mit Schweinegülle (Schweine bekommen als Futterzusätze teilweise Kupfer) gedüngt wurden. Auch Schafe werden manchmal mit Jod gefüttert.

Die Thyroid Cancer Survivors' Association schließt: Erlaubt sind hausgemachte Produkte. Meinen die Jodbefürworter, wenn sie sagen, die Jodeinnahme sei freiwillig, dass es jedem Bundesbürger frei steht, sich einen Bauernhof einzurichten, auf dem er sich selber versorgt?

Im Zuge der politischen Entwicklungen entstanden ganz neuartige Probleme für Radiojodpatienten: Im „Kampf gegen den Terror" geraten sie zwischen die Fronten. Wachpersonal in Regierungsgebäuden und Verkehrszentren (Flughafen etc.) benutzen Detektoren, um Personen zu finden, die mit radioaktiven Substanzen Berührung hatten. So geraten Schilddrüsenpatienten in den Verdacht, Bomben zu bauen und Anschläge zu planen und werden festgehalten. Die Terrorism Task Force New York empfiehlt Patienten darum, Bescheinigungen ihres Arztes bei sich zu tragen, die genauste Angaben und Telefonnummern beinhalten müssen, damit die Polizei Schilddrüsenpatienten leichter überprüfen kann.

In einer Diskussion auf dem 13. Wiesbadener Schilddrüsengespräch stellte sich heraus, dass in den USA 69 % der Ärzte Radiojodtherapie bevorzugen, während damals (1995) Europäische Ärzte zu 77 % Medikamente bevorzugten. In Japan sogar 88 %, was man durch die negativen Erfahrungen mit Atombomben erklärt.

Eine Schilddrüsenoperation beinhaltete lange Zeit das Risiko, dass die Stimmbänder verletzt werden. Inzwischen hat die Universität Würzburg eine Methode entwickelt, bei der der

Stimmbandnerv während des Eingriffs elektrisch stimuliert wird und dadurch seine Lage und Funktion zu kontrollieren sind.

Radiojodtherapie und Schilddrüsenkrebs

Ein kalter Knoten (also ein Knoten, der eine hypofunktionelle Stoffwechsellage hat) kann manchmal bösartig sein, was durch eine Feinnadelpunktion überprüft wird. Ist das der Fall, wird operiert. Auch Radiojod wird zur Krebstherapie verwandt. In den USA unterzieht man Krebspatienten einige Wochen vor der Radiojodbehandlung einer jodarmen Diät, um die Effektivität zu steigern, was in einer holländischen Studie auch nachgewiesen wurde.[33]

Diät-Patienten nehmen mehr Radiojod in die Schilddrüse auf. Die Dosis bei Behandlungen kann um die Hälfte gesenkt werden. In Deutschland möchte man die Jodaufnahme durch Gabe von Retinsäure steigern. PROF. FRANK GRÜNWALD (ein Bonner Nuklearmediziner) machte dazu Versuche an Patienten: *„Bei fünf von zwölf Patienten veränderte sich die Radiojod-Speicherung, bei zweien war sie stark genug, um sie therapeutisch nützen zu können.“* Es ist bekannt, dass Vitamin A die Jodverwertung der Schilddrüse begünstigt, Vitamin-A-Mangel begünstigt Schilddrüsenerkrankungen und stellt z. B. einen der zahlreichen Faktoren zur Kropfbildung dar.

Schilddrüsenkrebs hat in den letzten Jahrzehnten zugenommen – angeblich sind die Gründe nicht bekannt. Gene und Psyche sollen ausschlaggebend sein. Neben Radioaktivität gel-

---

33 „Low-Iodine Diet: Yes or No?“, www.thyroid.about.com/library/news/bllowiodinediet.htm, März 2003

ten auch stärkehaltige Speisen und Acrylamid als Risikofaktoren. Man diskutiert außerdem Jodmangel als Auslöser, der aber schon seit der Eiszeit besteht und angeblich gerade in den letzten Jahrzehnten korrigiert wird. Studien konnten die Jodmangeltheorie in Sachen Krebs jedenfalls nicht belegen. Dagegen belegt das *Journal of the National Cancer Institute*, dass ein Jodüberschuss zu Schilddrüsenkrebs führen kann. Außerdem fand man heraus, dass die Einnahme von Vitamin-D-Supplementen einen signifikanten Einfluss auf bestimmte Krebsarten ausüben kann.

DR. MENDELSOHN beobachtete während seiner Tätigkeit als Arzt, dass Schilddrüsenkrebs sich bei Röntgenuntersuchungen häuft: *„Ich bekenne, dass ich an Röntgenbehandlungen von Mandeln, Lymphknoten und Thymusdrüse geglaubt habe. Ich vertraute meinen Lehrern, wenn sie sagten, dass Bestrahlung natürlich gefährlich, aber in der Dosis, die wir benutzten, völlig harmlos sei. Erst Jahre später – ungefähr zur gleichen Zeit, als wir merkten, dass die ‚völlig harmlosen' Bestrahlungen, die wir vor zehn, zwanzig Jahren gesät hatten, nun eine reiche Ernte von Schilddrüsen-Tumoren reifen ließen – wunderte ich mich, wenn einige meiner früheren Patienten mit Knotenbildungen an ihren Schilddrüsen zu mir kamen: ‚Warum kommen Sie zu* **mir** *zurück? Ausgerechnet zu mir, der ich Ihnen so Schlimmes zugefügt habe?'."*[34]

Neben der Radiojodtherapie werden neue Therapien entwickelt: Durch die Möglichkeit, genetische Veränderungen nachweisen zu können, können Ärzte Kindern mit Anlage zu Schilddrüsenkarzinom das Organ „im Vorschulalter" entfernen

34 „Trau keinem Doktor", Dr. med. Robert S. Mendelsohn, Mahajiva, Holthausen, 1988.

und damit das Auftreten des Tumors vermeiden. Auch Ferrofluide möchte man bald einsetzen: Die magnetisierbare, eisenhaltige Flüssigkeit soll sich an Jod anhängen können und sich so in der Schilddrüse sammeln, wo sie unter magnetischen Wechselfeldern das Krebsgewebe zerstören soll.

Als sicherste Nachsorgeuntersuchung hat sich Ultraschall erwiesen, der zuverlässiger als Radiojodscanning ist.

PROF. L.-A. HOTZE, enger Mitarbeiter von PROF. PFANNENSTIEL und Ko-Autor seines Buches, erklärt in einer Patienteninformation, dass kalte Knoten Jodmangelerkrankungen sind, die es nicht mehr gäbe, wenn eine Jodprophylaxe stattfände. Das entspricht nicht der Realität, denn in Ländern, die schon lange hoch jodieren, gibt es genauso kalte Knoten wie bei uns. Ärzte verschweigen das oft, aber auf dem 16. Wiesbadener Schilddrüsengespräch kam es kurz zur Sprache: *„Auditorium:* [...] *Wie passt das aber zu der vorher gemachten Feststellung von HERRN SALLER, dass in den USA ohne Jodmangel die Häufigkeit dieser echoarmen kalten Knoten genauso hoch ist. HEUFELDER: Ja, das ist ein weiteres, scheinbares Paradoxon. Ich war auch etwas überrascht über diese Daten, aber sie existieren. Ich hätte die Bedeutung des Jodmangels für größer eingeschätzt.* [...]“ Es ist nur verständlich, wenn die Opfer der Jodprogramme sich darüber ärgern, dass Jodprophylaxe durch Argumente eingeführt wurde, die reine Pharmawerbung sind, aber durch die Massenmedien als Wahrheiten transportiert werden.

Schilddrüsen-Gifte

Aspartam

Aspartam (E 951) ist ein bekanter Auslöser von Morbus Basedow, es kann zu Menstruationsbeschwerden führen und das Gehirn schädigen. Es wird teilweise zu Formaldehyd abgebaut. Eine Studie, die im britischen Medizinjournal *Lancet* veröffentlicht wurde, zeigt, dass Aspartam zu Gehirntumoren führt. NutraSweet® nannte diese Untersuchung „Angstmacherei" und bezeichnete die Wissenschaftler als Querulanten, die die Verbraucher nur verunsicherten. In den USA wurden Verbraucherhotlines eingerichtet, auf denen Opfer über ihre Schädigungen berichten (z. B. epileptische Anfälle und Nervenschmerzen).

Aspartam kann Light-Produkten zugesetzt sein, wird aber womöglich auch in der Landwirtschaft als Mastmittel eingesetzt. Aspartam wird z. T. gentechnisch hergestellt.

Zucker

Auf Industriezucker sollte man nicht nur bei bestehender Schilddrüsenerkrankung verzichten. Als die Industrie beschloss, die Zuckerversorgung zu verbessern *(„Zucker sparen grundverkehrt – der Körper braucht ihn, Zucker nährt"),* kam es weltweit zu enormen Diabetes-Epidemien.

Es gibt immer wieder Bewegungen, die versuchen, Alternativen anzubieten (z. . B. Naturkost-Läden). Die Zucker-Industrie hat den Markt jedoch fest im Griff und die Medien auf ihrer Seite: *„Zucker macht das Leben süß!"*

Zucker wirkt sich nachteilig auf den Stoffwechsel aus. Da er sofort in die Blutbahn geht, erhöht sich der Zuckerspiegel nicht langsam, sondern schlagartig. Das führt im Körper zu einer

Schockreaktion: Es wird so viel Insulin ausgeschüttet, dass es schnell zur Unterzuckerung kommt. Kortison und Adrenalin werden ausgeschüttet. Bei Unterzuckerung sind alle Hormondrüsen im „Zustand der Dauererregung", was in Erschöpfung endet. Neben Angstzuständen, Herzproblemen, Schwindel und Hautausschlägen kann es zu Störungen der Schilddrüse kommen. Auch der Zyklus kann durch diese hormonelle Achterbahnfahrt gestört werden, es kommt zu Regelbeschwerden.

Zucker raubt dem Körper Vitamin C und Vitamine der B-Gruppe. Vitamin-B-Mangel verändert die Empfindlichkeit des Körpers auf Schilddrüsenhormone. Im Gegenzug verstärkt eine Hyperthyreose den Mangel weiter.

Die Industrie weist darauf hin, dass Zucker für den Körper lebensnotwenig sei. Diese Aussage ist ebenso vereinfacht und dadurch verfälschend wie die Aussage, dass Jod für den Körper lebenswichtig sei. Denn das, was die Industrie als verbesserte Versorgung mit Jod oder Zucker bezeichnet, ist in Wirklichkeit eine Überversorgung, die zu Massenerkrankungen führt.

„Nach dem Nobelpreisträger und Vitaminforscher Linus Pauling ist Zucker einer der Hauptfaktoren für frühzeitiges Altern, indem er das endokrine Drüsensystem und andere lebenswichtige Organe vorzeitig ermüdet."[35]

Gerade die Zuckerindustrie hat Zusätze praktisch erfunden, um ihre Produkte gesünder erscheinen zu lassen. Die Kinder, die gesunde Vitamine naschten, bekamen in Wirklichkeit eine Extraportion Zucker. Auch Katjes-Süßigkeiten werden durch chemische Zusätze nicht besser. Kellogg´s Cornflakes enthalten bis zu 16% Zucker. Der Zusatz von chemischen Vitaminen

---

35 Barbara Simonsohn: „Stevia – sündhaft süß und urgesund", Windpferd, Aitrang, 2000.

(Kellogg's gab auf Anfrage keine Auskunft darüber, wie die Zusätze hergestellt werden) und Eisen soll über die Minderwertigkeit des Produkts hinwegtäuschen. Die Industrie spricht bevorzugt Kinder mit Zuckerkost an, die Zusätze sollen Eltern dann dazu bringen, dem Wunsch der Kinder schneller nachzugeben.

„Kinderkost, warnt die VZ-NRW [Verbraucherzentrale Nordrhein-Wetsfalen], *ist oft zu süß, zu fett und teuer: In einigen der Produkte stecke zur Hälfte Zucker, sagt Ernährungsexpertin* URSULA TENBERGE-WEBER, *andere kämen als geballte Ladung Fett daher. Dabei quälten Bluthochdruck, Störungen des Fettstoffwechsels, des Stütz- und Halteapparates sowie Altersdiabetes schon jetzt Kinder immer häufiger.“*[36] Der Vater eines schilddrüsenkranken Teenagers berichtete mir, dass die Hälfte der Kinder, die mit seinem Kind zur Kur waren, an Schilddrüsenerkrankungen litt.

Hatten McDonald's und die Jodindustrie Deutschland früher noch als „unterentwickelt“ bezeichnet, so haben wir inzwischen aufgeholt und streben den gleichen hohen Raten an Schilddrüsen- und Diabetes-Kranken entgegen wie die USA.

In der Beweispflicht sind die Opfer: Kellogg's begrüßte die Entscheidung des EFTA-Gerichts, wonach Cornflakes mit Eisenzusätzen so lange auf dem Markt bleiben dürfen, bis Norwegen den Beweis erbracht hätte, *„dass sich eine Überversorgung mit Eisen tatsächlich nachteilig auf die Gesundheit auswirken könne“*. Weil Eisengaben gefährlich sind, hatte Norwegen versucht, die Flocken vom Markt zu nehmen. Überflüssiges Eisen lagert sich im Körper ab.

Eine wenig bekannte Alternative zu Zucker und chemischen Süßstoffen ist – besonders bei Problemen mit dem Blut-

36 „Kinderkost: Fett, süß und teuer“ Hessisch-Niedersächsische Allgemeine vom 2.7.2002

zuckerspiegel – Stevia (Stevia rebaudiana Bertoni), eine Staude aus Südamerika, die den Blutzuckerspiegel und die Insulinproduktion nicht beeinflusst. Pharma- und Zuckerkonzerne sahen sich bedroht, sodass die Pflanze z. B. in Deutschland nicht angeboten wird. *„Professor Geuns in Belgien spricht in diesem Zusammenhang öffentlich von ‚Korruption'. Der Produzent kann sich des Eindrucks nicht erwehren: ‚Sehe ich mir die Situation hier in Europa an, laufen hier ähnliche Mauscheleien mit der Süßstoff-Lobby wie seinerzeit in den Vereinigten Staaten: Die Zulassung durch die Europäische Kommission wird seit Jahren verschleppt'...“*[37] Zuckerflut und Überjodierung haben einige Parallelen, dessen sind sich auch die Ärzte bewusst, wie in meinem Briefwechsel mit Dr. Schmiedel klar wurde.

Im September 2001 hatte uns eine Morbus-Basedow-Patientin erzählt, wie sie in der Habichtswald-Klinik in Kassel zwar darauf hingewiesen worden war, jodierte Lebensmittel zu meiden, man sie dort dann aber jodiert ernährt hatte, was auch zu schwerem Ausschlag vom Kopf bis zum Bauch geführt hatte. Der dortige Arzt Dr. Volker Schmiedel, der auch Artikel in der Zeitschrift *Naturarzt* schreibt, unterstützt die Massenjodierung, *„allerdings bei gleichzeitiger Kennzeichnung aller jodierten Lebensmittel“*. Wie man in der Klinik selber beobachten kann, ist eine unjodierte Ernährung aber sogar bei den Ärzten, die sich der Problematik bewusst sind, zu kompliziert und praktisch nicht durchzuführen. Dr. Schmiedel: *„Es gibt nur zwei Gruppen von Menschen, für die Jod in der Tat gefährlich ist. Das sind die Jod-Allergiker und das sind Patienten mit einer Überfunk-*

---

37 „Stevia – sündhaft süß und urgesund“, Barbara Simonsohn, Windpferd, Aitrang, 2000, S. 79. Ebenfalls interessant zum Thema: „Stevia – Süße aus dem Wunderkraut“, Barabara Speck, Fona, 2004.

tion der Schilddrüse.“ DR. SCHMIEDEL lehnt Kritik an der Massenjodierung jedoch ab und gesteht, dass er *„Angst habe vor zu wenig Jod und nicht vor zu viel Jod“.* Dann vergleicht er die Jodopfer mit Diabetikern: *„Eine Banane stellt für einen Diabetiker geradezu eine Möglichkeit zu „Vergiftung“ dar, da hieraus exorbitante Zuckerwerte resultieren könnten. Niemand käme allerdings auf den Gedanken, aus der Gefahr der Banane für den Diabetiker eine allgemeine Warnung für die Gesamtbevölkerung vor Bananen abzuleiten.“*[38]

Diabetes breitete sich auf der Welt durch überzuckerte Industrienahrung aus. *„Mit dem weltweiten Verzehr der Junk-Foods, wie Hamburger und Cola, stieg in der so genannten Dritten Welt auf erschreckende Weise die Anzahl der an Diabetes Erkrankten. Wissenschaftler wie PROF. DR. P. ZIMMET vom Lions-International Diabetes Institute in Melbourne warnten auf dem von Bayer organisierten 3. Internationalen Acarbose-Symposium ‚The New World Syndrome‘ vor einer ‚wahren Diabetes-Epidemie in vielen Teilen der Welt‘. ‚Während etwa bei den Ureinwohnern Mikronesiens oder Australiens der Typ II-Diabetes noch vor wenigen Jahrzehnten eine nahezu unbekannte Krankheit war, haben sie heute mit Inzidenzen zwischen 30 und 50 Prozent die höchsten Diabetesraten der Welt. Und was besonders schlimm ist: Die Menschen erkranken sehr jung, oft vor dem 20. Lebensjahr – und sehr schwer‘, sagte PROF. ZIMMET und zeigte erschreckende Bilder junger Menschen, die Augenlicht und Gliedmaßen aufgrund ihres Diabetes schon verloren haben.“*[39] Hier wäre eine Warnung für die Gesamtbevölkerung durchaus sinnvoll gewesen. So wie der Zuckermissbrauch der Industrie deren Lebensmittel gefährlich

38 aus einem Briefwechsel aus dem Jahre 2001 mit Dr. Schmiedel

39 „Ausgemästet“, raum&zeit, 123/2003

gemacht hat, so geschieht es nun auch durch die Überjodierung. Dass DR. SCHMIEDEL als Mitglied des „Deutschen Naturheilbundes e. V." die künstliche Jodierung aller Lebensmittel mit Obst und nicht mit dem massenweisen Gebrauch von Industriezucker gleichsetzt, zeigt, wie auch die Bio-Branche die Massenjodierung als natürlich darstellen möchte. In einem Artikel erklärt DR. SCHMIEDEL, wie er zu Nebenwirkungen von Medikamenten steht. Betrachten wir ein Medikament als unseren Freund, *„dann wird es auch zuverlässiger und mit weniger unerwünschten Nebeneffekten wirken.* [...] *Wenn wir ein Medikament voller Unbehagen und Angst vor Nebenwirkungen einnehmen, so werden diese mit höherer Wahrscheinlichkeit eintreten."* Der Betroffene ist also wieder der Schuldige.

Einige Ärzte decken die Industrie, indem sie tatsächliche Zusammenhänge vertuschen. Das beflügelt sowohl das Geschäft der Industrie als auch das der Ärzte. Was jedoch Wissenschaftlern blühen kann, die gegen Konzerne zu Felde ziehen, zeigt das Schicksal des Vorsitzenden der Kassenärztlichen Vereinigung Nordrhein, des Zahnarztes DR. E. KNELLECKEN. Nachdem 1976 die Bundesregierung in ihrem Ernährungsbericht zur Erkenntnis gelangt war *„ohne Zucker keine Karies"*, leitete der Zahnarzt eine Aufklärungskampagne in der Bevölkerung ein, die zu einer jährlichen Gewinneinbuße der Zuckerindustrie von 300 Millionen Mark führte. Daraufhin erklärte sein Stellvertreter öffentlich, man werde KNELLECKEN (und seine Familie und Mitarbeiter) *„physisch, psychisch und wirtschaftlich fertig machen"*, was in den darauf folgenden Jahren dann auch geschah.[40] Man muss wohl nicht erwähnen, dass nach der Beseitigung DR. KNELLE-

40 Wer diese „Demokratische Inquisition", wie eine Zeitschrift es nannte, nachlesen möchte, kann Weiteres in „Vorsicht Fluor!" von Dr. M. O. Bruker finden.

CKENS eine industriefreundlichere Politik eingeschlagen wurde: Man erklärte der Bevölkerung nun, sie könne ganz unbesorgt Zucker essen, denn durch fluorhaltige Mittelchen seien die Schäden leicht zu vermeiden. Durch diese Behauptung stieg der Zuckerkonsum der Bevölkerung wieder um jährlich 1,5 Milliarden Mark an. Nicht nur die Zucker-, auch die Fluorindustrie freut sich.

Fluor

Zucker macht Karies. Das hat die Industrie gleich dazu genutzt, um die Welt zum Fluormangelgebiet zu erklären und Zahnpasten, Kaugummis, Salz und Trinkwasser zu fluoridieren. Fluor ist ein weiteres Schilddrüsen-Gift. Dass Fluor die Schilddrüse belastet und zu Kropfbildung führt, ist seit 1854 bekannt. 1926 gelangte GOLDEMBERG (Argentinien) durch die Untersuchung so genannter Jodmangel-Gebiete zu dem Schluss, der endemische Kropf entstünde nicht durch einen Jodmangel, sondern durch die Belastung der Bevölkerung mit Fluor in Wasser, Nahrung und Luft. GOLDEMBERG experimentierte mit der schilddrüsenschädigenden Wirkung von Fluor, indem er damit Schilddrüsenüberfunktionen ruhig stellte.

Seit 1918 wird Fluor übrigens auch mit Zahnverfall in Verbindung gebracht (Dentalfluorose). Studien an Städten in den USA, Finnland, Holland, Deutschland, Kanada und in der Schweiz belegen, dass, nachdem die Fluorprophylaxe eingestellt wurde (Wasser und Tabletten), auch die Kariesschäden **zurückgingen.** PAUL BEEBER, Präsident der New York State Coalition Opposed to Fluoridation: *„Es ist Zeit für die Medien, die Wissenschaft, die Wasserfluoridierung unterstützt, anzufechten und der Öffentlichkeit die Wahrheit zu präsentieren.“* Die Geschichte der Fluoridierung beginnt in den USA in den 50ern, als die

Aluminium-, Stahl- und Düngeindustrie auf Bergen von Fluorabfällen saß. Nachdem das Ableiten in Flüsse wegen Fischsterbens mit Geldstrafen belegt worden war, beauftragte man den Marketing-Fachmann GERALD COX vom Mellon Institute, Absatzmärkte für das überflüssige Fluor zu kreieren. Neben der Vermarktung als Rattengift und Insektenvertilgungsmittel kam er auf die Idee, seine Verbindungen zu führenden Kräften der Zahnärzteschaft einzusetzen, die von der Industrie dann „Forschungsgelder" bekamen und prompt feststellten, dass Fluor kein Gift, sondern ein notwendiger Nährstoff sei. *(„Gesundheitsbeamter Bull, Einpeitscher der Fluoridierung in Wisconsin, belehrte seine Kollegen: ‚Sagen Sie niemals Fluor, das kennen die Leute als Rattengift. Sagen Sie Fluorid, das klingt harmloser' "41).* Ab da rollten riesige Werbekampagnen los. Das US Committee on Interstate Foreign Commerce bezeichnete das Vorgehen später als *„vorsätzliche, gemeinsame, entschlossene Politik des Betrugs, der Umgehung, der Tatsachenverbergung und des Zwangs"*.

Fluor gehört wie Chlor und Jod zur Gruppe der Halogene und gilt als Spurenelement. Es ist 2-mal so giftig wie Arsen. Fluor schädigt die Schilddrüse, andere Organe, z. B. das Herz, die Knochen, die Zähne und in der Schwangerschaft das ungeborene Kind. Es kommt zu einem Anstieg von Lippen-, Kiefer- und Gaumenspalten. *„Es ist durch Versuche nachgewiesen, dass kleinste Mengen, weit unter dem so genannten toxischen Grenzwert, ein einziges Mal von einem trächtigen Tier aufgenommen, genügen, um bei der Nachkommenschaft schwerste Schäden zu induzieren.Dies kann mit Mengen erreicht werden, die man nach bisherigen Ansichten vernachlässigen konnte."*[42]

41 „Vorsicht Fluor" von Dr. M.O.Bruker, S. 23 f.

42 ebd., Dr. Bruker zitiert Prof.Dr. Anderlan, Zoologe an derUniversität Innsbruck.

Eine Untersuchung in Chile ergab, dass sich Fluor besonders negativ bei mangelernährten Bevölkerungsgruppen auswirkt. Belastet man mangelernährte Kinder mit Fluorgaben, steigt die Sterblichkeit nochmal um 104 %. Das ist besonders interessant, wenn man bedenkt, dass Hitler, der große Pläne mit Wasserfluoridierung für Europa hatte, diese in KZs einsetzte, um die Insassen zu schwächen.

In den USA gibt es zahlreiche Organisationen, die sich gegen die Zwangsfluoridierung wehren. Einigen Städten gelang es schon, sich erfolgreich zu verweigern. Seit 1997 wird davor gewarnt, Kinder öfters als 1-mal täglich die Zähne putzen zu lassen, da die Fluorbelastung zu Zahn- und Knochenschäden führt, von denen mindestens 20 % der US-Kids betroffen sind. Außerdem hat man erkannt, dass viele der so genannten Jodmangelerscheinungen durch eine Verringerung der Fluorbelastung vermieden werden können (z. B. Gehirnschäden). US-Selbsthilfegruppen raten Schilddrüsenpatienten deshalb dazu, Fluorwasser und Fluorzahnpasta zu meiden. Todesfälle durch Fluorgel und -tabletten sind bekannt. Ärzte, durch deren Fluortablettengabe Kinder starben, wurden jedoch freigesprochen.

Die Wasserfluoridierung stellt nach Ansicht von einigen Experten eine Verletzung des Grundgesetzes in Deutschland dar. In Frankreich hat der Conseil Supérieur d'Hygiène Publique eine Fluoridierung abgelehnt mit der Begründung, *„dass das öffentliche Leitungswasser nicht als Vehikel für Arzneimittel missbraucht werden darf“*. Fluorverbindungen bilden mit Regen Säure, die Wälder (Waldsterben) und Ernte zerstört.

In vielen Ländern unterstützen die Jodierer auch Fluorgaben an die Bevölkerung wie z. B. der Arbeitskreis Jodmangel und die Schweizer Jod-Fluor-Kommission. Belgien hat die Fluoridierung seit August 2002 wieder verboten, was der zuständigen Ministerin einiges an Medienschelte einbrachte.

Laut WHO leiden viele Länder unter einer zu hohen Fluorbelastung des Wassers: Afrika, China, Sri Lanka, Irak, Iran, Afghanistan, Thailand, Japan und besonders Indien. Vermutlich sind die Erkrankungen, mit denen man den angeblichen Jodmangel in Indien belegt, auf die hohe Fluorbelastung des dortigen Wassers zurückzuführen. Die WHO schätzt die Belastung mit Fluor und Arsen als weltweit ernsthafte Verunreinigung des Wassers ein. Hier hilft nicht noch mehr Chemie, hier muss eine Säuberung des Wassers erfolgen.

Halogene sind Enzymgifte. In den USA wird die Zerstörung der Enzyme durch Fluorwasser, Umweltverschmutzung und Pestizide diskutiert. Denn was Bakterien, Insekten und Pilze tötet, belastet natürlich auch unseren Körper. Das Zerstören der Enzyme wirkt sich nachteilig auf unseren Stoffwechsel aus, der Körper kann die Nahrung nicht mehr verwerten und nutzen. Ärzte empfehlen zum Fluor auch gleich die entsprechende Enzympille mitzuschlucken, um Schäden auszugleichen. Bei Schilddrüsenüberfunktion ist hier besondere Vorsicht geboten, denn der Stoffwechsel ist aus dem Ruder – Enzympräparate werden nicht unbedingt gut vertragen. Manche Patienten reagieren schon schlecht auf enzymreiche Früchte wie z. B. Ananas.

Impfungen

1998/1999 kam es auf einer US-Militär-Basis zu einer Morbus-Basedow-Epidemie. Da andere Faktoren angeblich ausgeschlossen werden konnten, vermutete man schließlich, dass die Pockenimpfung der Soldaten zu der Epidemie geführt hatte. Soldaten, die sich Impfungen verweigern, werden diszipliniert und bei weiterer Verweigerung entlassen. Um eine Milzbrand-Impfung durchzusetzen, disziplinierte man zwischen 1997 und

2000 z.B. 450 Soldaten und insgesamt etwa 110 wurden aufgrund ihrer Verweigerung entlassen.

Das Militär scheint ohnehin eine besondere Umgehensweise mit seinen Soldaten zu pflegen: Eine US-Soldatin berichtete, dass ihr Militärarzt sich weigerte, ihre Schilddrüsenfehlfunktion zu behandeln. Er halte nichts davon, sie sei einfach zu dick. Die Soldatin fand dann eine andere Ärztin, die ihr die lebenswichtigen Hormone verschrieb.

Rauchen

Rauchen gilt neben Jod zu den Hauptauslösern von Morbus Basedow. Besonders die Schädigung der Augen wird hier verschlimmert. Generell beeinflusst Rauchen (auch Passivrauchen) alle Schilddrüsenerkrankungen. Da Zigaretten Stoffe beinhalten, die in den Schilddrüsenstoffwechsel eingreifen, leiden Raucher 3-mal so oft an Kropferkrankungen wie Nichtraucher. Rauchen schädigt übrigens nicht nur die Schild-, sondern auch die Keimdrüsen.

Bis zu den 30er-Jahren war das Rauchen noch nicht so verbreitet wie heute, weil nur wenige den ursprünglichen Tabak vertrugen. Dann züchtete die Industrie leichtere Arten, die nun alle inhalieren konnten. Werbekampagnen z.B. mit Filter stellten Rauchen als immer weniger gesundheitsschädlich dar, was jedoch nicht der Realität entspricht.

Um Schäden einzudämmen und Kinder zu schützen, hat die EU jetzt ein Werbeverbot für Zigaretten erlassen, das 2005 in Kraft treten soll. Die deutsche Regierung sprang für die Tabaklobby in die Bresche und klagt gegen das Verbot. Und Journalisten des Fernsehmagazins Monitor urteilten: *„Deutschland ist für die Branche ein Paradies."* Im Gegensatz zu den strengen Werbeverboten anderer Länder gibt es hier nur eine freiwillige

Selbstkontrolle der Hersteller. 1966 hatte die Industrie gelobt, keine Jugendlichen unter 30 anzuwerben. JOHANNES SPATZ vom Gesundheitsamt Berlin beschäftigt sich schon lange mit den Werbeverstößen der Zigarettenindustrie, die bewusst Kinder und Jugendliche anwirbt und sogar in der Umgebung von Spielplätzen plakatiert. Bei den unter 16-Jährigen kam es zu einem dramatischem Anstieg der Raucher, besonders unter Mädchen. Monitor: *„Der Staat nimmt jährlich 13 Milliarden Euro an Tabaksteuer ein. Das lähmt vielleicht den Drang zu Werbeverboten."* Anscheinend drückt man den Kindern zu der Zigarette lieber noch die Jodtablette in die Hand.

Pflanzenschutzmittel

Neben unserem Trinkwasser sind auch viele Pflanzen mit entsprechenden Mitteln belastet. *„Das Pflanzenschutzmittel hemmt die Bildung von Schilddrüsenhormonen, die die körperliche Entwicklung steuern."*[43] Forscher beobachteten bei Fröschen, dass diese in belastetem Wasser die Metamorphose von der Kaulquappe zum Frosch nicht abschließen können, weil sie nicht genug Schilddrüsenhormone bilden.

Zurzeit gibt es keinen Überblick darüber, wie viele Chemikalien die Schilddrüse schädigen, da entsprechende Tests erst noch durchgesetzt werden müssen und die Industrie jährlich Tausende neuer Substanzen auf den Markt bringt. Es sind momentan bis zu 100 Substanzen bekannt, die die Schilddrüse schädigen und die auch in der Umwelt hohe Rückstände gebildet haben, sodass der Kontakt für den Verbraucher nicht unwahrscheinlich ist.

---

43 Umwelt und Landwirtschaft, Deutschlandfunk, 21.3.2002

Vermeiden Sie den Verzehr gespritzter Lebensmittel und verwenden Sie besser keine Chemie in Ihrem eigenen Garten. Vom Gemüse bis zum Babybrei, kaum ein Lebensmittel ist unbelastet. Deutsche Bauern verspritzen jährlich 35 000 Tonnen Pestizide.[44] 30 % des einheimischen und 50 % des ausländischen Gemüses sind belastet. Bei den Messungen gibt es Schwierigkeiten, denn diese beziehen sich nur auf freie Rückstände und die Grenzwerte auf die Giftigkeit der einzelnen Substanz. In Wirklichkeit wandern Gifte aber auch ins Pflanzeninnere und gehen dort Verbindungen ein, die erst beim Verzehr wieder aufgelöst werden. Die Giftbelastung kann dann die Grenzwerte dramatisch übersteigen. Zudem muss der menschliche Körper eine Flut verschiedener Gifte verarbeiten und nicht nur ein einziges. Das Institut für Umweltkrankheiten in Bad Emstal kann häufig Pestizidbelastung als Grund für Unfruchtbarkeit nachweisen: *„Geringste Spuren reichen für die Hormonstörung aus."*

Im Sommer 2003 stellte Greenpeace fest, dass auch deutsches Gemüse bis zum 63fachen des Erlaubten belastet ist. In den USA wurde bekannt, dass Städte großflächige Spritzaktionen z. B. gegen Mücken durchführen. Die verwendeten Stoffe führen zu Schilddrüsenunterfunktionen, Zysten und Krebs. Der Journalist Otmar Wassermann nennt als typisches Beispiel für die Vergiftung der Bürger den Holzschutzskandal, *„bei dem die Chemische Industrie als gesundheitsschädlich lange bekannt gewesene Chemikalien mit hohem Propagandadruck in Millionen Häuser hinein entsorgt hat"*.[45] Im Jahr 2002 kam her-

44 Sonntagszeit, 24.6.2001: „Gift auf dem Teller"

45 Otmar Wassermann: „Fälschung und Korruption in der Wissenschaft" in „Käufliche Wissenschaft", Droemer Knaur, München, 1994

aus, dass der Pharmakonzern und Pestizidhersteller Bayer Menschenversuche mit Pflanzenschutzmitteln gemacht hatte. Der Konzern will beweisen, dass die Sicherheitswerte viel zu hoch seien und die Behörden zu pingelig, besonders in Bezug auf Kinder. Bayer-Sprecher PETER KRAUS: *„Mit den Versuchen wollten wir zeigen, dass Menschen nicht empfindlicher reagieren als Tiere."* Die EPA akzeptiert jedoch keine Untersuchungen an Menschen mehr und amerikanische und deutsche Umweltschützer werfen Bayer nun einen Verstoß gegen medizinisch-ethische Leitlinien vor. 2004 erfuhr die Öffentlichkeit noch mehr über den Skandal. Im TV-Magazin Frontal 21 berichteten Testpersonen, man hätte sie im Glauben gelassen, ein Medikament und nicht ein Pestizid zu testen. Als Bayer seine Menschenversuche auch auf die USA ausweiten wollte, gab es Proteste. In er Sendung von Frontal 21 meint RICHARD WILES von der Environmental Working Group: *„Diese Studien sollen dafür sorgen, dass mehr Pestizide in Lebensmitteln und Wasser erlaubt werden. Es ist offensichtlich, dass die Allgemeinheit keinen Nutzen davon hat, ebenso wenig die Testpersonen. Bei Medikamententests ist das anders, da können die Probanden oder Kranke von der Studie profitieren. Aber bei einem Pestizid – da wird Menschen absichtlich ein Gift gegeben, um zu sehen, wie viel sie vertragen können."*

Pestizid-Schäden werden zukünftig auch durch den Vormarsch der Gen-Pflanzen zunehmen. In Argentinien hat sich gezeigt, dass der Pestizid-Verbrauch durch Gen-Pflanzen so drastisch angekurbelt wurde, dass sowohl Bevölkerung als auch Nutztiere von Gesundheitsschäden, Missgeburten und Todesfällen betroffen sind.

Treibstoffe

Im Jahre 2003 erschienen im April in den US-Medien Berichte über Untersuchungen, die eine hohe Treibstoffbelastung von Salat belegt hätten. Die Schadstoffe wurden bei etwa 18 % der getes-teten Salate gefunden und können bis zum 20fachen des Sicherheitswerts betragen.

Der Raketen-Treibstoff Perchlorat belastet besonders den Colorado River, der Kalifornien und Arizona bewässert. Der Stoff gilt als Problem in 20 US-Staaten. Perchlorat beeinträchtigt den Stoffwechsel der Schilddrüse und begünstigt die Entstehung von Tumoren.

Im Sommer 2004 stellte sich heraus, dass nicht nur Wasser und Gemüse, sondern auch Milch belastet ist. Die Testproben zweier Organisationen hatten gezeigt, dass praktisch alle Milch die Sicherheitswerte übertraf, sodass die Medien die Bevölkerung darauf hinwiesen, die Milch könne für Schwangere, Kinder und Babys eine Gefahr darstellen.[46]

Sexualhormone

Viele Frauen leiden häufig an einem Ungleichgewicht zwischen Östrogen und Progesteron, was zu einigen Beschwerden führt. In Deutschland verschreiben viele Ärzte pauschal die Pille, was den Zustand verschlimmern kann. Die Einnahme von Östrogenen kann das Gleichgewicht der Schilddrüse stören. Da in Deutschland anstelle des in anderen Ländern verwendeten natürlichen Progesterons nur Progesteron-Derivate verschrieben werden, kann die körpereigene Produktion noch

46 „Toxic Rocket Fuel Dangerous to Thyroid Found in California Milk", www.thyroid.about.com/od/toxictriggers/a/perchloratemilk_p.htm

weiter geschwächt werden. Mit der Pille wird der normale Eisprung verhindert und der Körper produziert kein echtes Progesteron mehr. Ärzte und Apotheker versicherten mir auf Nachfrage, Progesteron-Derivate würden einen Kinderwunsch nicht beeinflussen. Auf den Beipackzetteln wird jedoch darauf hingewiesen, dass diese Hormone nicht in Schwangerschaft und Stillzeit eingenommen werden dürfen.

Neben dem Wasser, das mit Rückständen der Pille belastet ist, stellt auch Plastik bei Haut- oder Lebensmittelkontakt eine Östrogen-Quelle dar.[47] Plastikflaschen und Folien sollten gemieden bzw. schnell entfernt werden, Plastikkarten nicht auf der Haut getragen werden.

In Deutschland werden keine Speicheltests durchgeführt, um den Hormonspiegel zu bestimmen. Symptome einer Östrogendominanz können sein: PMS, Brustschmerzen, Depression, Konzentrationsschwäche, Zysten, Haarausfall, Gallenbeschwerden und Wassereinlagerungen. Achten Sie auf ein Gleichgewicht beider Hormone. Vermeiden Sie Progesteron-Derivate und suchen Sie sich gegebenenfalls einen Mediziner, der Erfahrungen im Umgang mit natürlichem Progesteron hat.

Chlor

Es ist nachgewiesen, dass Chlor auf den T_4-Spiegel wirkt. Man geht davon aus, dass Chlorchemikalien den Hypothalamus irritieren, sodass die Schilddrüsenfunktion fehlgesteuert wird.

47 Elisabeth Buchner: „Wenn Körper und Gefühle Achterbahn spielen", FVB, Kleinsendelbach, 2003

Chlor kommt vor als Holzschutzmittel oder als Wasserzusatz. Fragen Sie das örtliche Wasserwerk, ob ihrem Leitungswasser Chlor zugesetzt wird. Auch Schwimmbäder arbeiten gern mit Chlor, obwohl es inzwischen auch Allergikerpools gibt. Das Schwimmen in gechlortem Wasser kann zu Akne, Übelkeit und Kopfschmerzen führen. Neben einer Beeinträchtigung des Schilddrüsenstoffwechsels kann Chlor auch den Blutzuckerspiegel beeinflussen. Chlor ist zudem ein Wirkstoff in Pestiziden, die sich im Körper ablagern können.

2002 gab es einen Futtermittelskandal um mit Chlorverbindungen belastetes Futterfett. Chlorverunreinigungen reichen jedoch wesentlich weiter und werden Boden und Grundwasser für Jahrhunderte schädigen. Journalist OTMAR WASSERMANN: *„Sie wird inzwischen sogar von einigen etwas über die nächste Jahresbilanz hinausblickenden Verantwortlichen der Chemischen Industrie als „schwerster Fehler dieses Jahrhunderts" bezeichnet: Gemeint ist die Massenproduktion chlor- (bzw. allgemein halogen-) haltiger organischer Chemikaliengemische (und ihrer Abfälle bei Herstellung und Vernichtung) mit Hunderttausenden von Einzelstoffen, die nie zuvor auf dieser Erde existierten und erst seit 50 Jahren in gigantischen Mengen ausgebracht wurden, die schwer abbaubar und gut fettlöslich sind und sich daher in Nahrungsketten und -netzen anreichern, bis hin zur Muttermilch, die, zusätzlich hochtoxisch, ein breites Spektrum an Wirkungen auslösen, beim Menschen wie auch in den noch verbliebenen, schon stark geschädigten Ökosystemen der Natur."*[48]

48 Otmar Wassermann: „Fälschung und Korruption in der Wissenschaft" in „Käufliche Wissenschaft", Droemer Knaur, München, 1994

Dioxin

Im März 2001 strahlte der US-Sender PBS eine Dokumentation darüber aus, wie die Chemieindustrie Gesundheitsrisiken gezielt vertuscht. Ein dabei behandelter Stoff war Dioxin, das eine schädigende Wirkung auf unser endokrines System, z. T. auch auf die Schilddrüse hat. Dioxin behindert die Thyroxin-Bildung und Dioxinbelastungen sind bei weitem keine Seltenheit. Zuletzt machte der Futtermittelskandal 2003 Schlagzeilen, bei dem rund 1000 Tonnen belastetes Futter gefunden wurden. Dioxin wird aber auch durch verschmutzte Luft aufgenommen.

Bei schweren Vergiftungen kommt es zu der durch Seveso, Vietnam und Ludwigshafen bekannten Chlorakne. Neben den Fabrikarbeitern oder Kriegsopfern erkrankten auch zahlreiche Bewohner Hamburgs, die unter verstärkter Luftverschmutzung durch Müllverbrennungsanlagen litten. Hier geborene Kinder wiesen besonders häufig die aus Vietnam, wo dioxinhaltiges Agent Orange eingesetzt wurde, bekannten Schäden wie Lippen-, Kiefer-, Gaumenspalten und offenen Rücken auf. Es kam sogar zu schwersten Fehlbildungen des Kopfes. Mit diesen Schäden werben Medien und Industrie inzwischen für das Anreichern unserer Lebensmittel mit Folsäure.

Offiziell bewarb man den Unheil bringenden „Agent Orange“, an dem weit über 1 000 000 alliierte Soldaten und die vietnamesische Bevölkerung erkrankten, als „harmloses Entlauben feindlicher Urwald-Verstecke“. Journalist OTMAR WASSERMANN weist beim Erscheinen verharmlosender Zeitungsberichte (z. B. *„weit überschätzte Risiken durch Dioxine“* der *New York Times* und *Washington Post)* darauf hin, dass Zeitungen zum Teil eigene Papierfabriken betreiben und selber große Mengen an Dioxin produzieren. Diese Medien werden natürlich versuchen, die von ihnen mitverschuldeten Gesundheits- und

Umweltschäden herunterzuspielen und zu verschleiern. Als Verursacher von Dioxinvergiftungen nennt er chemische Industrie, Zementindustrie, Müll-/Sondermüllverbrennung, Papierindustrie (Chlorbleiche), Stahl produzierende und Schrott verarbeitende Industrie, Aluminiumherstellung und Raffinerien (Bleibenzin).

Lange Zeit sahen sich Dioxinopfer Experten gegenüber, die in Studien behaupteten, Dioxin hätte keine Krebs erregende Wirkung. In einer Gerichtsverhandlung gab einer der Experten schließlich zu, dass diese Studie gefälscht war. Sie wurde auch in Deutschland zum Beweis der Harmlosigkeit benutzt. Agent-Orange-Opfer bekamen nie Schmerzensgeld, da man befürchtete, dass dann auch Zivilisten die Chemieindustrie verklagen würden.

Ein Wissenschaftler, der noch 5 Jahre nachdem die Fälschung der Dioxin-Studie bekannt wurde die Industrie in Schutz nahm, griff auch die Menschen an, die auf Schäden hinwiesen: *„In unserem Land streuen selbst ernannte, demagogische Experten und unverantwortliche Journalisten vorsätzlich Falschinformationen und beziehen jede Beobachtung oder sogar behauptete Schädigungen (wie z. B. alle Krebsarten, Missbildungen, Allergien etc.), die in einer bestimmten Region auftreten, auf Dioxine, wenn diese Substanzen in der weiteren Umgebung in irgendeiner Konzentration gefunden wurden. Für manche Leute haben die Dioxine die Rolle des Teufels im Mittelalter übernommen.* [...] *Man fragt sich, ob in unserer Bevölkerung nicht mehr Schaden durch die vorgetragenen oder veröffentlichten Horrorgeschichten angerichtet wurde als durch die Dioxine selbst.* [...]*“*[49]

49 Otmar Wassermann: „Fälschung und Korruption in der Wissenschaft“ in „Käufliche Wissenschaft“, Droemer Knaur, München, 1994

Zahnfüllungen

2003 forderte eine schwedische Regierungsstudie aufgrund dramatischer Ergebnisse ein EU-weites Verbot für Amalgam. Die bisher benutzten Grenzwerte für Unschädlichkeit waren viel zu hoch angelegt worden. Überträgt man die Studienergebnisse auf Deutschland, muss man davon ausgehen, dass mindestens 400000 Menschen unter durch Amalgam verursachten Schäden an Nieren, Nerven und am Immunsystem leiden. Die Zahnfüllungen bei Frauen schädigen außerdem das Wachstum der Föten. Man warnt Patienten, die Amalgamfüllungen bekamen, dringend vor dem Genuss von Kaugummi, der das Freisetzen der Giftstoffe vermehrt. Gute Zahnarztpraxen gehen bei Anamnese-Bögen auch auf Schilddrüsenerkrankungen und Jodanfälligkeit ein, wie uns durch ein Beispiel in Kassel bekannt ist.

2003 erklärten die UN, dass die Quecksilber-Vergiftung weltweit weitaus höher sei als angenommen. *„Nach jüngsten Schätzungen liegt der Quecksilberwert im Blut jeder zwölften in den USA lebenden Frau über dem Limit.“* Laut UNEP werden Millionen von Babys mit Schäden geboren. Die Quecksilberbelastung entsteht durch Zahnfüllungen und durch Umweltverunreinigung über Müllverbrennungsanlagen.

Parfum

Parfum ist zwar meist teuer, muss sich jedoch kaum Qualitätskontrollen unterziehen. Die Firmen berufen sich auf das Rezeptgeheimnis, sodass keinem bekannt ist, welche Inhaltsstoffe benutzt werden. Parfums gelten als gängiger Allergieauslöser und ich würde sie besonders bei Schilddrüsenerkrankungen nicht empfehlen. Parfum niemals am Hals, also direkt in Schilddrüsennähe auftragen.

Inzwischen werden viele natürliche Duftöle angeboten, die man auch als Parfum verwenden kann. Ein natürliches Rosenöl ist zwar fast ähnlich teuer wie chemisches Parfum, bietet dafür aber Genuss ohne Reue.

Viele Schilddrüsenpatienten reagieren übersensibel auf Gerüche und vertragen keine Deos oder Rasierwasser mehr. Falls Sie diese Beschwerden nicht haben, könnten Sie ausprobieren, ob eine Dufttherapie Ihnen Erleichterung verschaffen kann. Dazu brauchen Sie in Ihrem Zimmer nur ein Duftlämpchen aufzustellen. Achten Sie auf die Verwendung natürlicher, 100% ätherischer Öle. Zur Beruhigung der Schilddrüse eignet sich Melisse besonders gut. Sie kann auch als Tee getrunken werden. Dufttherapeuten empfehlen außerdem Lavendel und Pampelmuse. Bei einer Unterfunktion können Sie Rosmarin und Zitrone versuchen. Einen kleinen Kropf können Sie mit Rosmarin oder Zitrone einreiben. Beruhigende Düfte sind: Kamille, Basilikum, Jasmin, Karotte, Neroli, Ylang-Ylang, Rose und Veilchen. Bei Östrogenmangel empfiehlt man: Anis, Eukalyptus, Fenchel, Kümmel, Orange, Salbei und Ylang-Ylang. Bei Östrogenüberschuss: Lemongras und Zitrone. Bei PMS: Rose, Jasmin, Schafgarbe, Kamille. Bei zu starker Blutung: Rose, Weihrauch, Zimt. Bei unregelmäßiger Menstruation: Melisse, Rose, Muskatellersalbei. Eine Massage mit Knoblauch oder Rosmarin kann sich positiv auf einen erhöhten Cholesterinspiegel auswirken.

Wenn Sie einen Heilpraktiker oder Therapeuten finden, der Sie berät, können Sie diese Öle auch für Fußbäder oder Umschläge benutzen. Besprechen Sie die Ölauswahl mit Ihrem Therapeuten oder Heilpraktiker und testen Sie die Verträglichkeit vorsichtig aus.

Medikamente

Ärzte neigen heute – trotz des Milliardenlochs im Gesundheitssystem – zum Medikamentenmissbrauch. Man gibt sie den Menschen zur Vorbeugung oder für Beschwerden, für die sie nicht gedacht sind. Diese Chemikalien müssen aber von unserem Körper verarbeitet werden.

Medikamente sind keine Lebensmittel. Ein Medikament, das im Übermaß konsumiert wird, ist sicher Aspirin. Ärzte empfehlen es auch immer wieder gesunden Menschen vorbeugend. Aspirin behindert den Schilddrüsenstoffwechsel. Ebenso können Sulfonamide, Phenylbutazon, Rheuma- und Schmerzmittel, Tumortherapien und Antidepressiva die Schilddrüse schädigen.

Fleisch

In der Schweinezucht werden teilweise Thyreostatika verwendet, um bei den Tieren eine Stoffwechselstörung hervorzurufen, die das Gewicht beeinflusst. Wie die gesetzliche Verschärfung bei Mitteln zur Leistungssteigerung hier greifen kann, bleibt abzuwarten.

Die Medikamentenrückstände wirken in der Folge auf den Verbraucher, der das Fleisch isst. Inzwischen erzielt man den gleichen Effekt durch Jodgaben. Die Tiere entwickeln je nach genetischer Veranlagung eine Unterfunktion, was z. B. bei Kühen zu Gewichtszunahme führt. Hühner hingegen entwickeln eine Überfunktion und kommen früher in die Mauser und legen schneller Eier. Ob der Verzehr kranker Tiere gesundheitsfördernd ist, bleibt fraglich.

Haarfärbemittel

Haarfärbemittel enthalten eine ganze Reihe von Chemikalien. Sie gelten als Auslöser vieler Autoimmunerkrankungen, darunter auch die der Schilddrüse.

Noch ist es Opfern von Giftschäden nicht möglich zu klagen, da sie nicht „beweisen" können, dass sie durch Dioxin, Jod oder Fluor erkrankt sind. Vielleicht gibt es jedoch bald eine Nachweismöglichkeit, die Industrie und Justiz gelten lassen müssen. Die Toxicogenomics ist ein Wissenschaftszweig, der sich mit Giftschäden an Genen beschäftigt. Durch Genuntersuchungen wird man belegen können, durch welches Gift der Körper geschädigt wurde. Juristen rechnen damit, dass es so in Zukunft den Opfern möglich sein wird, die Industrie zur Verantwortung zu ziehen.

Schilddrüse, Vitamine und Mineralstoffe

Die Situation für Vitaminpräparate ist in Deutschland außergewöhnlich. Denn während in anderen Ländern Vitaminpräparate frei erhältlich sind, hat die deutsche Regierung ein teilweises Vitaminverbot ausgesprochen. Auf jeder Packung, die Sie aus dem Ausland beziehen, finden Sie den Hinweis: *„Aufgrund gesetzlicher Bestimmungen sind wir zu folgendem Hinweis verpflichtet: Eine ausgewogene Ernährung enthält genügend Vitamine."* Ab 2004 sollen die Verbote verschärft werden. Die Pharmaindustrie drängt Naturprodukte aus dem Rennen und bestimmt den deutschen Markt mit chemischen niedrigdosierten Billigvitaminen.

Während der Veterinär DR. ROLF GROSSKLAUS (vom Bundesinstitut für gesundheitlichen Verbraucherschutz und Veterinärmedizin und Bundesinstitut für Risikobewertung, Berlin, sowie Mitglied des AKJs) Ihnen also Jod einflößt, weil er findet, auch Sie litten an Jodmangel, so erschwert bzw. verbietet er Ihnen den Zugriff auf Naturvitamine. Das Ministerium meint, der Verbraucher müsse vor Naturpräparaten geschützt werden. Dabei gibt es – im Gegensatz zu Jod – keine Todesfälle durch Naturvitamine (so wie es auch keine Todesfälle durch homöopathische Mittel gibt, die ebenfalls teilweise vom Markt genommen werden mussten). Hier wird nun jedem klar, dass die Regierung hauptsächlich die Interessen der Pharmaindustrie wahrnimmt. Da DR. GROSSKLAUS einige Thesen verbreiten ließ, um Vitamine bei der Bevölkerung schlecht zu machen (z. B. soll Vitamin C jetzt Krebs und Nierensteine machen), wurde gegen ihn Strafanzeige gestellt. Im Ausland kennt man die hier erfundenen Vitaminschäden nicht. GROSSKLAUS behauptet weiter: *„Mit der in Deutschland üblichen Ernährung wird von einem Teil der Bevölkerung bereits eine Menge von 240 mg Vitamin C aufgenommen."* Dieser Teil beträgt jedoch unter 5 % der Deutschen und durchschnittlich kommen wir angeblich nur auf knapp 60 mg.

Zwangsjodierung soll Armut und Krankheit beseitigen und so zum Weltfrieden beitragen. Generalsekretär KOFI ANNAN soll die Jodprophylaxe gelobt haben. Auch der AKJ sah beispielsweise den Grund für den Anschlag auf das World Trade Center in einer mangelnden Jodierung. Offen gesagt, ich glaube nicht daran, dass mehr Zwangsmaßnahmen den Weltfrieden bringen. Ich habe auch in all den Diskussionen über den Frieden, die in den Medien stattfanden, niemanden über fehlende Jodierung klagen hören. Auch ist mir nicht klar, was das Beschränken von Schadenersatzforderungen gegen die Pharmaindustrie (diese Maßnahmen wurden im Rahmen der Homeland-Security – eine Folge der Anschläge auf das World Trade Center – in den USA erwirkt) für den Weltfrieden bringt.

Wegen des aggressiven Verhaltens der Pharmaindustrie und ihrer Verknüpfung mit Regierungen, wurde eine Klage beim Internationalen Gerichtshof in Den Haag eingereicht, woraufhin US-Außenminister COLIN POWELL für eine Immunität der USA wirbt. Die Pharmakonzerne Merck und Roche finanzierten Studien, die beweisen sollten, dass Vitamine nutzlos sind. Hierzu verwendete man chemische niedrigdosierte Präparate, wobei man vermied, die Vitamine zu geben, die für die Krankheiten von Nutzen sind. Natürliche Abkömmlinge fehlten. In der Irreführung der Verbraucher erinnert diese Vertuschungstaktik an die Politik der US-Regierung zur Unterstützung der Genmanipulation. Als Anfang der 90er 36 Amerikaner an einer genmanipulierten Aminosäure starben und 1 500 verkrüppelt wurden, nahm die Regierung alle Nahrungsergänzungen vom Markt – auch die natürlichen, die nie irgendwelche Schäden verursacht hatten. So konnte man den Grund für die Todesfälle, nämlich die Genmanipulation, vertuschen.

DAVID AARON, stellvertretender Handelssekretär der USA, behauptete noch 1999 in den Medien: *„Keinen einzigen Ausschlag, keinen einziger Schnupfen, keinen einzigen Husten, kein einziges tränendes Auge haben genmanipulierte Nahrungsmittel je verursacht...“*[50]

Auch bei Vitaminen gibt es große Qualitätsunterschiede. Wichtig ist die Unterscheidung von körpereigenen und körperfremden Stoffen. Oft basieren Vitaminpräparate auf Substan-

---

50 „Die Tücken des Novel Food“, Zeitenschrift Nr. 28/2000

zen, von denen der Körper erkennt, dass es keine originalen Vitamine sind. Sie werden dann als Fremdstoffe abgebaut, was sogar noch echte Vitamine verbraucht. Auch die Aktivität und Verweildauer ist bei original und manipulierten Vitaminen unterschiedlich. Trotzdem berichten Medien über Vitamine allgemein, als sei dies alles dasselbe.

Endokrinologen arbeiten bei endokriner Orbitopathie offiziell mit hoch dosierten Vitaminen und Mineralstoffen. Sie berichten von einer positiven Wirkung von hoch dosierten Antioxidantien. PROF. HEUFELDER (Endokrinologe, Diabetologe und Rheumatologe) verwendet z. B. Präparate mit Nicotinamid, Selen, OPC-Extrakt, Alpha-Liponsäure, N-Acetylcystein, Bioflavonoide, Quercetin, Zink, Vitamin-B-Komplex, Vitamin E und Vitamin C.

Warum die natürlichen Varianten der Vitamine so gefährlich sein sollen, dass die Regierung sich genötigt sah, bestimmte Produkte zu verbieten, ist nicht einzusehen.

Vitamin A

Es ist in der Fachliteratur kein Geheimnis, dass Vitamin-A-Mangel den Stoffwechsel der Schilddrüse stört. Man verbindet ihn besonders mit der Schilddrüsenüberfunktion. Aber auch ein Kropf kann entstehen. Mitunter wird von einer Besserung der Augenentzündung bei Schilddrüsenproblemen berichtet.

Beta-Carotin ist die Vorstufe des Vitamin A. Der Körper erkennt jedoch künstliches Beta-Carotin

B-Vitamine

Die Vitamine B_2 und B_6 sollen bei Augenentzündungen Erleichterung verschaffen können. Noch besser wirkt Vitamin B_1 gerade bei endokriner Orbitopathie.

Ein Vitamin-B_{12}- Mangel soll sich nachteilig auf die Schilddrüse auswirken. Wechselwirkend ist eine gesunde Schilddrüse für den Vitamin-B_{12}-Stoffwechsel von Bedeutung. Schilddrüsenpatienten entwickeln oft einen ausgeprägten Vitamin-B_{12}-Mangel, der zu ernsten Problemen führen kann.

Für Frauen interessant: Die Pille schluckt Vitamin B_6. Ein Partner des B_6-Vitamins ist Zink, bei einer Schilddrüsen-Unterfunktion fehlt oft beides.

Vitamin C

Menschen, Affen und Meerschweinchen können Vitamin C nicht selber herstellen. Forscher konnten in Tierversuchen einen positiven Effekt auf die Schilddrüse belegen. Exzessiver Vitamin-C-Verbrauch kann zu Kupfermangel führen, was wiederum Schilddrüsenerkrankungen verschlechtert. Hier sollte immer auf einen Ausgleich geachtet werden.

Vitamin D

Vitamin D steht im Verdacht, Schilddrüsenkrebs zu erzeugen.[51] In Ländern, in denen man es in die Milch mischte, kam es zu Todesfällen (Vitamin D wirkt in zu hoher Dosierung toxisch). Bis heute ist noch nicht geklärt, ob es sich bei Vitamin D tatsächlich um ein Vitamin oder um ein Hormon handelt.

51 „Hoffnung auf die Helferchen", natur & kosmos, Mai 2002

Hyperthyreose-Patienten berichten von negativen Auswirkungen auf ihr Befinden nach Vitamin-D-Einnahme. Bekannt ist, dass es in die Hormonproduktion der Nebenschilddrüse eingreift. Zudem hilft es bei der Verwertung anderer Nährstoffe wie z. B. Vitamin A, Calcium und Phosphor. Unsere Haut bildet es bei Sonneneinwirkung selber.

Manche Literatur berichtet von Linderung bei Augenentzündungen (wie sie bei Schilddrüsenerkrankungen häufig vorkommen) nach Vitamin-D-Gabe.

Vitamin E

Vitamin E ist ein Sammelbegriff für 10 verschiedene Substanzen. Bei Anämie und Pankreatitis sollte es nicht ohne Rücksprache mit dem Arzt eingenommen werden. Vitamin E schützt die Zellen und fängt freie Radikale (wirkt als so genanntes Antioxidans). Tierversuche in Indien konnten einen positiven Effekt auf die Schilddrüse belegen. Vitamin E spielt eine Rolle bei der Herstellung von Östrogen und kann bei Krankheiten helfen, die mit einer Störung des Östrogenstoffwechsels in Zusammenhang stehen. Zu hohe Vitamin-E-Gaben begünstigen einen Selen-Mangel, also auch hier auf den Ausgleich achten. Selen hilft beim Umbau von T_4 in T_3.

Mineralstoffe

Wichtig ist es, dem Körper Mineralstoffe in leicht verwertbarer Form zuzuführen: als organische Verbindungen. Anorganische Verbindungen werden häufig bei Brausetabletten verwendet, die im Körper jedoch nicht richtig aufgenommen werden können und ausgeschieden werden; im ungünstigsten Fall belasten sie sogar den Organismus.

Calcium und Eisen: Sowohl Eisen als auch Calcium dürfen nicht in einem Zeitabstand unter 3 Studen mit Ihren Schilddrüsenhormonmedikamenten eingenommen werden. Die Mineralstoffe binden die Hormone und schwächen die Leistung des Medikaments. In vielen Fruchtsäften oder Müsliflocken finden sich heute künstliche Zusätze, die für Patienten nicht geeignet sind, da sie die Medikamente behindern. Eisen sollte nur bei festgestelltem Eisenmangel eingenommen werden, da es sich im Körper ablagern kann. Wenn ein Kupfermangel herrscht, kann Eisengabe die Lage verschlechtern, es muss auf das Gleichgewicht geachtet werden.

Kupfer: Der ICCIDD räumt ein, dass für die Kropfentwicklung nicht nur Jod-, sondern auch Kupfer- und Vitamin-B_{12}-Mangel sowie Mangnesium-Überdosierungen diskutiert werden. Wer Zink einnimmt, sollte auch Kupfer zuführen, da hier sonst leicht ein Ungleichgewicht entsteht. Ein weiterer Partner von Kupfer ist Eisen. Sind die Stoffe aus dem Gleichgewicht, kann der Körper sie nicht mehr richtig verwerten. Manche Mediziner glauben, dass Kupfer für die Schilddrüse eine Schlüsselrolle spielt. Während Zinkeinnahme eine Überfunktion verschlechtern kann, soll Kupfer positiv wirken. Tierversuche zeigten, dass Kupfermangel zu einem Anstieg von T_3 führt. Frauen benötigen Kupfer, um Progesteron in Östrogen umzuwandeln, während Männer mehr Zink benötigen, weil sie Progesteron in Testosteron umwandeln. Eine Cadmium-Belastung (Rauchen, Kaffee, Schokolade, Umweltverschmutzung) verbraucht den Kupfer-Vorrat.

Magnesium: Es wird berichtet, dass sowohl Hyper- als auch Hypothyreose-Patienten durch Magnesium Linderung erfahren hätten.

Kalium: Kalium scheint sich bei einer Schilddrüsen-Überfunktion gut auf die Muskelschwäche auszuwirken. Es wirkt

Blutdruck senkend. Da Schilddrüsenpatienten meist schon Herzprobleme haben, ist Vorsicht geboten und eine Kaliumgabe muss erst mit dem Arzt abgesprochen werden. Es kann evtl. mit Magnesiumgaben ausbalanciert werden. Menschen, die an Un-terzuckerung leiden, weisen manchmal ebenfalls einen Kalium-Mangel auf. Übermäßiger Zuckerkonsum kann den Kaliumvorrat erschöpfen.

Mangan und Chrom: Die Schilddrüse benötigt zum Bilden von Thyroxin Mangan und Chrom.

Der US-Mediziner JOHN JOHNSON hat auf einer Internetseite umfassendes Wissen über Vitamine, Mineralstoffe und die Schilddrüse gesammelt: www.ithyroid.com

Selbstverständlich benötigen wir ausreichend Vitamine. Die Maßnahmen der Regierung, den Zugang zu erschweren und z. T. zu verhindern, erscheinen merkwürdig. Gerade im Krankheitsfall kann ein spezieller Bedarf erhöht sein. Aber auch individuell kann ein Mehrbedarf vorliegen. Es ist, als ob eine Regierung die Bedarfsmenge für Essen festlegen würde; es gibt Menschen, die benötigen mehr Nahrung als andere, die mit weniger auskommen.

Umgekehrt muss man eine Verpanschung von Lebensmitteln mit künstlichen Vitaminen und Mineralstoffen ablehnen, weil besonders für Kranke Unverträglichkeiten eine Gefahr darstellen (z. B. Allergiker, Leberkranke oder Menschen mit Nierenschwäche). Verschiedene Vitamine sind dann gerade nicht zu empfehlen, werden über diese Art der Zwangsmedikation aber doch zugeführt.

Sowohl Zwangsmedikationen als auch gesetzlich verweigerter Zugriff auf Vitamine der persönlichen Wahl ist mit dem Selbstbestimmungsrecht eines mündigen Bürgers meines Erachtens nicht zu vereinen.

Auswirkungen auf die Haut

Wie die meisten Medikamente können Jodzusätze und Jodtabletten Hautreaktionen verursachen. Als bekannte Nebenwirkung der Jodeinnahme führt ein Pharmahersteller z. B. für seine Nahrungsmittelergänzung „Thyrojod depot“ Dermatitis herpetiformis Duhring an. Die Betroffenen leiden unter geröteter Haut, auf der sich blutige Pusteln bilden. Sie dürfen keine Jodtabletten oder kein Jodsalz einnehmen, wie auch PROF. B. WÜTHRICH, Leiter der Allergiestation des Universitätsspitals Zürich bestätigt: *„Solche Patienten müssen Jod in Nahrungsmitteln unbedingt meiden.“* Dazu gehört selbstverständlich auch der Verzehr von Jodsalz. Viele Bücher über Hautkrankheiten wie z. B. Akne weisen ausdrücklich auf die negative Belastung durch Jodsalz hin. Es sollte bei Hautproblemen gemieden werden. Hautarzt und Allergologe DR. VENNEMANN: *„Neben den Kohlenwasserstoffen verursachen bekanntermaßen auch Chlor, Brom und Jod Akne. Diese Stoffe nennt man Halogene. Brom und Jod kann man in aller Regel dem Körper nur durch Medikamente zuführen, die zu viel von diesen Stoffen enthalten. Bei Jod kann eventuell ein zu großzügiges Salzen mit jodiertem Speisesalz Akne auslösen.“*[52] PROF. DR. GÄRTNER vom Arbeitskreis Jodmangel schloss in einem Brief an mich aus, dass durch die Einnahme von Jodtabletten Jodakne entstehen könne. Denn obwohl man mit der Tablette 1,5 mg Jodid einnimmt, würde mehr als die Hälfte über die Nieren wieder ausgeschieden. *„Es ist also keinesfalls zu viel, sondern eher zu wenig.“* Und zu wenig Jod könne ja, so folgert DR. GÄRTNER, nie die Ursache einer Jodakne sein.

52 Dr. med. Ferdinand Vennemann: „Das Pickelbuch“, Humboldt-Taschenbuch Verlag Jacobi KG, München, 1996, S. 29

„Ein Absetzen der Jodidtabletten und eine Besserung der Akne kann ein zeitlicher – und muss nicht ein kausaler Zusammenhang sein." Hierbei handelt es sich um ein Standardargument, das von der Pharmaindustrie gern angewandt wird. Nicht die Pharmaindustrie muss beweisen, dass das Medikament unschädlich ist, sondern das Opfer, dass das Medikament Nebenwirkungen hat. So beklagte sich Bayer-Vorstandschef MANFRED SCHNEIDER in der Presse lautstark über die unbegründeten Klagen wegen des Cholesterin-Senkers Lipobay (in den USA unter dem Namen Baycol): Zwar seien Todesfälle bekannt geworden, die in einem zeitlichen Zusammenhang mit der Einnahme aufgetreten sein sollen, ein kausaler Zusammenhang sei allerdings nicht nachgewiesen.

Hautärzten ist die Jodakne nicht fremd. Schon 1997 gaben sie bekannt, dass jeder 10. Aknepatient an Jodakne leide. Auch die Barmer Ersatzkasse sieht Vitaminzusätze, Multivitamin- und Hefepräparate, Kosmetik und Halogene, z. B. Jod und Chlor, als Akneauslöser. Das Standardwerk „Toxikologie" für Ärzte, Naturwissenschaftler und Apotheker bringt Jodakne mit einer Überempfindlichkeit z. B. ausdrücklich gegen Vollsalz, das jodiert ist, in Zusammenhang. Die Jodakne rührt daher, dass der Körper das überschüssige Jod über die Talgdrüsen abzubauen versucht. Obwohl Jod also ein bekannter Faktor für Hautprobleme ist, sparen die Jodhersteller mit Vermerken auf dem Beipackzettel. Besser informiert ist man mit der „Roten Liste", die meist alle Neben- und Wechselwirkungen von Medikamenten erläutert; nur welcher Verbraucher hat diese schon zu Hause im Bücherregal? Da mir selber mit einem einfachen Vermerk viel erspart geblieben wäre, erkundigte ich mich, warum er fehlt. Die Firma Henning ließ verlauten, Reaktionen auf jodierte Nahrung oder Jodsalz seien nicht nachgewiesen und auch nicht begründbar zu vermuten. *„Wir gehen deshalb davon* *aus, dass Sie bedenkenlos Jodtabletten zur Prophylaxe einnehmen können.*" Einen ausführlichen Vermerk über die verschiedenen möglichen Hautreaktionen möchte man in die Liste der Nebenwirkungen nicht aufnehmen.

Viele Jodreklamen enthalten besondere Hinweise, die betonen, man könne von Jodsalz und Jodtabletten keine Jodakne bekommen. Auch die Informationsbroschüre des Arbeitskreises Jodmangel, die vom Bundesministerium verschickt wird, bestreitet, dass es durch Jodsalz zu Jodakne kommt: „*Jodallergien oder eine Jodakne werden allenfalls durch Jod in organischen Verbindungen, nicht jedoch durch das in anorganischer Form in der Natur vorkommende Jod, ausgelöst*". Eine andere Broschüre des AKJ lässt den zweifelnden Verbraucher wissen: „*Meine Freundin behauptet, von Jod bekommt man Pickel. Stimmt das? – Unsinn! Die Pickel hast du bestimmt nicht vom Jodsalz: Die Jodmenge in Lebensmitteln ist viel zu gering, um eine Jodakne oder Jodallergie auszulösen. Derartige Hauterkrankungen können höchstens entstehen, wenn man jeden Tag erheblich mehr Jod aufnähme (im Milligramm- oder Gramm-Bereich) als die empfohlenen 200 Mikrogramm, also millionstel Gramm. Derart hohe Dosen sind niemals durch Salzen mit Jodsalz möglich, sondern höchstens bei Verwendung medizinisch notwendiger jodhaltiger Röntgenkontrastmittel oder bestimmter jodhaltiger Medikamente. Zum Vergleich: Erst 40 Kilogramm Jodsalz enthalten lediglich 1 Gramm Jod. Die Erfahrung aus anderen Ländern, in denen schon seit Jahren die Jodmangelprophylaxe durchgeführt wird, zeigen, dass dort Jodakne und Jodallergien kein Problem darstellen.*" UNICEF bittet in diesem Prospekt übrigens um Spenden für Jodierungsprogramme.

Der Fachliteratur sind solche Ablenkungsmanöver fremd. So kann man im Ärzte- und Apotheker-Handbuch über Arzneimittelneben- und Wechselwirkungen nachlesen: „*Die Hautre-*

aktionen beim Jodismus reichen vom milden Erythem und von akneformen Ausschlägen bis zur Urtikaria und zu hämorrhagischen Ausschlägen. Charakteristisch für die seltenere Jodallergie ist neben dem Auftreten von Pruritus und Exanthemen die Jodakne, das Jododerma tuberosum und Urtikaria. In 240 Fällen von Akne hatten 92 Patienten über mehrere Jahre jodiertes Salz genommen; bei allen begann eine rasche Besserung, nachdem die Zufuhr des jodhaltigen Salzes gestoppt wurde." Man fragt sich, wie der Jodhersteller Henning also dazu kommt zu behaupten: *„Die in der Literatur beschriebenen Reaktionen auf Jodgabe wie z.B. Jodakne, Jodfieber oder Exantheme wurden ausnahmslos nach externer (äußerer) Anwendung von Jod (PVP-Jod wie z.B. im Hautdesinfektionsmittel Betaisodona) oder nach hohen Joddosen (Röntgenkontrastmitteln oder Expektorantien, d. h. jodhaltigen Mitteln zum Abhusten) beobachtet.*"

Die Anerkennung einer Erkrankung ist jedoch wichtig. In meiner Schulzeit gab es z. B. keinerlei zermürbende Diskussion darüber, ob ich Chlor nicht vertrug. Das Schwimmen im Chlorwasser reizte meine Haut und bereitete mir Schmerzen. Da die Unverträglichkeit von Chlor allgemein anerkannt ist, akzeptierten meine Mitmenschen meine Probleme. Man zwang mich nicht, weiter darin zu schwimmen, wenn ich Schmerzen hatte. Schwieriger wird es, wenn die Medien behaupten, eine Unverträglichkeit könne es nicht geben und der Patient Beweise vorlegen muss. Gerade Hauterkrankungen werden, weil sie schwierig zu behandeln sind, gern auf die gestörte Psyche des Patienten geschoben. Sie seien psychisch labil, in ihrer Sexualität gestört, depressiv oder aktiv, litten unter Minderwertigkeitsgefühl oder Größenwahn, seien Träumer oder Rebellen, ängstlich oder aggressiv, verschlossen oder hysterisch und würden ihre Erkrankung entweder bagatellisieren oder übertrieben beachten; es gibt anscheinend kaum einen Charakterzug, der

Hautpatienten nicht negativ ausgelegt wird. Von Bedeutung sind hier sicher auch gesellschaftliche Wertungen. Hauterkrankungen sind Krankheiten, die man sieht, die den Patienten zeichnen. Auf das entstellte Äußere reagieren die Mitmenschen – und auch der Arzt – entweder mit Mitgefühl, Verständnis oder Ekel. Es ist heute unbestritten, dass das Aussehen einen enormen Einfluss darauf hat, wie ein Mensch behandelt wird.

Dass Patienten mit Krankheiten, die nur schwer therapierbar sind, von frustrierten Ärzten gern psychatrisiert werden, ist leider keine Seltenheit. Wieder stellen Mediziner die ominöse Forderung, man müsse den ihrer Meinung nach psychisch verirrten Kranken zur *„Psychohygiene"*[53] erziehen. Und als Betroffener bleibt einem nichts anderes, als um den nötigen Respekt zu kämpfen.

Eine Allergie auf Jodsalz ist mit dem so genannten Patch-Test nachzuweisen. Ein Pflaster mit dem zu prüfenden Stoff wird zwei Tage lang auf der Haut gelassen. Es kommt zu Ausschlag, Ekzemen etc. Der Test ist natürlich unangenehm und schmerzhaft für den Patienten, aber mit einem offiziellen Papier, das die Jodunverträglichkeit bestätigt, hat er es in Zukunft bei seiner Umwelt leichter.

Auch verschiedene Vereine halten für Betroffene wichtige Informationen zurück. Als ich der Deutschen Haut- und Allergiehilfe von meiner Jodakne berichtete, schickte man mir umgehend einen Artikel aus dem Apotheken-Kurier, in dem es hieß: *„Kann es zu Jodakne oder Jodallergie durch Jodsalz kommen? – Durch die Jodmengen in Jodsalz kann es nicht zu einer so genannten Jodakne kommen* [...]" Da ich mich durch die Zusen-

53 Alfred Levy: „Haut und Seele – auf dem Weg zu einer psychosomatischen Dermatologie", Königshausen und Neumann, Würzburg, 1997

dung dieser Werbebroschüre nicht ernst genommen fühlte, beschwerte ich mich. Man versicherte mir, mein Problem ernst zu nehmen. *„Der beigefügte Artikel aus dem aktuellen Apotheken-Kurier war die einzige aktuelle Information, die uns derzeit zu diesem Thema vorlag und sollte nur als Anhaltspunkt dienen, über weitere auslösende Faktoren Ihrer Akne mit Ihrem behandelnden Arzt zu sprechen.“* Heute möchte ich diese Aussage bezweifeln, denn ich weiß jetzt, dass eine deutsche Jodselbsthilfegruppe auch diesem Verein Informationsmaterial hatte zukommen lassen. Man hätte also auf diese Materialien zurückgreifen und einen Kontakt herstellen können.

Viele Aknepatienten, denen z. B. Informationen vorenthalten werden, landen letztendlich bei Roaccutan®, dem Notnagel bei Akneerkrankungen. Dieses Medikament birgt große Risiken und hat schwere Nebenwirkungen. Da es stark fruchtschädigend ist, sollte seine Anwendung bei Frauen vermieden werden. Jedenfalls darf man während und eine Zeitspanne nach der Einnahme nicht schwanger werden.

Interessant ist auch der Zusammenhang zwischen Darmstörungen und Hauterkrankungen. Der Organismus sucht sich bei einem gestörten Darm häufig ein so genanntes Schwachorgan, welches auch die Haut sein kann. Bei Patienten mit Autoimmunthyreoiditis wird ein gehäuftes Auftreten von chronischen Pilzerkrankungen im Darm beobachtet. Wenn Ihr Arzt eine Darmsanierung durchführt und es besteht eine Jodproblematik, ist es wichtig, laktosefreie Produkte zu verwenden. Auch bei Colitis Ulcerosa wird eine Verschlechterung der Symptome nach dem Verzehr jodierter Speisen beklagt, weshalb manch Betroffener in den gleichen Nahrungsengpass wie ein Schilddrüsenkranker kommt.

Lichtallergie

Neben verschiedenen Medikamenten, wie z.B. Antibiotika, gilt auch Jod als Auslöser einer Lichtallergie. So ist die phototoxische Wirkung des roten Lebensmittelfarbstoffes „Erythrosin" (E 127) bekannt und belegt. Der Farbstoff besteht größtenteils aus Jod. Schon 1992 veröffentlichte das Katalyseinstitut für angewandte Umweltforschung eine Warnung: *„Eine Neubewertung wird möglicherweise auch durch eine Studie amerikanischer Physiologen notwendig, die zu der Feststellung gekommen ist, dass Erythrosin zu einer Reihe von Substanzen gehört, die unter dem Einfluss von Licht bei Tieren und Menschen zu Gesundheitsschäden führen können. Man spricht von Fototoxizität oder Fotosensibilisierung. Dabei handelt es sich um einen Vorgang, bei dem eine in den Körper gelangte Substanz vom (Sonnen-) Licht Energie aufnimmt und diese an ein Zielorgan, z.B. die Haut, weitergibt. Eine Fotosensibilisierung kann leicht mit einem Sonnenbrand verwechselt werden. In schweren Fällen kann es zu ausgedehnten entzündlichen Rötungen, Schwellungen und zur Schuppung der Haut sowie zu Haarausfall kommen."*

Jod gilt in der Naturwissenschaft als „lichtliebend", da es bei Versuchen den gesamten Lichtanteil eines Spektrums absorbiert. Lediglich das unsichtbare Ultrarot und Ultraviolett bleiben übrig. Gerade die UV-Strahlung bewirkt bei Lichterkrankungen die Hautreaktionen. Die großen Jodkonsumenten Japan und USA gelten übrigens als Hauptbetroffene in Sachen Lichtallergie. Seit den Jodierungsprogrammen in Deutschland holen wir jedoch auf. Der Ärzteverband deutscher Allergologen schätzt in einer Pressemitteilung vom 14.07.2001, *„dass bei zunehmender Tendenz bis zu 20 % aller Menschen darunter* [unter Lichtallergie] *leiden"*.

In der Zutatenliste der Verbraucherzentralen ist E 127 als besonders umstritten aufgeführt: *„Künstlicher Stoff, der Allergien* *auslösen kann. Gefahr der Bildung von Schilddrüsentumoren. In unlackierten Konservendosen können nierenschädliche Stoffe entstehen. Verhaltensänderungen bei Kindern werden diskutiert.“* Neben der Schädigung von Schilddrüse und zentralem Nervensystem ist auch bekannt, dass E 127 sich in Gegenwart von metallischem Eisen, Zinn und freien organischen Säuren in Fluorescin (ein nierentoxischer Stoff) wandelt, wie es bei gefärbten Lebensmitteln in unlackierten Konservenbüchsen geschieht.

1985/1986 regten sich die Grünen noch darüber auf, dass sich das Bundesgesundheitsministerium nach einer Anfrage im Bundestag sofort mit der Industrie in Verbindung setzte, um dann deren Stellungnahme zu übernehmen. Nach einer Verschleppungsphase von einem Jahr – so lange ließ man den Anwälten Zeit, ihren Text zu formulieren (Der Bund für Lebensmittelrecht und Lebensmittelkunde: *„Das Bundesgesundheitsministerium plant, die Anfragen bis September zu beantworten, sodass wir noch genügend Zeit für eine gut fundierte Stellungnahme haben.* [...] *Wir möchten dieses Thema zum Anlass nehmen, um auf die Bedeutung der Arbeiten des BLL sowie unsere finanziellen Beiträge hinzuweisen und möchten denjenigen Firmen danken, die in der Zwischenzeit unserem Vorschlag nach Beitragserhöhung für den BLL positiv gegenübergestanden und entsprechende Beschlüsse gefasst haben.“)*[54] – war sich das Bundesgesundheitsministerium mit der Industrie z. B. darüber einig, dass ja nur Genussmittel, jedoch keine Grundnahrungsmittel gefärbt würden. Zu diesen Luxusgütern, auf die z. B. ein Allergiker gut verzichten könne, gehören Forellen, Eier und Brot (allesamt gefärbt).

54 „Tatort Lebensmittelmarkt“, Herbert Schäfer, Orac Verlag, Wien/München/Zürich, 1993, S. 32

Vitiligo

Auch in Deutschland ist die Weißfleckenkrankheit ist auf dem Vormarsch. Rund 800 000 Menschen leiden an einer Depigmentierung der Haut. Auffallend ist, dass Vitiligo häufig mit einer Autoimmunerkrankung der Schilddrüse einhergeht. DR. RAPHAEL SHIMSHONI: *„Diese Erkrankung wird bedauerlicherweise immer noch von vielen Ärzten als eine triviale kosmetische Hautveränderung angesehen, obwohl im sozialen Entschädigungsrecht und nach dem Schwerbehindertengesetz von 1996 Pigmentstörungen als Schwerbehinderung anerkannt wurden.“*[55]

Prominentestes Beispiel ist der Popsänger Michael Jackson, der in einer Sendung mit Oprah Winfrey bekannt gab, an Vitiligo zu leiden, was ihm seitens der Medien viel Häme einbrachte. Journalisten bezweifelten, dass es diese Krankheit überhaupt gibt und beschuldigten den Künstler, sich selbst gebleicht zu haben. DR. R. SHIMSHONI, Chefarzt vom Fachkrankenhaus in Leutenberg, macht darauf aufmerksam, dass das Vorkommen von Vitiligo z. B. in der Ukraine besonders hoch ist, was mit der Reaktorkatastrophe in Verbindung zu bringen ist.

Pflege

Bei erkrankter Haut braucht man besondere Pflegeprodukte. Z. B. erwiesen sich verschiedene Öle wie Schwarzkümmelöl als hilfreich. Auch innerlich eingenommen kann es den Heilungsprozess der Haut unterstützen. Besonders hautverträglich sind Olivenölseifen, die in Manufakturen hergestellt werden, die auf

55 18. Wiesbadener Schilddrüsengespräch: „Autoimmunerkrankungen der Schilddrüse und anderer Organe“, UMD Medizin Verlag, Berlin, 2001, mit Unterstützung von Merck KgaA, Darmstadt, S. 25

fragwürdige Inhaltsstoffe verzichten. Vermeiden Sie unbedingt Produkte mit halogen-organischen Verbindungen, sie gelten als allergie- und krebsauslösend und sind bei Schilddrüsenproblemen gefährlich (Bromo-, Chloro-, Jodo-Verbindungen). Auch Thalasso-Produkte sind ungeeignet, da sie Jod enthalten. Achten Sie auch darauf, keine algenhaltigen Produkte zu verwenden.

Inzwischen gibt es schon Cremes, die mit patentierten Jodderivaten arbeiten, die 5-mal so wirksam sein sollen wie Jod. Eine Zeit lang wurde Jod als Bleichmittel angepriesen, z. B. gegen Sommersprossen.

Auswirkungen auf Frauen

Frauen erkranken wesentlich häufiger an der Schilddrüse als Männer, etwa fünf Mal so oft. PROF. PFANNENSTIEL sieht den Grund hierfür im hormonellen Ungleichgewicht der Frau. Schwangerschaft, Stillen oder Wechseljahre schaden der Schilddrüse. Aber auch schon der monatliche Zyklus soll der Schilddrüse zusetzen. Rettung verspricht hier eine an der McGill Universität, Montreal von Wissenschaftlern entwickelte Anti-Zyklus-Pille, die den Pegel der weiblichen Sexualhormone so senkt, dass es zu keiner Menstruation mehr kommen kann. Denn *„Wer braucht schon die Menstruation?"* fragte sich die *Times* vor kurzem. Und Gynäkologen entschieden: *„Zwei Menstruationen pro Jahr sind genug!"*

Insgesamt weiß die Wissenschaft nur wenig über den weiblichen Körper. Was Medikamente betrifft, so gehen Mediziner davon aus, eine Frau sei zu behandeln wie ein kleiner Mann.

Die mehrfach ausgezeichnete US-Medizinjournalistin DIANNE HALES sagt: *„Die Tatsache, dass die Forschung den weiblichen Zyklus niemals berücksichtigt hat, führte zu einem weißen Fleck auf der Landkarte des wissenschaftlichen Verständnisses des weiblichen Körpers. Wir wissen heute, dass unser Körper im Verlauf eines Monats nicht immer gleich funktioniert."*[56] Bei der Entwicklung und Gabe von Medikamenten wird das leider noch immer ignoriert (Beispiele sind Herzmittel, die bei Frauen tödlich wirken können, Eisen- oder Folsäuregaben).

In den Augen heutiger Mediziner enstehen Schilddrüsenerkrankungen durch Jodmangel. Weil mehr Frauen an der Schilddrüse erkranken als Männer, folgern sie, dass Frauen mehr Jod brauchen. Und deshalb wird geschlossen: Frauen sind öfter schilddrüsenkrank, weil sie mehr Jod brauchen. Auf Anfragen wurden mir hierzu keinerlei Untersuchungen oder Studien genannt. Wahrscheinlich handelt es sich hier um eine Theorie. Man kann nicht einfach voraussetzen, dass eine Frau Jod genauso verarbeitet wie ein Mann und dann mehr davon benötigt, weil sie menstruiert, schwanger ist, stillt oder sich in den Wechseljahren befindet.

Östrogene scheinen den Jodstoffwechsel beeinflussen zu können. So gelten z.B. östrogenhaltige Speisen wie Soja als kropferregend, was auch für die Anti-Baby-Pille gilt. Die Östrogene, auch Phytoöstrogene, hemmen die Kopplung von Jod an das Schilddrüsenhormon. Möglicherweise spielt der allgemeine Pillenkonsum und die Belastung unseres Wassers mit deren Rückständen also eine Rolle bei der angeblichen Verkropfung der Bevölkerung. Das fragte man sich auch bei einer

56 Dianne Hales: „Warum haben Frauen so kleine Füße ?",
Bastei Lübbe, Bergisch Gladbach, 2001, S. 135

Fachtagung, dem Wiesbadener Schilddrüsengespräch: „*HARTENSTEIN-PETTLA, Frankfurt: Warum sind Frauen häufiger von der Basedow'schen Krankheit betroffen? Haben orale Kontrazeptiva einen Einfluss? MANN, Essen: Warum Frauen 5- bis 8-mal häufiger an einer Autoimmunthyreopathie vom Typ Morbus Basedow erkranken, ist nicht bekannt. Wenn auch hormonelle Umstellungsphasen und der Einfluss von Östrogenen und Gestagenen diskutiert werden, gibt es hierfür keine eindeutigen Daten.*“[57] In Studien aus den USA, Italien und China zeigte die Einnahme von Kontrazeptiva ein leicht bis mäßig erhöhtes Risiko, die Einnahme von Östrogenen aus gynäkologischen Indikationen ein deutlich erhöhtes Risiko für Schilddrüsenkarzinome. Über die Auswirkung von Kontrazeptiva, Östrogen- und Hormonersatztherapie auf Schilddrüsenknoten, Adenome und Knotenstruma wurden bisher keine Studien gemacht. Obwohl seit Jahrzehnten bekannt ist, dass die Pille durchaus gefährliche Nebenwirkungen hat, haben Ärzte die Risiken hartnäckig heruntergespielt. Bei einer Anhörung vor dem amerikanischen Senat 1970 erklärten die führenden Gynäkologen, man solle Frauen nicht über Nebenwirkungen aufklären, da sie die Pille sonst womöglich nicht nehmen wollten.

Ebenfalls schädlich für die weibliche Schilddrüse ist das Rauchen, das allgemein als Auslöser für Schilddrüsenerkrankungen bekannt ist. Man konnte jetzt belegen, dass es auf Frauen wesentlich nachteiliger wirkt als auf Männer.

Ist eine Frau schilddrüsenkrank, bedeutet das ein größeres Risiko für ihr Herz. Während eine Überfunktion sowohl bei

---

57 „Morbus Basedow und endokrine Orbitopathie – Häufige Irrtümer bei der Diagnose und typische Fehler bei der Behandlung“, Verhandlungsbericht des 13. Wiesbadener Schilddrüsengesprächs, Februar 1995, pmi, Frankfurt, S. 26

Männern als auch bei Frauen die Lebenserwartung verkürzt, wirkt sich eine Unterfunktion auf Frauen noch nachteiliger aus. Frauenherzen entwickeln mit zunehmendem Alter mehr Bindegewebe, was die Elastizität vermindert. Eine Unterfunktion verstärkt diese Entwicklung noch.

Sowohl eine Schilddrüsenerkrankung als auch die andauernde Einnahme von Schilddrüsenhormonen können zu Osteoporose führen. Laut Arzneimittelversorgungsreport 2002 nehmen Frauen 268 % mehr Schilddrüsenmedikamente ein als Männer. In den USA wurden Vermutungen geäußert, dass Osteoporose-Medikamente (Raloxifene) die Absorption von Schilddrüsenhormonen hemmen könnten.

Auch an Autoimmunerkrankungen leiden Frauen häufiger als Männer. Inzwischen ist bekannt, dass sich das Immunsystem der Frau von dem des Mannes unterscheidet. MICHAEL LOCKSHIN, Professor am Cornell University College of Medicine schlägt vor, die Rolle der Schilddrüsenhormone und des Prolaktins zu untersuchen. *„... man weiß, dass das Ausmaß von Autoimmun-Krankheiten durch die Gabe des Prolaktinhemmstoffes Bromokriptin gedämpft werden kann."*[58]

Schilddrüsenerkrankungen zerstören häufig den weiblichen Hormonhaushalt: es kommt zu keiner Blutung oder es kommt zu einer Dauerblutung, in vielen Fällen schießt die Milch ein. Erinnern Sie Ihren Arzt bei Beschwerden, diesen Zusammenhang zu untersuchen. Während man in anderen Ländern die Hormonbestimmung mit Speicheltests macht, verlässt man sich hierzulande noch auf ungenauere Bluttests. Leider passiert es immer wieder, dass Frauen mit Dauerblutung die Gebärmut-

58 Dr. Marianne Legato: „Evas Rippe – Die Entdeckung der weiblichen Medizin", Kiepenheuer & Witsch, Köln, 2002

ter entfernt wird, weil man nicht daran denkt, dass das Problem von einer Schilddrüsenerkrankung kommen kann. Das Verhalten von Jod und Progesteron zueinander wurde noch nicht untersucht. In Deutschland gibt es generell bei Patientinnen mit Hormonstörungen noch immer keine Progesterontherapie, wie es in den USA und Großbritannien möglich ist. Progesteronforscher meinen, dass ein gesunder Progesteronhaushalt die Schilddrüse unterstützt, während eine Östrogendominanz einen ausgeglichenen Stoffwechsel erschwert. Der deutsche Pharmamarkt scheint östrogenfixiert, Progesteron wird nicht angeboten und Frauen müssen sich noch immer mit Gestagenen zufrieden geben. Dabei unterscheiden sich die Stoffe deutlich: Während Progesteron mit dem vom Körper produzierten Hormon identisch ist, ist Gestagen der Natur und dem Körper fremd. Da die Industrie das körperidentische Progesteron nicht patentieren lassen konnte, kreierte man neue Hormone, an denen etwas zu verdienen ist. Auch in der Wirkung unterscheiden sich die Stoffe deutlich. Progesteron ermöglicht und schützt eine Schwangerschaft, während Gestagene verhütend und abtreibend wirken, sie schädigen den Fötus. Wissenschaftler vermuten außerdem, dass synthetische Progesterone die körpereigene Produktion natürlichen Progesterons noch weiter senken und Probleme noch verstärken. Als natürliche Progesteronstütze kommt womöglich noch Hafer infrage, den man z. B. täglich als Müsli essen kann.

Pflanzenpräparate mit den Wirkstoffen des Mönchspfeffers (Agnus Castus) senken die Prolaktinausschüttung. In der Regel wenden Ärzte das Präparat bei PMS an, da eine Senkung des Prolaktinspiegels auch oft das Verhältnis von Östrogen/Progesteron wieder ausgleicht, wenn eine Östrogendominanz vorlag. Vielleicht könnte man es auch bei Schilddrüsenstörungen mit Milchfluss oder Autoimmunkomponente einsetzen.

Wenn Ihre Schilddrüsenerkrankung weiteres Hormonchaos nach sich zieht, lassen Sie sich unbedingt zusätzlich vom Internationalen Selbsthilfeaustausch (ISA, siehe Adressen im Anhang) beraten. Stellen Sie sicher, dass Sie nicht veralteten Therapieformen zum Opfer fallen. Nach einer Schwangerschaft tritt manchmal eine schwere Depression auf. Sie wird heute z.B. mit Progesteronmangel in Verbindung gebracht. Forscher meinen auch, dass Frauen mit Schilddrüsenantikörpern für eine Depression nach der Geburt eines Kindes besonders gefährdet sind.

Auch Haarausfall kann mit einer Schilddrüsenerkrankung zusammenhängen. Leider löst sich das Problem nicht automatisch, wenn Ihr Arzt meint, er hätte Sie gut mit Hormonen *„eingestellt"*. Auch bei korrekter Dosierung (die große Probleme bereiten kann), kann der Haarausfall bleiben. Er gehört zu den bekannten Nebenwirkungen der Medikamente. MARY SHOMON: *„Anhaltender oder übermäßiger Haarausfall* ***ist*** *eine Nebenwirkung von Synthroid für einige Menschen. Merke: Viele Ärzte wissen das* ***nicht,*** *sogar obwohl es eine in der Synthroid-Patienten-Literatur angegebene Nebenwirkung ist, seien Sie also nicht überrascht, wenn Ihr Arzt sich dessen nicht bewusst ist."*[59] Die Internetseite www.thyroid.about.com weist Patienten immer wieder darauf hin, dass es sich bei hartnäckigem Haarausfall um eine Nebenwirkung des Präparats handeln kann und rät, auf ein T_3-/T_4-Produkt umzusteigen oder natürliche Hormone einzusetzen.

Jod erhöht die Nitrosaminbildung um das 6- bis 8-fache und wenn seine Aufnahme den Körperbedarf überschreitet, steigt auch das Krebsrisiko. Anlass zur Sorge gibt hier z.B. die

59 www.thyroid%2Dinfo.com/articles/hairloss.htm

Krebsepidemie unter Wellensittichen, deren Futter seit langem jodiert wird. Inzwischen sterben schon 30 % der Vögel an Krebs. Die Einnahme von Schilddrüsenhormonen scheint das Brustkrebsrisiko zu erhöhen. Während schilddrüsengesunde Frauen in einer Studie eine Rate von 6,2 % aufwiesen, betrug die Rate bei Frauen, die Hormone einnehmen mussten, 12 %. Da die Schilddrüse den Stoffwechsel steuert, führt eine Unterfunktion zu einem gestörten Zellwachstum – auch zu einem gestörten Krebszellenwachstum. Inzwischen suchen Wissenschaftler nach Wegen, die Rezeptoren der Brustzellen, die auf Schilddrüsenhormone reagieren, unschädlich zu machen und so eine ganz neuartige Brustkrebsvorsorge zu definieren.

In der Schwangerschaft

Liest man heute medizinische Materialien zum Thema Schwangerschaft, könnte man den Eindruck gewinnen, das größte Hindernis in auf dem Weg zu einer gesunden Entwicklung des Babys sei die Mutter. *„Man darf nie übersehen"*, wurde auf einer Pressekonferenz vom Bonner Pränatalmediziner MANFRED HANSMANN betont, *„dass die Entwicklungsphasen im Uterus und die Neugeborenenzeit die bedrohlichsten Zeiten sind, die man überhaupt als Mensch erlebt."*[60] Immer öfter stellen Ärzte und Medien die werdende Mutter als Bedrohung für das Kind dar, wobei der Mediziner die Rolle des Kinderretters einnimmt. *„Pränatalmediziner und Gynäkologen haben sich im letzten Jahrzehnt zunehmend als Fürsprecher des Fötus profiliert. Sie geben vor, das Ungeborene vor den angeblichen Gefahren im Mut-*

60 Eva Schindele: „Schwangerschaft – Zwischen guter Hoffnung und medizinischem Risiko", Rasch und Röhring, Hamburg, 1995, S. 54

terleib zu schützen. Damit drängen sie sich massiv in die lebendige Beziehung zwischen werdender Mutter und werdendem Kind."[61] In der 1989 von Pränatalmedizinern verfassten Schrift „Der Fötus als Patient" erklären sie: *„Der Fötus hat das Recht auf eine intelligente Mutter-Kind-Beziehung."* Die Mitbegründerin der Beratungsstelle CARA e. V. EVA SCHINDELE dazu: *„Was die Mediziner unter intelligent verstehen, wird dann auch gleich erläutert: Die schwangere Frau begibt sich in ärztliche Aufsicht und beansprucht die modernsten Techniken der Schwangerschaftsüberwachung."*[62] Die intelligente Mutter sieht ein, dass sie dringend einen Arzt braucht, der ihre Schwangerschaft managt, damit sie ihr Kind nicht aus lauter Dummheit schädigt und umbringt, bevor es überhaupt geboren ist. Verschiedene Organisationen haben schon den enormen Druck kritisiert, der heutzutage auf Schwangere ausgeübt wird. Zahlreiche Industriezweige machen den werdenden Müttern Angst, drohen ihnen und versprechen, genau das zu haben, was das Baby benötigt. Auch die Jodindustrie schlägt hier zu: Der Arbeitskreis Jodmangel wird nicht müde zu betonen, dass Schwangere zur Deckung des Jodbedarfs dringend Jodtabletten einnehmen sollten, da dem Kind sonst Kleinwuchs, verzögerte Lungen- und Skelettreifung und geistige Entwicklungsstörung drohen. Die Mediziner behaupten, dass der Jodbedarf einer Schwangeren nicht mit der Nahrung allein gedeckt werden könne und empfehlen zum Schutz des Kindes Tabletten. Eine Untersuchung des Gynäkologen HEINZ G. BOHNET (Mitglied des mit Henning, Berlin, zusammenarbeitendem Forums Schilddrüse e. V.)

61 Eva Schindele: „Schwangerschaft – Zwischen guter Hoffnung und medizinischem Risiko", Rasch und Röhring, Hamburg, 1995, S. 54

62 Ebenda

soll die Gefährdung der Babys belegen: Zum Zeitpunkt der Geburt hätten 50 bis 60 % der Frauen einer Hamburger Studie einen Kropf gehabt. Leider vergisst der Arbeitskreis Jodmangel, darauf hinzuweisen, dass sich auch bei Frauen mit ärztlich ausreichend bewerteter Jodversorgung die Schilddrüse vergrößert und dieser Umstand noch nicht geklärt ist. Ärzte wissen: *„Aber auch in Ländern mit guter Jodversorgung der Bevölkerung, z. B. den USA, wächst die Schilddrüse in der Schwangerschaft, sodass auch weitere pathophysiologische Faktoren wirksam sein müssen.“*[63]

Ob die Vergrößerung der Schilddrüse während einer Schwangerschaft ein Anzeichen für Krankheit oder Gesundheit ist, lässt sich nicht sagen. Natürliche Entwicklungen in einer Schwangerschaft werden als „krank“ gedeutet. So kann z. B. ein Ödem durchaus Zeichen einer Blutvergiftung sein; in der Schwangerschaft ist es jedoch meistens ein normaler Umstand. Trotzdem verordneten 90 % der US-Ärzte Schwangeren harntreibende Mittel, die die Todgeburtenrate um 50 % ansteigen ließen und zudem im Falle einer tatsächlichen Blutvergiftung zu einem hypovolämischen Schock mit Todesfolge führten. Der Bund Deutscher Hebammen bemerkte schon bei anderen Werbestrategien der Pharmakonzerne: *„Auffällig häufig wird auf das Risiko von Fehlgeburten, Fehlbildungen, Totgeburten und anderen angstbesetzten Störungen hingewiesen, die Schwangere zu erwarten haben, wenn sie nicht regelmäßig entsprechende Medikamente zu sich nehmen* [...] *Mit der Angst von schwangeren Frauen lassen sich gute Geschäfte machen* [...]*“*[64]

---

63 19. Wiesbadener Schilddrüsengespräch: „Schilddrüse und Frau“, UMD Medizin Verlag, Berlin, 2001, mit Unterstützung von Merck KGaA, Darmstadt

64 „Warnung vor der CHIFFRA- Ernährungsfibel“ Aktionsgruppe Babynahrung e. V. www.babynahrung.org/chiffra.html

Der Druck verstärkt sich noch, da unsere Gesellschaft die werdende Mutter zunehmend als *„intrauterines Versorgungssystem“, „fötales Umfeld“* oder *„schwangeren Uterus“* wahrnimmt, die unter Anweisung des Arztes nach 9 Monaten das fertige Produkt ausliefert. Ist das Produkt mangelhaft, beschuldigt man die Frau. Unter dem Titel „Frühchens Rettung“ richtete der Stern wüste Anschuldigungen gegen Frauen. *„Schuld an einer Frühgeburt sind oft die werdenden Mütter“*, wissen Mediziner dort. Was man unter „oft“ zu verstehen hat, wird auch erläutert. Jede zweite Frühgeburt soll hier nämlich auf das Konto der Mutter gehen. Auf der Liste der mütterlichen Vergehen findet man neben Über- und Untergewicht natürlich auch Jod-, Eisen- und Folsäuremangel, der mit Tabletteneinnahme kuriert werden soll. Gipfel der Schuldzuweisungen: Die Schwangeren stehen unter Stress. Diese verdrehte Argumentation ist inzwischen leider geradezu typisch. Schuld an der Fehlgeburt ist die Mutter, sie war zu viel Stress ausgesetzt. Hier müsste man natürlich nicht der Mutter, sondern den stressauslösenden Faktoren die Schuld geben. Dem Stress auf der Arbeit, in der Familie, schlechte Wohnverhältnisse, Armut etc. Jemand, der Stress hat, ist das Opfer äußerer Einflüsse, die ihn überfordern. Dass Ärzte hier dem Opfer die Schuld zuweisen, ist betrüblich.

Auswirkungen auf Babys

Schilddrüsenstörungen sollen bei Neugeborenen häufig sein, meinen Ärzte. Leider stehen der Bewertung der kindlichen Hormonspiegel keine gesicherten Normwerte zur Verfügung. Schon bei Erwachsenen bereitet das Erstellen von Normwerten große Probleme, für Säuglinge gibt es noch keine Richtlinien. Man stellte fest, dass ihre Werte generell erhöht seien. Die Selbsthilfeorganisation „Die Schmetterlinge" kritisiert, dass Schwangeren Jodtabletten verabreicht werden, ohne vorher festzustellen, ob ein Mangel vorliegt. Der Arbeitskreis Jodmangel glaubt, dass jede Schwangere Tabletten braucht, weil der Bedarf nicht durch Nahrung zu decken sei. Darum verzichtet man auf die Bestimmung der tatsächlichen Jodpegel bei der einzelnen Frau.

Kommt es bei der werdenden Mutter zur „Enttarnung", entsteht große Gefahr sowohl für die Frau als auch für das Kind. Das scheint Mediziner nicht weiter zu kümmern oder gar zur Vorsicht anzuregen. Bei einer Sendung von TV-Ärztin ANTJE-KATHRIN KÜHNEMANN mit DR. R. GÄRTNER (AKJ) wurde ein solcher Fall zwar vorgestellt, aber keiner der beiden Ärzte fühlte sich betroffen, dass Mutter und Kind durch ärztliche Jodgabe in Gefahr gebracht worden waren.

Ein Überangebot an Jod führt beim Säugling zur Hypothyreose, die Hormonsynthese wird gehemmt. Man spricht vom Wolff-Chaikoff-Effekt. Diese Verletzungen entstehen auch oft bei Säuglingen, die auf der Intensivstation mit jodhaltigen Desinfektionsmitteln behandelt werden, obwohl heute alternative Präparate zur Verfügung stehen. Die allgemeine Jodwut führt dazu, das Kind unnötig zu gefährden. Meist sind die Schäden reversibel, d. h. nach einigen Wochen erholt sich die Schilddrüse. Teilweise werden den Neugeborenen Schilddrüsenhormone verabreicht, wobei Ärzte über die Dosierung rätseln müssen (siehe auch Kapitel „Normwerte").

Die Medien erwähnen Neugeborenenkröpfe immer als Zeichen von Jodmangel. Über Kinderkröpfe durch zu viel Jod schweigt man sich hartnäckig aus. Die Ursachen für eine angeborene Hypothyreose sind noch nicht geklärt, man geht von einem Gendefekt aus. Es ist schwierig, diese Krankheit schnell zu erkennen und von anderen Schilddrüsenproblemen zu unterscheiden, besonders da die Behandlung schnell eingeleitet werden muss. Leidet die Mutter an einer Autoimmunthyreoiditis, gilt ihr Kind als gefährdet, mit angeborener Hypothyreose zur Welt zu kommen. Auch die Zahl der mit Hyperthyreose geborenen Kinder steigt mit Jodierung an. In Deutschland waren früher weniger als 1 % der Babys von Morbus-Basedow-Patientinnen betroffen, während es in den hoch jodierten USA 5 % sind.

Während die gesamte Bevölkerung anscheinend unter Jodmangel leidet, konnte eine Gruppe schon „gerettet" werden: Säuglinge, die mit Flaschenmilch und industriellem Babybrei gefüttert werden. Ihr IQ soll sogar höher sein, als der von gestillten Kindern. Wenn Muttermilch die gleiche Qualität erreichen soll wie Flaschennahrung, müssen der Frau neben jodierten Speisen Jodtabletten verabreicht werden. Das hört sich vertraut an. Weil Kuhmilch mehr Vitamin K enthält als Muttermilch, glaubten Ärzte lange Zeit, alle Kinder würden an Vitamin-K-Mangel leiden und verordneten entsprechende Medikamente, was bei zahlreichen Säuglingen zu Gelbsucht führte. Es kam zu einer Schädigung des Gehirns, Taubheit und mentaler Verlangsamung. Heute bringt man diese Maßnahme auch mit Hämolyse in Verbindung, bei der rote Blutkörper zerstört werden. Man fühlt sich an einen Ausspruch von DR. MED. ROBERT S. MENDELSOHN erinnert, der über Ärzte witzelte, sie schienen zu glauben, dass dem lieben Gott ein großer Fehler unterlaufen sei, als er die Mutterbrust nicht mit Alete füllte.

Die Geschichte der industriellen Babynahrung ist ein weiteres fragwürdiges Kapitel der Medizin. So haben Ärzte unter dem Deckmäntelchen der Frauenemanzipation gerne behauptet, Flaschenmilch sei der Muttermilch völlig gleichwertig, Nachteile gäbe es nicht. In Krankenhäusern und bei Kinderärzten wurden Pröbchen verteilt, um die Mütter anzuwerben. Meine Mutter wurde vom Arzt zurechtgewiesen, was ihr denn einfiele, stillen zu wollen. Das gäbe einen hässlichen Hängebusen. Heute geben Mediziner zu, dass Stillen vor Brustkrebs schützt.

Dafür erzählt man derzeit nach ähnlichem Muster, Frauen mit Vaginalgeburt wären ausgeleiert – eine Zumutung für das eheliche Sexualleben. Außerdem könnten diese Frauen weder Wasser noch Stuhl halten und seien so untauglich fürs Berufsleben. Die Lösung: Geburt per Kaiserschnitt!

Uneinsichtigen Müttern erzählten einige Ärzte, das Kind vertrüge keine Muttermilch, die Muttermilch sei zu dünn, das Kind würde nicht zunehmen, die Mutterbrust sei zu klein oder zu groß oder die Mutter dürfe dem Kind nicht zu nahe kommen und sie müsse deshalb auf Flaschenmilch umsteigen. DR. MENDELSOHN ist aus seiner Praxis sogar ein Fall bekannt, in dem ein Arzt ein Kind hospitalisierte und die Mutter nicht zu ihm ließ, damit sie es nicht stillen konnte, weil er es mit Industrienahrung füttern wollte. Erst nachdem MENDELSOHN die Staatsanwaltschaft eingeschaltet hatte, ließ der Arzt die Mutter wieder stillen und gab ihr das Kind zurück. MENDELSOHN prangert an, dass Ärzte Frauen belogen und so taten, als wäre Flaschenmilch der Muttermilch ebenbürtig, obwohl ihnen die höhere Säuglingssterblichkeit bekannt war.

Zudem zogen Kinderärzte der Industrieländer aus dem Massenbabysterben in der Dritten Welt auch noch Prestige, indem sie es als ihren Verdienst angaben, dass bei uns weniger Kinder sterben. Dabei waren vielmehr sie schuld daran, dass die Säuglingssterblichkeit in armen Ländern so hoch war bzw. noch immer ist. MENDELSOHN fordert die Ärzteschaft auf: *„Wenn wir uns damit brüsten, dass unsere Säuglingssterblichkeit* [die der USA] *zur geringsten in der Welt zählt – was trotz aller Prahlerei nicht einmal stimmt –, dann sollten wir innehalten und darüber nachdenken, welche Rolle die Schulmedizin dabei spielt, in den unterentwickelten Ländern die Säuglingssterblichkeit künstlich hochzuhalten."*[65] Durch die kränkelnden Flaschenkinder im eigenen Land bekamen sie ja auch mehr Patienten. *„Und während Kinderärzte an Popularität und Macht gewannen, wuchsen die Hersteller von Babynahrung – von denen einige auch Medikamente fabrizierten –, zu multinationalen Großkonzernen heran. Die Schulmedizin hat mit diesen Konzernen gemeinsame Sache gemacht, die Technologie der Babynahrung über die ganze Welt zu exportieren."*[66] MENDELSOHN macht die Ärzte für den weltweiten Rückgang des Stillens verantwortlich.

Die Direktorin des Stillunterstützungsprogramms des Harvard-Gesundheitsplans USA, MARSHA WALKER, beurteilt den Jodgehalt künstlicher Babynahrung ganz anders als die Industrie: *„Mit künstlicher Säuglingsnahrung ernährte Säuglinge haben ein erhöhtes Risiko für die Aufnahme von Blei, Aluminium und anderen Schwermetallen sowie Jod."*[67] Und weiter heißt es: *„Mit künstlicher Säuglingsnahrung ernährte Säuglinge können Jod-*

---

65 Dr. med. Robert S. Mendelsohn: „Trau keinem Doktor", Verlag Mahajiva, Holthausen, 1993, S. 118

66 Ebenda, S. 117

67 „Schadstoffe in Säuglingsnahrung" in Breastfeeding Paper of the month Oct. 1993, AFS-Rundbriefe 11 u. 12/94, 1 u. 2/95

werten ausgesetzt sein, die beinahe 10-mal so hoch sind wie die der Muttermilch. Das Jod gelangt in die Säuglingsnahrung durch die Milch von Kühen, die sehr jodhaltiges Futter fressen und bei der industriellen Milchverarbeitung durch die Reinigung des Euters und die Desinfektionslösungen für das Melkbesteck. Eine hohe Jodaufnahme kann zu Schilddrüsenunterfunktionen führen. Einige Forscher vertreten die Auffassung, die Jodwerte der Säuglingsnahrung seien zu hoch; vor allem, weil es nur wenige Untersuchungsergebnisse über die Jodwerte mit künstlicher Milch ernährter Säuglinge und die möglichen Auswirkungen auf die neonatale Schilddrüsenfunktion gibt.“

Obwohl auch bei uns viele Kinder an Babynahrung erkranken und sogar sterben, sind die Auswirkungen der Flaschenmilchpropaganda in armen Ländern, in denen die hygienischen Verhältnisse für industrielle Fütterung einfach nicht gegeben sind, ausgesprochen dramatisch. Die Ausbeutung der Mütter ist dort besonders unmoralisch. Nach der Entbindung gibt man der Frau Gratispackungen. Sind diese aufgebraucht, ist auch meist die Muttermilch versiegt und die Familien haben oft kein Geld für weitere künstliche Babynahrung. Oder die Mutter selber verhungert, weil sie statt Essen für sich Babynahrung kauft. Diese wird häufig verdünnt, damit sie länger reicht. So verhungern oft Mutter und Kind. Die Aktionsgruppe Babynahrung e.V., Mitglied des International Baby Food Action Network, dem für seine Arbeit 1998 der alternative Nobelpreis verliehen wurde, zählt die Babynahrungsindustrie zu den drei so genannten „Killer-Industrien“ (mit pharmazeutischer und Rüstungsindustrie). Jedes Jahr sterben in unterentwickelten Ländern mindestens 1,5 Mio. Kinder allein durch das skrupellose Verhalten der Babynahrungshersteller. Mit perfiden Versprechungen und dem Schüren von Angst verkaufen diese Firmen ihre Produkte – oft mit Unterstützung der Ärzte. Aber auch in gut versorgten

Ländern müssen Kinder sterben. So gab es zuletzt Schlagzeilen um den Tod israelischer Kinder, weil sämtliche Kontrolluntersuchungen der Fertignahrung nicht zutage gebracht hatten, dass der Fertigbrei nur ein Zehntel der angegebenen Vitamin-B_1-Menge enthielt.

Inzwischen wurden einige Organisationen gegründet, die versuchen, den Konzerngiganten das Handwerk zu legen. Die WHO hat zeitweise versucht, durch das Aufstellen von Richtlinien den Schaden einzudämmen, gab 1998 jedoch auf. Davon hatten Sie noch gar nichts gehört? Das ist kaum verwunderlich, beeinflussen diese transnationalen Konzerne (TNCs) doch nicht nur die WHO und Regierungen, sondern auch die Medien. *„Die TNCs haben eine enorme Macht. Die Schlagkraft dieser privaten ökonomischen Feudalherrschaft ist so gewaltig, dass sie die Souveränität unabhängiger Regierungen bedroht. Sie beeinflussen die internationale Geld- und Entwicklungspolitik (einschließlich der Gesundheitspolitik), um ihren Hunger nach Profit zu stillen. Sie tun dies durch das Versenken von Millionen von Dollar in Politische Aktionskomitees (PACs) und Lobbyisten, die einflussreiche Politiker entweder fördern oder zerbrechen können. Ergänzend wahren sie ein Fast-Monopol über die Massenmedien...“*[68] Als 1999 ein Arzt mit schrecklichen Enthüllungen über die Praktiken Nestlés an die Öffentlichkeit ging, genügte ein Besuch des Nestlé-Pressesprechers und das ZDF strahlte den Beitrag nicht aus. Vor diesem Hintergrund stößt es einem bitter auf, wenn entsprechende Firmen auf Beschwerden über die Jodierung ihrer Produkte antworten: *„Wir hoffen, Sie verstehen unsere Aufgabe, in dieser Situation einen wichtigen Beitrag zur Gesundheitsvorsorge und -erhaltung zu leisten.“* und *„Gestillte*

---

68 „Gesunde Profite in einer sterbenden Welt“, www.babynahrung.org

Babys erhalten bei uns am wenigsten Jod" – und dazu ein Faltblatt des Arbeitskreises Jodmangel beifügen.

Ob das verabreichte recycelte Jod dem Säugling tatsächlich so gut tut, wäre zu untersuchen. Einen Schritt weiter geht sogar der ICCIDD, der in einem Artikel über Muttermilch schreibt: *„Gelegentlich sind Kinder hohen Dosen Jod ausgesetzt wie durch Povidone-Jod für örtliche Desinfektion. Die American Medical Association fand keine nachteiligen Effekte von täglichen Dosen bis zu 1000 mcg/Tag für gesunde Kinder."* Dabei sind jodhaltige Desinfektionsmittel schon seit Jahrzehnten verpönt: *„Wegen möglicher Nebenwirkung sollte Jod, das bei äußerlichem Gebrauch bakterienfeindlich wirkt, möglichst nicht mehr zur Desinfektion von Verletzungen verwendet werden; dazu gibt es heute besser verträgliche Mittel."*[69]

Chemische Zusätze sind bei Babynahrung leider die Regel: Vitamine, Eisen, Zink, Calcium, Kupfer, Natrium. Babybreizusätze sind häufig nicht nur synthetisch, sondern auch genmanipuliert, was 1998 erstmals wegen besserer Testmöglichkeiten nachgewiesen werden konnte. Doch selbst Hersteller, die nicht an den Chemiecocktail fürs Baby glauben, müssen ihn brauen. Z. B. ist es seit 1996 tatsächlich strafbar, Babybrei ohne Zugabe von künstlichem Vitamin B_1 in den Verkauf zu bringen. Obwohl Getreide selber Vitamin-B_1-Spender ist, muss es wegen einer gesetzlichen Regelung künstlich zugesetzt werden. Holle Baby Food schreibt dazu: *„Wir bedauern diese Situation ebenfalls, da es nach unserem Ermessen nicht notwendig war, zusätzlich Vitamin B_1 den Getreidebreien zuzufügen. Getreide enthält ja bekanntlich bereits einen ausreichenden Anteil an Vitamin B_1.* [...] *Das Vitamin B_1 wird synthetisch hergestellt."* Vitamin-B_1-

69 Gerhard Leibold: „Vitalstoffe", Econ Verlag, Düsseldorf, 1990

Mangel verursacht Beriberi, eine Erkrankung, die für Deutschland nicht typisch ist. Erhöhter Vitamin-B_1-Bedarf besteht bei hohem Alkoholkonsum, der für Babys nicht typisch ist. Es wirkt leicht harntreibend. In der Geburtshilfe gibt man es, um den Geburtsvorgang zu beschleunigen. Eine Überdosierung kann zu Herpes, Ödemen, Nervösität, Herzklopfen und Allergien sowie zur Beeinflussung der Schild- und Bauchspeicheldrüse führen.

Baby-Nahrungs-Hersteller nutzen jede Gelegenheit, ihren Markt zu erweitern. Tatsächlich ermöglichten die Medien den Konzernen TV-Beiträge und Presseberichte wie diesen hier: *„Auch Teenager und Rentner finden die Brei-Mischungen superlecker. ‚Schon 12 Prozent unserer Früchte-Gläser werden von Menschen ohne Kinder gekauft', sagt ROLAND ERBACHER (45) von der Firma Hipp. ‚Durch die Lebensmittel-Skandale sind die Verbraucher verunsichert. Bei Baby-Nahrung weiß man: Sie ist gesund, lecker, ohne Chemie.'.“*

Unter den zahlreichen Erkrankungen, die in den letzten Jahrzehnten auf Flaschenmilch zurückgeführt wurden, befindet sich übrigens auch die Schilddrüsenunterfunktion. Womöglich waren Ärzte für die Entstehung „verkropfter“ Bevölkerungen sogar mitverantwortlich. Die jetzige Massenenttarnung (siehe auch Kapitel „Massenenttarnung“) der Frauen führt für die Kinder zu schweren Schäden. So prognostiziert die Selbsthilfeorganisation für Kinder mit Schilddrüsenerkrankungen „Die Schmetterlinge“: *„Dadurch dass die Mütter wegen bestehender Autoimmunerkrankungen der Schilddrüse immer weniger Jod zu sich nehmen (dürfen), wird die Zahl der kranken Neugeborenen ständig zunehmen.“* Denn eine enttarnte (also krank gemachte) Mutter führt nicht automatisch zu einem gesunden Kind.

Auswirkungen auf Kinder

10 Millionen Kinder (allein 12 % der US-Bevölkerung unter 18) schlucken heute Ritalin, ein Medikament, das Hyperaktivität ruhig stellen soll. Es handelt sich hierbei um einen den Amphetaminen – die die Grundlage von „Ecstasy" bilden – verwandten Stoff. In Rattenversuchen zeigte sich, dass es die Entwicklung spezieller Gehirnzellen behindert. Ärzte erwarten nun mit Spannung, ob ihre kleinen Patienten, wie die Tierversuche es nahe legen, schon ab dem 40sten Lebensjahr mit Parkinson zu kämpfen haben werden. Denn Langzeitstudien liegen noch nicht vor, die Kinder, die heute Ritalin bekommen, dienen Wissenschaftlern als „Versuchskaninchen". Zudem vermindert das Medikament die Durchblutung des Gehirns, was zu einem nicht rückgängig zu machenden Absterben von Zellen führt. Die Erklärungen, warum man Kindern Ritalin geben sollte, laufen nach altbewährtem Muster ab. Ähnlich wie bei Jod und Östrogenen wird hier auch nur der Mangel ausgeglichen, in diesem Fall vermutet man einen Dopamin-Mangel. Auch mache Ritalin anscheinend nicht süchtig. US-Politikerin Hillary Clinton unterstützt die Gabe von Ritalin und erklärte: Das Ziel muss sein, *„diejenigen Kinder, die Hilfe brauchen, zu identifizieren und ihnen zu helfen, ob sie wollen oder nicht!"* [70] Die Idee der Zwangsmedikation hat sich fest in die Köpfe unserer Politiker gebrannt und macht auch vor Kindern und Psychopharmaka keinen Halt. Tatsächlich werden Eltern in den USA gerichtlich gezwungen, ihren Kindern Ritalin zu verabreichen.

---

70 „Anpassung auf Rezept!", Ketzerbriefe Nr 96, S. 47

Neben anderen Chemikalien steht auch Jod im Verdacht, ADHS auszulösen und zu verschlimmern. Wissenschaftler belegten hier einen Zusammenhang zwischen genetisch definierter Schilddrüsenhormonstörung und ADHS-Diagnose. Seit den 70er-Jahren ist bekannt, dass z. B. die jodhaltige Lebensmittelfarbe Erythrosin das Gehirn beeinflusst; sie wurde mit Verhaltensstörungen bei Kindern in Verbindung gebracht. Wissenschaftler rieten damals, die Verwendung des Stoffes zu überdenken.

Die Aggressivität der Pharmakonzerne bei der Vermarktung von ruhig stellenden Drogen ist spätestens seit dem Valium-Missbrauch bekannt: Das ursprünglich für die Verwendung in Psychiatrien entwickelte Präparat, wo es als Alternative zu Elektroschock-Therapie und Gehirnchirurgie dienen sollte, wurde Millionen von Frauen bei allen möglichen Gelegenheiten verabreicht. Jährlich sorgte es in den USA für 50000 Besuche in den Notaufnahmen der Krankenhäuser, nicht selten mit Todesfolge. Durch den wirtschaftlichen Erfolg des Valiumabsatzes angespornt, versuchte man schon früh, zur Markterweiterung auch Kinder zu gewinnen. Ein Hersteller warb z. B. für eine Verabreichung von Beruhigungsmitteln bei Kinderängsten (Schule, Dunkelheit, Trennung, Zahnarztbesuch, Ungeheuer).

Ritalin ist die Erschließung jungen Patientenguts mithilfe von Politikern, Ärzten, Lehrern, Richtern und Eltern, denen gleichgültig ist, warum ihre Kinder hyperaktiv sind, endgültig gelungen. Allein in den USA liegt der Verkaufswert des Medikaments bei 700 Mio. US$ jährlich (2001). Kindern wird hier nicht nur der Einstieg in den Drogenkonsum staatlich aufgezwungen, sie können auch gleich eine Karriere als Dealer beginnen. Hochschüler kaufen den Kleinen den Stoff, dem sie den Spitznamen „Vitamin R“ gegeben haben, gerne ab, denn er ist eine beliebte Partydroge.

Auswirkungen auf die geistige Entwicklung

Früher glaubte man, der Mann besäße eine höhere Intelligenz als die Frau, weil sein Gehirn ja bis zu 20 % größer ist. Nach Lektüre des Infomaterials des Arbeitskreises Jodmangel könnte man zu dem Schluss gelangen, Mädchen und Frauen haben einen niedrigeren IQ, weil sie an einem ausgeprägteren Jodmangel leiden. Spätestens in der Pubertät litten Mädchen an jodmangelbedingten Störungen wie z. B. Lern-, Merk- und Konzentrationsschwäche. Dem ICCIDD ist bekannt, dass die Werbung um das Körnchen Wahrheit den Verbraucher manipuliert. Es fiel den Experten auf, dass z. B. der Manager einer Salzfirma in Asien behauptete, sein Jodsalz würde den IQ der Kinder heben, was der ICCIDD als falsch bewertet. Bei den Eltern bleibt aber die falsche Aussage im Gedächtnis haften. Auch bei uns werben Ärzte und Medien mit Intelligenz durch Jod. So wird der Eindruck erweckt, ein hoher Jodpegel im Blut wäre verbunden mit einem hohen IQ: *„Je tiefer der Jodspiegel im Blut, desto schlechter schnitten die Kinder in Lern- und Intelligenztests ab. Noch stärker als das Lernvermögen war die Motivation beeinträchtigt: Kinder mit ausgeprägtem Joddefizit zeigten fast keine Lust, sich anzustrengen und etwas zu leisten.“*[71] Solch simplifizierte Darstellung dient nur dazu, den Jodkonsum anzukurbeln. Eine sachgemäße Aufklärung des Verbrauchers ist absichtlich nicht gegeben. Der ICCIDD ist sich bewusst, dass es durch solche Werbung zu Überdosierungen kommt.

71 „Jod wichtig für Lernvermögen“, www.astrazeneca.ch

Auswirkungen auf den Mann

„Wenn die Jodierung in die Hose geht: Schilddrüse fein – Hoden klein“ titelte die *Ärztliche Praxis* im März 2000 frech, als der *New Scientist* die Ergebnisse eines Tierversuchs veröffentlichte. Reproduktionsforscher hatten vermutet, dass der Rückgang der Spermienzahlen amerikanischer Männer auf die Jodierung zurückzuführen ist. Sie züchteten Ratten, die unter so genanntem Jodmangel tatsächlich mehr Samen produzierten. Jodsalzkonsum kann langfristig anscheinend hemmend auf männliche Keimdrüsen wirken und so zu Unfruchtbarkeit führen.

Eine Erkrankung der Schilddrüse verursacht häufig Impotenz, die aber laut PROF. PFANNENSTIEL unter Therapie zu beheben ist. Auch hier gilt: frühe Enttarnung und eifrige Behandlung.

Auswirkungen auf Haustiere

Schilddrüsenerkrankungen von Tieren werden meist Umweltverschmutzung und anderen Umweltfaktoren zugeschrieben. Während Hunde eher zu Hypothyreose neigen, entwickeln Katzen, besonders im Alter, leicht eine Hyperthyreose. Die Tiere weisen dieselben Symptome auf wie Menschen: Hunde leiden an Übergewicht und Haarausfall, Katzen sterben an Herz- und Nierenversagen. Auch die Therapieansätze sind gleich.

Achten Sie bei der Futterauswahl auf den Jodgehalt. Fragen Sie bei den Herstellern nach und wählen Sie ein Produkt, das möglichst geringe Gesundheitsrisiken aufweist. Einige Produkte *„übertreffen dabei den empfohlenen Gehalt an Jod"*[72]. Doch ob mehr wirklich besser ist, bleibt fraglich. Vögel leiden angeblich an Jodmangel, der durch die berühmten Nutrivit-Körnchen mit Jod S11 ausgeglichen werden soll. Ich konnte Trill nicht entlocken, ob diese Körner von Natur aus viel Jod enthalten oder ob dieses künstlich zugesetzt wird. Auch die Bezeichnung S11 wurde nicht erklärt. Die Firmen bieten meist einen Tierarzt als Ansprechpartner an, den Sie im Zweifelsfall befragen können. In manchen Orten gibt es auch Tierheilpraktiker, die man kontaktieren kann.

Mir wurde berichtet, dass manche Katzen einen großen Bogen um Salzlampen machen. Bedenken Sie, dass auch Tiere Jod nur in Spuren brauchen. Bevorzugen Sie natürliche Jodquellen und achten Sie beim Tierarzt darauf, dass keine jodhaltigen Desinfektionsmittel für Wunden verwendet werden. Vermeiden Sie auch bei Ihrem Haustier Schilddrüsengifte.

Falls Sie das Gefühl haben, Ihr Haustier könnte eine Schilddrüsenfehlfunktion haben, bestehen Sie auf einen Hormontest. Leider berichten Tierhalter immer wieder, dass Tierärzte sich weigern, die Untersuchung vorzunehmen. Bei Hamstern, Hunden und Hühnern belegten Studien übrigens eine Zunahme an Autoimmunerkrankungen durch Jodgabe.

---

72 aus einem Brief vom 6.8.2003 von Nestlé Purina PetCare

Jodierung und die Hintergründe in Wirtschaft, Politik und Gesellschaft

Die Massenenttarnung

Dass es bei einer Massenjodierung Verletzte und Tote gibt, ist allen Initiatoren klar. Zum Teil hatten Länder wie z. B. Australien frühere Jodprogramme aus diesem Grund gestoppt, zum anderen hatte das JECFA der WHO aus eben diesem Grund von Massenjodierungen abgeraten und vorgeschlagen, nur den Kindern Jod zu verabreichen. Ein Vorschlag, den die Jodierer ablehnten. Um die Massenjodierung doch noch durchzusetzen, mussten Ärzte die Politik dahingehend beeinflussen, die Übergriffe auf Leib und Leben der Bevölkerung zu akzeptieren und zu dulden. Dazu wurde der Jodmangel dramatisiert und der Nutzen von Jod idealisiert. Eine entscheidende Rolle spielt hierbei das Umdeuten verschiedener Sachverhalte.

1995 z.B. widmet der ICCIDD dem Thema Jodbasedow (durch Jod verursachte Schilddrüsen-Überfunktion = Iodine Inducted Hyperthyroidism oder Thyrotoxicosis, abgekürzt IIT) einen Artikel in seinem Newsletter, um mögliche Zweifel am Jodierungskonzept auszuräumen. Jodbasedow, lesen wir dort, *„ist eine der Jodmangelerkrankungen"*. Die dazugehörige These lautet, dass Jodbasedow nur bei Schilddrüsen entstehe, deren Gewebe verändert sei. Solche Veränderungen können unter anderem durch Jodmangel entstehen. Während die Gewebsveränderung also durch Jodmangel bewirkt werden kann, entsteht Jodbasedow – wie der Name sagt – erst durch die Jodgabe. Jodbasedow bricht nicht während eines Jodmangels aus, sondern durch die Jodgabe. Die irreführende Formulierung, es handle sich um eine Jodmangelerkrankung, lenkt davon ab, dass die Krankheitsfälle durch die Jodgabe, also durch die Massenjodierung, ausgelöst werden. Es scheint, dass damit die Ärzteschaft ihre entscheidende Rolle und Verantwortung bei den Jodbasedowepidemien gerne verschleiern möchten.

„Es [Jodbasedow] *wurde in den 60ern und 70ern in Europa und Lateinamerika nach der Einführung von Jodsalz beobachtet. Die Epidemiologie wurde in Tasmanien, Australien, dokumentiert, nach der Einführung von jodiertem Brot 1966 und der Zugabe von Iodophor in die Milch durch die Molkereiindustrie. Unlängst ist Milchjod auch ein bedeutender Faktor in Europa gewesen."* Der ICCIDD bewertet IIT als *„unvermeidliche Konsequenz einer erhöhten Jodaufnahme"*.[73] Wir wissen, dass Jodbasedow-Epidemien sehr wohl vermeidbar gewesen wären, wenn man Erwachsene von unsinniger Jodgabe bewahrt hätte, wie das JECFA geraten hatte. Auch eine Aufklärung der Risikogruppen, damit sie sich selber schützen, wäre sinnvoll gewesen. Mit einer lückenlosen Deklaration hätte man der Bevölkerung Klarheit darüber verschaffen können, was jodiert ist.

Leider haben die Jodierungsinitiatoren bewusst nichts dergleichen getan, was zur Vermeidung von Jodbasedow hätte beitragen können. Im Gegenteil, Ärzte und Medien versicherten der Bevölkerung, es gäbe keine Risiken und keine Risikogruppen! Durch diese Desinformation wurde Jodbasedow nicht verhütet, sondern provoziert. Jodbasedow *„bleibt weiter ein signifikantes Problem in Europa. Sein Vorkommen beruht auf der Existenz einer älteren Altersgruppe (über 40), die seit Geburt*

---

73 ICCIDD „Statement on Iodine-inducted Thyrotoxicosis" (Jod-Basedow), IDD newsletter Vol. 11, No. 4, Nov. 1995

unter Jodmangel leidet. Er kann völlig verhütet werden in den nächsten und nachfolgenden Generationen, indem man Jodmangel korrigiert."[74] Hier zeigt sich weiter deutlich, dass der ICCIDD etwas durcheinander bekommen hat: Jodbasedow kann bei keinem Gefährdeten verhütet werden, indem man Jod gibt. Der ICCIDD beschreibt hier nicht mehr Therapiemöglichkeiten an Individuen, sondern an Bevölkerungen. Durch diese Verschiebung der Sichtweise fallen die Betroffenen weg. Dass die Opfer sich an Maßnahmen des 3. Reichs erinnert fühlen, kann man ihnen nicht verdenken, denn dort benutzten Ärzte eben diese Sichtweise für ihr Tun. Wenn nicht mehr ein einzelner Mensch der Patient ist, sondern ein abstrakter Volkskörper, dann rücken Todesfälle bei der Diskussion in den Hintergrund. Durch die Sichtverschiebung geht plötzlich unter, dass durch die Jodgabe die gefährdeten Personen erkranken und womöglich sterben, denn die Bevölkerung als Ganzes bleibt ja bestehen. Das Versprechen, dass nachfolgende Generationen keinen Jodbasedow mehr entwickeln werden, ist für den Betroffenen völlig bedeutungslos. Auch PROF. PFANNENSTIEL (Gründer der Schilddrüsen-Liga) weiß, dass Jodprogramme den Kropf erst im Generationenwechsel beeinflussen: *„Dieses Ziel* [die Reduktion der Kropfhäufigkeit] *ist allerdings erst langfristig zu erreichen, da lediglich die Entstehung eines Jodmangelkropfes durch eine Verbesserung der alimentären Jodversorgung verhütet werden kann, während ein vorhandener Jodmangelkropf durch Jod alleine bei Erwachsenen meist nicht mehr beseitigt werden kann.*"[75]

74 ICCIDD „Statement on Iodine-inducted Thyrotoxicosis" (Jod-Basedow), IDD newsletter Vol. 11, No. 4, Nov. 1995

75 Peter Pfannenstiel: „Schilddrüsenkrankheiten – Diagnose und Therapie", herausgegeben von Henning, Berlin, Grosse Verlag, Berlin, 1985, S. 104

Da Erwachsene mit einer Jodbehandlung nur verlieren, wird die Schädigung nun als Nutzen verkauft: *„Das derzeit minimale Hyperthyreose-Risiko – eigentlich wird nur zum Vorteil des Patienten die Manifestation einer ohnehin autonomen Umwandlung der Struma durch Jodgabe zeitlich vorverlegt – stellt den Preis für die Verminderung der Kropfhäufigkeit und das weitgehende Verschwinden von Folgekrankheiten des Jodmangelkropfes wie vor allem auch für eine Rückbildung der Schilddrüsenautonomie dar.“*[76] Dass Ärzte damit werben, bei Patienten Krankheiten vorzuverlegen, ist erschreckend. Anfangs witzelte der *EU.L.E.n-Spiegel* noch über diese Verirrung: *„Nebenwirkungen gibt es natürlich keine – und wenn, dann sind sie nur positiv, wie z. B. das Auslösen einer Schilddrüsen-Überfunktion: Sie kann somit „frühzeitiger erkannt und therapiert werden“. Auch Dioxin* [...] *sorgt dafür, dass Krebs füher erkannt und behandelt werden kann...“* Die Autoren dachten, dass dadurch wohl jedem der Irrwitz dieser Medizin deutlich werden müsste. Als Ärzte die sarkastische Pointe jedoch ernsthaft aufgriffen, blieb den Patienten das Lachen im Halse stecken. Niemand hätte Medizinern allen Ernstes so etwas zugetraut. Tatsächlich priesen Frauenärzte das hohe Krebsrisiko durch Hormonpillen als Segen an, als die Gefahren nach Jahrzehnten eines Tages doch in den Medien besprochen und somit publik gemacht wurden. Die Medizin-Journalistin SYLVIA SCHNEIDER berichtet: *„Oft wird suggeriert, dass man mit der Gabe von Hormonen die Krebsentstehung kontrollieren oder sie mit operativen Eingriffen vermeiden könne. Motto: ‚Wenn ich Ihnen jetzt keine Hormone verschreibe, riskieren Sie, dass Ihr Brustkrebs nicht rechtzeitig entdeckt wird‘!“*[77]

76 Ebenda

77 Sylvia Schneider: „Tatort Frau“, Carl Ueberreuter, Wien, 2003, S. 99

Abgesehen vom Schaden für die jetzige Bevölkerung ist auch der idealisierte Nutzen der Massenjodierung für spätere Bevölkerungen fraglich. Dass in nachfolgenden Generationen keine Menschen nachteilig auf Jodzufuhr reagieren, ist durchaus umstritten. Im hoch jodierten Amerika gelten offiziell 10 % der Bevölkerung als schilddrüsenkrank. Eine schilddrüsengesunde Bevölkerung lässt sich auch nicht mit Massenjodierung züchten. Die Schädigung von Individuen wird also immer weiter bestehen bleiben. Jodbasedow *„wird nicht als Gegenanzeige für Jodierungsprogramme angesehen mit Blick auf den enormen Nutzen, den das Korrigieren von Jodmangel für die gesamte Population, besonders die Verbesserung des Überlebens des Kindes, des Lernens des Kindes, der Frauengesundheit, der ökonomischen Produktivität und der Lebensqualität, hat.“* Nun, die Verbesserung der Lebensqualität, der Frauengesundheit oder des Lernens des Kindes gilt nicht für die Menschen, bei denen Jodbasedow ausgelöst wird, nicht für die Mütter die erkranken oder die Kinder, deren Mütter durch Jodbasedow zu Tode kommen. Der ICCIDD erklärt hier das Verletzen und Töten bestimmter Gruppen für gerechtfertigt. Man spielt die Opfer einfach gegen den Rest der Bevölkerung aus.

Das Arzt-Patienten-Verhältnis hat sich hier dramatisch gewandelt. Der Arzt scheint nicht mehr das Beste für den Betroffenen, sondern das Beste für die Bevölkerung zu tun. Dabei nimmt er sich das Recht, eine Gruppe von Menschen zu verletzen. Dem Grundgesetz fühlt er sich im Zuge dessen nicht verpflichtet. Oder wie der Mediziner ROBERT EDWARDS die ärztliche Philosophie so schön formulierte: *„Die Ethik muss sich der Wissenschaft anpassen, nicht umgekehrt.“*[78] Wenn Ihr Arzt sich

78 Robert S. Mendelsohn: „Männermacht Medizin“, Mahajiva, Holthausen, 1989.

jedoch nicht mehr Ihnen verpflichtet sieht, sondern weltpolitischen Interessen, wie können Sie dann sicher sein, dass er für Sie das tut, was für Ihren Körper am besten ist? Wenn Ihr Arzt das Grundrecht auf körperliche Unversehrtheit nicht allen seinen Patienten zugesteht, wie sollen Sie dann wissen, ob Sie der Patient sind, dem geholfen wird oder der, der für höhere Ziele geopfert wird? Dass Ärzte Patienten höheren Zielen opfern ist nicht so außergewöhnlich. Die meisten glauben, dies hätte es nur im 3. Reich gegeben. Doch auch danach waren die Ethik-Grundsätze, nach denen Mediziner handeln, alles andere als klar. So galt das Einsetzen von Fremdkörpern in die Gebärmutter zur Schwangerschaftsverhütung bis Anfang der 60er-Jahre als Kunstfehler, da es zu Infektionen, Bauchfellentzündung und Unfruchtbarkeit führen kann. Dann wechselten Ärzte plötzlich die Seiten und vertraten nicht mehr die Interessen ihrer Patientinnen, sondern bevölkerungspolitische Ziele, und man empfahl die Spirale als „Verhütungsmittel". Millionen von Frauen bekamen daraufhin akute Beckenentzündungen, 20 % von ihnen wurden gebärunfähig, viele mussten sterben. Der verantwortliche Ärzterat der USA, der Population Council – ähnlich wie der International Council for Control of Iodine Deficiency Disorders –, stimmte mit einer Rede seines Mitglieds Dr. J. Robert Willson überein: „*Wenn wir das von einem übergeordneten, weitsichtigen Standpunkt aus betrachten – ich habe so etwas zwar noch nie laut ausgesprochen und weiß gar nicht, wie sich das anhört – vielleicht kommt es ja auf die einzelne Patientin gar nicht an im großen Rahmen der Dinge, besonders wenn die Infektion, die sie sich dabei holt, zwar sterilisierend, aber nicht tödlich wirkt.*"[79]

79 Ebenda

Die Gesinnung von Ärzten wird an einem anderen Beispiel auch besonders deutlich: Zwischen 1971 und 1974 setzten Ärzte 4 Mio. Frauen den Dalkon-Schild, ein Gebärmutter-Pessar ein. Dadurch erlitten etwa 1 100 000 Amerikanerinnen akute Beckenentzündungen, ein Fünftel davon wurde gebärunfähig. 17 Todesfälle wurden als Folge des Tragens des Pessars anerkannt. Die Versicherungen zahlten aufgrund von 900 Gerichtsverfahren gegen den Hersteller mindestens 55 Mio. Dollar an die Opfer. Trotzdem entfernten die Ärzte den Dalkonschild erst 1980 – 6 Jahre nachdem das Gesundheitsministerium ihn verboten hatte –, bei ihren Patientinnen. Zu diesem Zeitpunkt schrieb sie der Hersteller an, der sie darum bat. Da die Industrie im Gegensatz dazu für die Jodschäden nicht haften muss, wird sie auch die Ärzte nicht zurückpfeifen. Dass die Mediziner selbst etwas im Sinne ihrer Patienten unternehmen werden, scheint ausgeschlossen zu sein. Schließlich gilt der Patient im Rahmen höherer weltpolitischer Ziele – wie etwa dem Ausrotten des Kropfes – als unwichtig. Der ICCIDD bezeichnet die Behandlung von Jodmangelkrankheiten als „Krieg". Und ein Krieg fordert seine Opfer.

In einem Artikel spielt der ICCIDD die Beschwerden, die Jodbasedow verursacht, herunter; zudem werden die Therapiemöglichkeiten idealisiert. Schilddrüsenmedikamente, OP und Radiojodtherapie werden als „hoch effektiv" bezeichnet, dabei treten kaum Heilungen ein; meist muss lebenslang therapiert werden und es kommt sogar zu massiven Komplikationen. Schließlich wird eingeräumt, dass Jodbasedow durchaus tödlich enden kann. *„Die größte Gefahr liegt in einer Verzögerung der Diagnose und Behandlung."* Wenn man bedenkt, dass die Gabe von Jod durch Lebensmittel angeblich gerade aus dem Grunde geschieht, weil die medizinische Betreuung (in den Dritte-Welt-Ländern) so schlecht ist, dass es unmöglich scheint, Jodtabletten zu verteilen, dann dürfte sich der ICCIDD bewusst sein, dass die Opfer der Jodbasedowepidemie ganz sicher nicht schnellstmöglich die richtige Diagnose und die lebensrettende Behandlung bekommen können. Diese Betreuung ist ja schon in gut versorgten Ländern wie den USA und Deutschland nicht gegeben. Auch bei uns sind Todesfälle bekannt.

Die meisten Opfer haben einen langen Leidensweg hinter sich, bevor endlich die richtige Diagnose gestellt wird. Kompetente Hilfe bleibt so lange aus, dass die Opfer schwerste Schäden erleiden oder verzweifeln – auch Selbstmordfälle sind in Deutschland bekannt. Abgesehen davon veröffentlichte die *Ärztliche Praxis,* dass schon leichte Überfunktionen die Lebenserwartung verkürzten. Aber auch mit richtiger Diagnose stellt sich ein normales Leben noch lange nicht einfach wieder ein. Die Schulmedizin kann Schilddrüsenkrankheiten nicht heilen. Die Betroffenen sind meist bis an ihr Lebensende auf Medikamente angewiesen. *„Jeder Patient mit einer Hyperthyreose bedarf einer lebenslangen Kontrolle beziehungsweise Nachsorge, unabhängig davon, ob es sich um eine funktionelle Autonomie oder einen Morbus Basedow handelt und unabhängig von der Behandlungsart (medikamentös, Operation, Radiojodtherapie). Über die Notwendigkeit dieser Nachsorge sollte der Patient bereits bei der Therapieplanung aufgeklärt werden.“*[80]

Auch in Deutschland gibt es gar nicht genügend Endokrinologen, um die Schilddrüsenepidemie zu versorgen. Viele Patienten landen beim Hausarzt oder beim Radiologen. Durch die Presse ging der Fall einer Rentnerin, deren Hausarzt mit der Diagnose einer Klinik überfordert war. Obwohl eine Überfunktion festgestellt worden war, erfolgte keine Behandlung

80 20. Wiesbadener Schilddrüsengespräch 2002, umd Verlag, Berlin, S. 36

durch den Arzt. Der Tod der Patientin wurde unter „Herzinfarkt" verbucht, die Staatsanwaltschaft lehnte Ermittlungen gegen den Hausarzt ab. DR. K. BAUCH findet auf einer Fachtagung 1996 in Wiesbaden: *„Gerade die Kardiologen müssten aus unserer Sicht sensibilisiert werden, auf die jodinduzierte Hyperthyreose zu achten."*[81] Jahre nach Einführung des Jodprogramms sind Ärzte noch immer nicht genügend vorbereitet, um die Situation zu meistern. Oft müssen lange Anfahrten zum nächsten Endokrinologen unternommen werden, wenn man sein Leben retten will.

Der ICCIDD bekennt in seinem Bericht, dass Jodierung das Vorkommen von Überfunktionen sogar verdoppele (wie es z. B. in der DDR der Fall war). „[...] *aber das Auftreten sinkt dann charakteristischerweise auf einen Stand, der unter dem vor der Korrektur des Jodmangels liegt.*" Hier beeilt sich die Ärzteschaft wieder, den Segen für künftige Generationen anzupreisen, um die heutigen Schäden zu rechtfertigen. Pech für jetzige Generationen, die den Blutzoll zahlen müssen.

Um zu demonstrieren, wie leicht Jodbasedow-Epidemien zu handhaben sind, veröffentlichte der ICCIDD seine *„Strategie, um IIT zu begegnen. 1. Zum Praktischen: Raten Sie älteren Personen, besonders mit knotigen Kröpfen, ihren Salzkonsum zu reduzieren."* Warum sollen Ärzte den Risikogruppen denn nicht raten, ihren **Jod**konsum zu drosseln? Unjodiertes Salz verursacht keinen Jodbasedow. Es kommt hier auf das Jod an, nicht auf das Salz. Zudem sollte man Betroffene auch über Jodzusätze neben Jodsalz aufklären. Es fällt auf, dass der ICCIDD zu

---

81 „Neue und vergessene Aspekte der Therapie von Jodmangelstrumen", Verhandlungsbericht des 14. Wiesbadener Schilddrüsengespräches 1996, pmi Verlagsgruppe, Frankfurt, S. 48

raten scheint, in der Öffentlichkeit über Jod zu schweigen und sich mit Verschleierung zu behelfen. In Deutschland kam es ohnehin zu keinerlei Warnung der Risikogruppen und Geschädigten. Deutsche Ärzte rieten den Opfern sogar weiterhin zum Jodkonsum, priesen sogar Jodtabletten an. Uns sind Fälle bekannt, in denen Patienten, die von selber merkten, dass sie schlecht auf Jodsalz reagierten, vom Arzt als psychisch gestört hingestellt und mit Einlieferung in die Psychiatrie bedroht wurden. DAGMAR BRAUNSCHWEIG-PAULI gegenüber, der Medizinjournalistin, die sich schon seit Jahren für die Öffentlichmachung der Jodproblematik einsetzt, bekannte ein Arzt sogar, dass Mediziner dazu angewiesen worden waren, die Opfer nicht zu warnen, weil man das Durchsetzen der Massenjodierung nicht gefährden wollte. Schließlich folgte Deutschland den Zwangsideen der WHO aus historischen Gründen nur äußerst widerstrebend. Die Deutsche Bevölkerung hätte sicher nicht eingewilligt, wenn man sie darüber unterrichtet hätte. *„Wir haben Anweisung, keine Patienten mehr vor Jod zu warnen, auch die Patienten mit Überfunktion, „Heißen Knoten" und Morbus Basedow nicht."* Auf den Einwurf, das würden sich die Patienten kaum gefallen lassen, entgegnete der Mediziner nur: *„Die Patienten erfahren es ja gar nicht mehr, dass ihnen Jod schadet. Also wissen sie es auch nicht. Außerdem sind die Hyperthyreotiker so fertig, da rührt sich keiner."*[82] Wie groß ist eigentlich die Risikogruppe der *„älteren Personen"*, zu der man ab 40 zählt? Laut *Apotheken Rundschau* vom Juni 2003 stellen die über 60-Jährigen 22 % der Bevölkerung der BRD. Was würde der Regierung blühen, wenn die älteren Menschen mitbekämen, für wie wertlos man sie hält und wie aggressiv man gegen sie Politik macht?

---

82 Dagmar Braunschweig-Pauli: „Jod-Krank", Dingfelder, Andechs, 2000, S. 7 f.

„2. Untersuchen Sie die Jodgehalte des Salzes, um sicherzustellen, sie übersteigen nicht die im IDD-eliminations-Programm des Landes vorgeschriebenen und korrigieren Sie Produktionspraktiken, die zu Jodexzess im Salz führen können oder andere Faktoren, die exzessive Jodaufnahme bei älteren Altersgruppen verursachen können.“ In armen Ländern oder Krisengebieten ist die Sicherheit der Jodierung nicht gewährleistet. Der Jodgehalt unterliegt großen Schwankungen, das Salz ist oft falsch deklariert, sodass man nie sicher sein kann, ob es sich um jodiertes oder unjodiertes handelt. Der ICCIDD ist mit der Kontrolle überfordert. Zum Teil schätzt er die Jodaufnahme der Bevölkerung völlig falsch ein. So war man z. B. über die hohen Jodwerte in Indonesien überrascht. Der Versuch, die Aufnahme zu drosseln, kam folglich viel zu spät. In Kanada gilt die Jodaufnahme ebenfalls als exzessiv. Aber da die Industrie nun im Rahmen des Gesetzlichen handelt, besteht auch keine Möglichkeit, den Jodpegel zu senken. Die Industrie verzichtet freiwillig nicht auf Jodierung, da sich die Produkte durch die Jodwerbung so gut verkaufen. Auch die Kontrolle der Jodierung ist unzuverlässig: Das Robert Koch Institut wies 2002 darauf hin, dass *„die Hersteller iodierter Lebensmittel zurzeit keine zuverlässigen analytischen Daten über den tatsächlichen Gehalt der von ihnen angebotenen Einzelprodukte erheben“.*[83] Die Zeitschrift Test berichtete 1998 über eine Lebensmitteluntersuchung, bei der sich zeigte, dass die zugesetzten Vitamine, Mineralien und Spurenelemente in der Regel gravierende Überschreitungen der Dosierung aufwiesen.

---

83 „Schilddrüsenhormone und Schilddrüsenmedikamente bei Probanden in den Nationalen Gesundheitssurveys“, Robert-Koch-Institut, Berlin, 2002, S. 21

„3. Alamieren Sie die medizinische Gemeinde zu besonderem Bewusstsein, Diagnose und Behandlung von Jodbasedow und liefern Sie die nötigen Mittel zu medizinischer Versorgung.“ Wie sieht sie in Deutschland also aus, die auf Schilddrüsenepidemien vorbereitete Ärzteschaft? Seit den 70er-Jahren wurde die Endokrinologie immer weiter vernachlässigt, denn die meist ambulante Betreuung der Patienten war wenig Gewinn bringend im Gegensatz zu chirurgischen Zweigen, z. B. in der Frauenheilkunde die Krebsoperationen. Da es kaum noch entsprechende Bereiche in den Krankenhäusern gibt, wurde die Forschung und die Ausbildung auf diesem Gebiet fast eingestellt. Patienten werden darum von Ärzten betreut, *„denen die einschlägigen endokrinologischen Kenntnisse fehlen“*[84]. Die meisten Kranken landen beim Chirurgen oder Radiologen und dann beim Hausarzt. Eine kompetente Betreuung findet kaum statt. Schilddrüsen werden wie am Fließband herausoperiert und verstrahlt. Eine fachgerechte Betreuung erfolgt weder vorher noch nachher. Es werden Organe entfernt, die man hätte erhalten können und die Patienten stehen mit den Folgeproblemen alleine da. Die Deutsche Gesellschaft für Endokrinologie erklärte 2001, dass die Versorgung der Kranken, *„die an Hormonstörungen leiden, so beeinträchtigt ist, dass sie zusammenzubrechen droht.* [...] *Selbst in Ballungsgebieten müssen Kranke mehr als ein halbes Jahr auf einen Termin bei einem Spezialisten warten.“* War das nicht laut ICCIDD genau die größte Gefahr, die Schilddrüsenkranke in Jodierungsprogrammen bedroht? Um Leben zu retten muss eine schnelle Diagnose und eine schnelle Versorgung erfolgen. Die Frankfurter Allgemeine Zei-

84 „Wenig Interesse an Hormonstörungen“, Frankfurter Allgemeine Zeitung vom 13.06.2001

tung geht im Rahmen dieses Notrufs der Endokrinologen 2001 von einem Verhältnis von 282 dürftig vorbereiteten Endokrinologen zu 20 Mio. schilddrüsenkranken Deutschen aus. Bei dieser Lage eine Massenenttarnung einzuleiten, ist von der Bundesregierung verantwortungslos. Es ist offensichtlich, dass die akut erkrankte Bevölkerung nicht versorgt werden kann.

„4. Dokumentieren Sie die Zahl der Fälle und die klinischen Details, um das Ausmaß des Problems abzuschätzen und dann zur Beantwortung geeignete Maßnahmen zu planen.

5. Setzen Sie effektive biologische Monitoring-Systeme als eine essenzielle Komponente der IDD-Ausmerzungs-Programme ein, wie sie schon vom ICCIDD und anderen empfohlen wurden." Die Probleme des Monitoring werden im Kapitel „Normwerte" besprochen.

„6. Beruhigen Sie Gesundheits-Funktionäre und Bevölkerung, dass Jodbasedow vorübergehend und behandelbar ist und dass seine Konsequenzen bei weitem vom Nutzen des Jodsalzes für die Entwicklung der Kinder aufgewogen werden." Hier müssen wieder Kinder als Rechtfertigung für die Schädigung herhalten. Welche Rentnerin möchte nicht ihr Leben opfern, wenn dadurch Kinder gerettet werden? PROF. HEHRMANN von der Trierer Bezirksärztekammer hatte z. B. anfangs noch betont, dass Jod in der Altenpflege nichts zu suchen habe, wollte später aber nicht mehr zitiert werden. In der Altenpflege wird Jod ja gezielt an die gefährdetste Risikogruppe verabreicht. Das Verhindern oder Rückbilden einer Kropferkrankung ist hier unmöglich, dafür ist die Chance aber besonders groß, enttarnt zu werden. Der Knochenfraß, den Jod verursachen kann, wirkt sich bei alten Menschen ebenfalls sehr nachteilig aus, da Sie an Brüchen leicht sterben können. Aus politischer Sicht ist die Zwangsjodierung für Senioren keine Frage der Prävention, sondern höchstens ein fragwürdiger Beitrag zur Lösung des Rentenpro-

blems. Uns sind Fälle von Schwerbetroffenen bekannt, denen es unmöglich ist, in einem Altenheim zu leben, da es hier in Deutschland so gut wie keines gibt, das auf Jodopfer Rücksicht nehmen würde. Auf Anfragen und Beschwerden von Selbsthilfegruppen wird gar nicht erst reagiert. Wer sich nicht mehr selbst versorgen kann und keine Familie hat, auf die er sich verlassen kann, muss sich einem Jodbasedow mit allen Konsequenzen bis hin zum möglichen Tod aussetzen. Die Jodprogramme werden von Kinderärzten oder Kinderhilfswerken in Gang gesetzt, die das Wohl der Kinder herausstreichen und anscheinend glauben, für das Wohl der Kinder dürfe man alte Menschen einfach gefährden. In den zahlreichen Berichten über das große Leid der Kinder, die an Jodmangel leiden, tauchen jedoch nie Berichte oder Fotos von den Opfern der Jodierung auf. Kinder, deren Mütter durch Jodierungsprogramme umkamen, kommen nicht zu Wort. Ob diese Kinder, die ihre Eltern verloren haben, tatsächlich die Meinung der Jodierer teilen, dass es das wert sei? Es scheint so, also ob der ICCIDD finde, dass ältere Menschen weniger Wert seien als Kinder. Hemmungslos werden hier die einen gegen die anderen ausgespielt. Im Juni 2003 wurde solche Gesinnung noch offenkundiger, als der Sozialethik-Professor FRIEDRICH BREYER (wissenschaftlicher Beirat des Bundeswirtschaftsministeriums) in der ARD eine Altersgrenze für kostspielige Therapien forderte. Herzoperationen bei 75-Jährigen würden sich z.B. nicht lohnen. Dem konnte auch Theologie-Professor JOACHIM WIEMEYER nur zustimmen, der betonte, *„dass wir vor allen Dingen für Jüngere medizinische Leistungen bereitstellen müssen.“* Es seien nun einmal nicht alle Maßnahmen für jeden finanzierbar. Daraufhin bemerkte GEORG MOHR: *„Das Erlöschen bestimmter Versorgungsansprüche nach einer bestimmten Altersgrenze ist verfassungsrechtlich nicht gedeckt.“* Und PROF. DIETER HAMMEL, Herzchirurg, warnte davor, *„unsere aktuellen Probleme damit zu lösen, dass wir alte Menschen ausschließen."* Dies ist leider im Krieg gegen den Kropf schon längst geschehen. Die Meinung der Wissenschaftler teilt die deutsche Öffentlichkeit nicht, wie die Empörung zeigte. Der Sozialverband Deutschland stellte Strafanzeige gegen die beiden, da es sich bei deren Sparmaßnahmen um die unverblümte Aufforderung zur Euthanasie aus Altersgründen handele. *„Nichts als pure Unmenschlichkeit"*, urteilte der Verbandspräsident PETER VETTER und verlangte sofort die fristlose Entlassung der Professoren und den Entzug ihrer Lehrbefugnis. Was würden die Deutschen wohl denken, wenn sie erführen, dass es bei der Massenjodierung doch Risiken und Risikogruppen gibt und wie der ICCIDD diese Opfer behandelt? Der Berater der Gesundheitsministerin, PROF. KARL LAUTERBACH, gab in einem Interview mit der ARD zu, dass eine von der Politik zwar noch bestrittene Rationalität im Gesundheitswesen schon Realität ist, was er als ethisch problematisch einstufte.[85] Alte Menschen bekommen zu viele unnütze Medikamente, die sie nicht brauchen, Behandlungen, die sie dann jedoch benötigen, werden ihnen verweigert. Eine Analyse, die auch in Sachen Jodgabe nur zu bestätigen ist. In den USA liefen schon Versuche an Senioren, denen man die Schilddrüsenmedikamente einfach wegnahm, und man meinte, eine Unterfunktion würde gar nicht schaden.[86]

85 In diesem Zusammenhang sei erwähnt, dass es ein „Büro gegen Altersdiskriminierung" gibt, das es sich zur Aufgabe gemacht hat, Diskriminierung gegen ältere Mitmenschen zu dokumentieren und dagegen zu protestieren: Büro gegen Altersdiskriminierung, Piusstr. 15, 50823 Köln

86 „Should we take thyroid medicine away from the elderly?", Mary Shomon, 2000, www.thyroid.about.com/library/weekly/aa030101a.htm

Jodbasedow ist schulmedizinisch nicht heilbar. Die Behandlung besteht meist in dem Herbeiführen einer Unterfunktion, indem man die Schilddrüse entfernt oder verstrahlt. Patienten mit Unterfunktion gelten offiziell als geheilt. Natürlich leiden sie nun lebenslang an der Hypothyreose und müssen Diabetikern ähnlich künstliche Hormone zuführen. Für den Betroffenen ist der Zustand durchaus nicht vorübergehend. Ärzte des ICCIDDs bewerteten als „vorübergehend" das Erscheinungsbild in der Bevölkerung. Man verspricht, dass künftige Generationen nicht mehr an durch Jod ausgelösten Überfunktionen leiden werden. Unter Medizinern kursiert auch der Ausdruck „Auswachsen"[87]. Das bedeutet, dass Jodbasedow sich in der Bevölkerung durch das Ableben der Betroffenen auswachsen wird. Sind sie erst tot, stimmt auch die Statistik wieder: Sind die Jodbasedowopfer gestorben, gibt es auch keinen Jodbasedow mehr.

„7. Ziehen Sie langfristig, abhängig von der Zahl und der Schwere der Fälle und dem tatsächlichen Jodgehalt im Salz, in Betracht, die erforderliche Jodmenge, die dem Salz zugeführt wird, zu verringern."

Unter dem Absatz „Schlussfolgerungen" fasst der ICCIDD dann zusammen, welche politische Linie er von Ärzten erwartet: *„Einige jodinduzierte Überfunktionen können im Rahmen der weltweiten Korrektur des Jodmangels erwartet werden. Umgehende Diagnose und Behandlung von individuellen Fällen sind die beste Antwort auf Jodbasedow. Obwohl Jodbasedow von Bedeutung ist, ist die Korrektur der anderen Jodmangelerkrankungen, besonders derer, die die geistige und körperliche Entwicklung von Kindern betreffen, wichtiger für die Volksgesundheit. Darum sollten Bedenken gegenüber Jodbasedow nicht als Argument be-*

87 Dagmar Braunschweig-Pauli: „Jod-Krank", Dingfelder, Andechs, 2000, S. 92

nutzt werden, ein Jodsalzprogramm zu verschieben, zu stoppen oder durch einen Kompromiss zu regeln." Angesichts solcher Formulierungen ist es Jodierungsopfern nicht zu verdenken, dass ihnen ein eiskalter Schauer über den Rücken läuft.

Hierzulande verfolgten Mediziner mit Unterstützung der WHO ihre Jod-Linie: So machte sich z. B. PETER SCRIBA vom Arbeitskreis Jodmangel gern für diese Sichtweise stark. Das Standardwerk „Toxikologie: für Ärzte, Naturwissenschaftler und Apotheker" bespricht durchaus die Gefahren und Todesrisiken der Jodprogramme und beruft sich dann bei der Schlussfolgerung auf SCRIBA: *„Das Risko eines gelegentlichen Jodbasedow bei besonders Empfindlichen wäre gegenüber der zu erwartenden starken Reduzierung der Strumahäufigkeit in Kauf zu nehmen."* Auch PETER PFANNENSTIEL, Sohn des berühmten und in Geschichtsbüchern oft erwähnten SS-Hygieneprofessors WILHELM PFANNENSTIEL, brachte für den früheren Verbraucherschutz der Politiker kein Verständnis auf: *„Lange zäumten sie das Pferd von hinten auf. Sie beriefen sich darauf, dass autonome Knoten oft erst unter der Zufuhr von Jod die Schilddrüse in die Überfunktion hineinmanövrieren, und bezogen daraus eine vordergründige Begründung für den Verzicht auf eine kollektive Jodprophylaxe."*[88]

Durch den Druck des ICCIDD und der WHO wurden in Deutschland auch gegen den Willen einiger Politiker letztendlich altbekannte Praktiken erneut salonfähig gemacht, von denen wir uns schon befreit glaubten. Laut KURT G. BLÜCHEL (Autor des Buches „Heilen verboten – töten erlaubt") lacht sich das Ausland über deutsche Bedenken gegen Zwangsmedika-

88 Peter Pfannenstiel: „Nichts Gutes im Schilde – Krankheiten der Schilddrüse", Trias Thieme, Stuttgart, 1994, S. 152

tion der Bevölkerung kaputt. Uns hingegen ist das Lachen vergangen. *„Böse Erinnerungen an die Hitler-Ära hätten dazu geführt, dass eine „Zwangsmedikation" der Bevölkerung praktisch ausgeschlossen sei. Um beispielsweise eine Liberalisierung des Vertriebs von jodiertem Speisesalz zu verwirklichen, waren jahrzehntelange Diskussionen zwischen Ärzten und Politikern vonnöten.* [...] *Standhaft weigert man sich auch, dem Trinkwasser Fluor zuzusetzen, um der Karies vorzubeugen."*

DR. PETER PFANNENSTIEL prägte für Jodbasedow-Epidemien den Ausdruck „Massenenttarnung". *„Mit einer solchen Maßnahme* [kollektiven Jodprophylaxe] *würde man die maskierten „Überfunktionellen" mit einem Schlag entlarven, wäre aber darauf gefasst und könnte unverzüglich die Behandlung aufnehmen und Krisen vermeiden, wie sie bei unvorhersehbaren Einzelentlarvungen immer wieder auftreten. Mit der Massenenttarnung in den Anfängen kollektiver Jodversorgung wäre das Problem ein für alle Mal gelöst."* Die Hoffnung, dass Ärzte eine Krankheit umso besser heilen können, desto öfter sie auftritt, hat sich leider nicht erfüllt, obwohl die Jodierung genug Patienten produziert hat.

PROF. PFANNENSTIEL beschreibt Jod für autonome Bereiche im Schilddrüsengewebe wie folgt: *„Ohne ärztliches Zutun übernimmt das Jod hier eine diagnostische Rolle: es tritt als Entlarver auf und demaskiert die Autonomie, die sich im Stillen in der Schilddrüse breit gemacht hat."* Diese Funktion des Jods wurde bei der allgemeinen Werbeeuphorie gern unter den Teppich gekehrt. Bei Migräne beispielsweise rät man den Betroffenen aus gutem Grund, die Auslöser wie etwa Hormone, Zucker etc. zu meiden. Ein der Situation der Schilddrüsenkranken entsprechender Rat wäre allerdings, die Reizstoffe ausreichend zu konsumieren, um zu merken, dass man migränegefährdet ist, denn dann kann man ja leicht mit Schmerztabletten behandeln. Welcher Verbraucher würde das wohl wollen? In ihrer Argumentation versuchen die Jodierer die Opfer zu degradieren, um deren Schädigung herunterzuspielen. Man behauptet, dass nur Menschen krank werden, die schon krank waren. Und nochmals bei aller Schönrederei: ungefährlich ist dies Vorgehen nicht – die Todesfälle sollten nicht vergessen werden.

Wie sieht die Massenenttarnung nun konkret aus? Im Gegensatz zur Flut der Informationen über den Segen der Jodierung, finden die Schattenseiten weder in den Medien noch in den Schriften der WHO, von UNICEF oder des ICCIDD ausgeprägte Beachtung. Auf einer gemeinschaftlichen Konferenz von WHO, UNICEF und ICCIDD im Juli 1996 wurden die Todesfälle einer Klinik in Harare, Zimbabwe thematisiert. UNICEF bestritt später, irgendetwas davon zu wissen. 1994 war es zu einem Anstieg von Jodbasedow gekommen, wobei allein im Klinikum von Harare 15 Menschen (überwiegend Frauen) zu Tode kamen. Dabei bewertete der ICCIDD die medizinische Versorgung für Schilddrüsenpatienten in Zimbabwe als gut: *„wenigstens in den großen Ballungsgebieten"*. Man diskutierte die Möglichkeit der Überjodierung, die womöglich auch am beständigen Anstieg von Jodbasedow schuld sein könnte, und befand, dass das Ausmaß der Epidemie beurteilt werden müsste. Letztendlich sei der Anstieg von Jodbasedow jedoch wegen der Schwere des Jodmangels und durch das Anheben des Jodpegels *„unvermeidlich"*. Natürlich vergaß man nicht zu versichern, dass der Nutzen der Jodmangelprävention bei weitem die Gefahr von Jodbasedow aufwiegt. Zur Rechtfertigung fallen stets dieselben Floskeln, die die Ärzteschaft wie auswendig gelernt fast wortgenau wiederholt. Es wurde eingeräumt, dass neben den älteren Menschen, die bereits ein verändertes Schilddrüsengewebe gehabt haben sollen, anscheinend auch Personen mit *„latentem Morbus Basedow"* betroffen seien.

Für die Schädigungen reichen laut ICCIDD schon relativ kleine Erhöhungen der Jodaufnahme. Das Ergebnis dieser Konferenz: *„Es gibt keinen Jodpegel im Salz, der kompletten Schutz gegen einen Anstieg von Jodbasedow bei einer Bevölkerung, die vorher an Jodmangel litt, bietet. Auf Bevölkerungsbasis überwiegt der Nutzen, den Jodmangel durch generelle Salzjodierung zu korrigieren, ungemein die Risiken von Jodbasedow.“* Es wurde außerdem empfohlen, das Gesundheitswesen auf auftretende Überfunktionen einzustimmen, damit eine schnelle Diagnose und Behandlung erfolgen könne. In ausgesuchten Krankenhäusern wollte man außerdem ein System entwickeln, um sich einen Überblick über das Ausmaß der Epidemien zu verschaffen.

Diese Informationen sind immerhin wesentlich ehrlicher als das, was den Bevölkerungen von Medien und Ministerien und den Patienten von ihren Ärzten erzählt wird. UNICEF gibt dieses Wissen nicht weiter. In einem Gespräch mit der Deutschen Presse Agentur (dpa) wies PROF. HOTZE (AKJ) auf den Anstieg von Autoimmunerkrankungen der Schilddrüse hin, wobei die Jodierung auch die Zahl der Hashimoto-Erkrankten vermehrt. PROF. HOTZE: *„Das ist sozusagen die Kehrseite der besseren Jodversorgung der Bevölkerung.“* Die Selbsthilfegruppen Deutschlands vermissten, dass eine Besprechung dieser Ergebnisse in den Medien erfolgte. Im Gegensatz zur massiven Bewerbung der Jodierung schwiegen sich die Medien über diese Meldung aus. Auch auf Bitten der Selbsthilfegruppen wurde die Meldung nicht publiziert.

Ein abschließendes Zitat des ICCIDD: *„Wie alle Public-Health-Maßnahmen haben Bestrebungen, Jodmangelerkrankungen auszumerzen, ihren Teil an Problemen und müssen im Kontext des überwältigenden Nutzens gegenüber isolierten Risiken betrachtet werden. Es wäre ein Fehler, nachteilige Informationen über solche Probleme wie Jodbasedow, der unter mittelalten Kropf-*

patienten einige Todesfälle zur Folge hatte, zu unterdrücken. Das Risiko zu ignorieren wäre unethisch, doch muss Jodbasedow im Kontext von Public Health betrachtet werden und sollte als klinisches Problem erkannt werden, das ein paar Individuen betrifft, während Jodmangelerkrankungen auszumerzen darauf abzielt, der Bevölkerung als Gesamtheit zu helfen." Jeder Leser kann nach der Lektüre diese Buches überprüfen, wie ethisch die Zuständigen gehandelt haben. Wie gut hat man Sie persönlich, der Sie jeden Tag Jod verabreicht bekommen, über die Jodierung aufgeklärt?

Im Jahre 2002 – fast 10 Jahre nach Beginn der Jodierung in Deutschland –, erklärt das Robert-Koch-Institut: „*In vielen Ländern haben diese Kampagnen zum Einsatz von iodierten Lebens- und Futtermitteln geführt. Bisher liegen jedoch nur wenige bevölkerungsrepräsentative Studien und Erkenntnisse zu den Konsequenzen einer umfassenden Iodierung und zur Anwendung von Schilddrüsenhormonen vor.* [...] *Die sowohl in der Fach- als auch Laienöffentlichkeit intensiv geführte Diskussion zum Nutzen und zu möglichen Risiken einer weitgehend unkontrollierten Masseniodierung von Lebens- und Futtermitteln sollte in absehbarer Zukunft anhand von validen bevölkerungsrepräsentativen Daten auch aus den Bereichen der Morbidität und Mortalität zu gesundheitspolitischen Entscheidungen führen, bei denen das Wohl der iodexponierten Bürger Vorrang hat.*" Während die Bevölkerung die eingebrockte Suppe auslöffelt, profitieren die Ärzte; treibt ihnen die Massenenttarnung doch die neuen Kranken in ihre Praxen. Während sich niemand mit unsichtbarem und beschwerdefreiem Kropf behandeln ließ, leiden die enttarnten Bürger jetzt an ernsthaften Beschwerden. Wurden die radiologischen Untersuchungen für Schilddrüsenpatienten früher wegen der geringen Nachfrage nur ein Mal wöchentlich in Kliniken angeboten, so beträgt die Wartezeit z. T. schon über 3 Monate.

Die Massenenttarnung schafft Ärzten und Pharmaindustrie einen gewaltigen Umsatz, im Gegensatz zur derzeitigen allgemeinen Wirtschaftslage ein willkommenes Geschäft. Die Arbeitsplätze der Schilddrüsenspazialisten sind gesichert. Bevor die für nächste Generationen versprochenen Einsparungen für die Krankenkassen greifen, muss zunächst gezahlt werden, um die Epidemien notdürftig zu versorgen. Die Frage ist, ob es für künftige Generationen nach diesen kostentreibenden Gewaltakten überhaupt noch ein Gesundheitssystem geben wird, durch das ihre Versorgung gesichert ist.

Die Diskussion um das Freiwilligkeitsprinzip

Die internationale Ärzteschaft lehnt eine Freiwilligkeit der Jodprophylaxe generell ab. Da sich die Kropfbekämpfung nicht direkt an Patienten orientiert, sondern an so genannten Jodmangelgebieten, in denen jedes Tier und jeder Mensch als krank zu betrachten sei, ist deren Ziel die Entfernung unjodierter Nahrung und unjodierten Wassers im täglichen Leben. Dieser Vorstellung liegt zugrunde, die unjodierte Nahrung sei schuld an Schilddrüsenerkrankungen und muss somit bekämpft werden. Es wird hier ein Bild gezeichnet, nach dem Menschen, die die totalitäre Jodierung kritisieren, schuld sind an Kröpfen und der Menschheit eine Therapie vorenthalten wollen. DR. HAMPEL aus Rostock behauptet z. B.: *„Solange wir eine Gesetzgebung haben, die jedem zwar das Recht auf eine normale Jodversorgung nimmt, aber jedem das Recht auf seinen Kropf gibt, werden wir eine führende Kropfnation bleiben."* Es kann keiner ernsthaft behaupten, unsere Gesetze würden eine Jodeinnahme verbieten. Zu jeder Zeit konnte sich ein Patient, der unter Jodmangel litt, vom Arzt Tabletten verschreiben lassen. Heute kann man sie einfach in der Drogerie oder Apotheke kaufen. Auch war zu diätetischen Zwecken Jodsalz erhältlich. Natürliche jodhaltige Lebensmittel wie z. B. Fisch und jodhaltige Mineralwasser waren immer erhältlich, ihre Einfuhr und ihr Verkauf waren zu keiner Zeit gesetzlich verboten. Niemand, der die totalitäre Jodierung kritisiert, möchte einen Patienten daran hindern, Jod einzunehmen, wenn es ihm helfen kann oder wenn er es möchte. Menschen, die eine Massenjodierung kritisieren, wollen kein gesetzliches Verbot von Fisch oder anderen Meeresfrüchten. Es steht jedem Bürger die private Einnahme von Jodsalz oder/und Jodtabletten frei. Vielmehr werden Patienten, denen Jod schadet, daran gehindert, es meiden zu können. Wie das JECFA bestätigt, wird die Therapie verschiedener Schilddrüsenerkrankungen durch die Massenjodierungen schwieriger und für die Patienten sinken die Heilungschancen. Es sind gerade die Jodierungsbefürworter, die die Therapiefreiheit und somit bestmögliche individuell abgestimmte Versorgung abschaffen wollen.

In der Vorstellung mancher Ärzte muss ein Jodmangelland per Gesetz unjodierte Nahrung verbieten. Wer unjodierte Nahrung produziert, solle dafür gesetzlich zur Verantwortung gezogen werden. Des Weiteren muss sich dieses Land davor schützen, dass von außerhalb unjodierte Lebensmittel zu erwerben seien. Hierzu empfiehlt UNICEF Import- und Exportverbote. Inzwischen gibt es Länder, die tatsächlich entsprechende Gesetze erlassen haben. Auch in Deutschland kämpfen einige Ärzte dafür. So erklärte z. B. PROF. DR. HANS-CHRISTIAN BLOSSEY (ein Kasseler Endokrinologe) auf die Frage, ob er ein ähnliches Gesetz anstrebe: *„Ja. Aber dies ist hierzulande schwer. Eine gesetz-*

liche Regelung zur generellen Verwendung von Jodsalz in der Lebensmittelherstellung wird häufig als Eingriff in das Persönlichkeitsrecht gesehen und somit aus juristischen Gründen abgelehnt. Aus ärztlicher Sicht folgt daraus eine Art „Recht auf den Kropf". Wir streben natürlich unverändert die gesetzliche Regelung zur Jodversorgung an." Von der Freiheit, selber darüber zu entscheiden, wann man welche Medikamente einnimmt auf ein „Recht auf den Kropf" zu kommen, erinnert für mich sehr an ein dunkles Kapitel der Medizingeschichte in Deutschland. Zum einen ergäbe sich daraus eine Pflicht zur Gesundheit. Diese Idee faszinierte Mediziner schon im 3. Reich. Sie basiert auf der Vorstellung, dass man durch bestimmte Maßnahmen den perfekten Menschen heranziehen kann. Kranke Menschen ließen sich also irgendein Fehlverhalten zuschulden kommen. Zeitweise stellten Mediziner Kranke auf eine Stufe mit Verbrechern und bestraften sie mit Zwangsarbeit, Nahrungsentzug, Haft usw. Einen gesunden Menschen züchten zu können, wird jedoch immer ein Traum bleiben. Die Fantasie der Jodierer, einfach durch die Massenverabreichung von Jod Völker ohne Schilddrüsenstörungen züchten zu können, mussten viele Menschen mit Verletzungen oder sogar mit dem Tode bezahlen. Doch nicht nur die Selbsthilfegruppen von Schilddrüsenkranken warnen vor der Philosophie, die große Teile der Ärzteschaft pflegen. Die Behinderten und Gruppen aus der Frauenbewegung kritisieren schon lange die „Pflicht zum gesunden Kind", in deren Rahmen Mütter zu vorgeburtlicher Selektion angehalten werden. Der Freiheit zur Abtreibung eines kranken Kindes steht nämlich in der Realität kaum noch die Freiheit zum Austragen dieses Kindes zur Seite. Man erwartet von der Frau, dass sie das missglückte Kind nicht bekommt.

Zum anderen muss man sich fragen, welchen Weg die Medizin einschlägt, wenn das Recht auf Therapiefreiheit gestrichen wird. Neben der Zwangsjodierung und -fluoridierung, neben den Zwangsgaben von Eisen, Vitamin A, Selen und Impfungen können weitere staatlich verordnete Maßnahmen starten. Wenn also die Produktion, der Import und Export mit und der Verzehr von unjodierten Lebensmitteln untersagt würde, da diese Freiheit eine Art „Recht auf den Kropf" bedeutet, dann kann ein Staat mit gleicher Logik das Rauchen, die Pille oder den Verzehr von Kohl verbieten – schließlich sind all diese Dinge kropffördernd.

Angeblich wurde die Idee, Medikamente über die Nahrung zu verabreichen, aus der Not in der Dritten Welt geboren. Ärzten soll es nicht möglich gewesen sein, der Bevölkerung in Gebieten, in denen es nicht genügend Krankenhäuser und Apotheken gab, Tabletten anzubieten. Auf Deutschland trifft das nicht zu. In Gesamtdeutschland ist die Versorgung mit Tabletten über Apotheken und Krankenhäuser möglich. Vitamin- und Mineralstoffe sind zusätzlich noch über Drogerien und Lebensmittelläden zu beziehen. Von einem Notstand kann also keine Rede sein.

Manche Ärzte äußerten sich dahingehend, dass sie keine Lust hätten, jeden Tag eine Tablette zu schlucken oder Fisch zu essen. Jahrzehntelang galt es Patienten als zumutbar, Tabletten einzunehmen. Wir schlucken Tabletten, Pillen, Säfte oder führen sogar Zäpfchen ein und finden das zumutbar und völlig normal. Kein Patient hat je darum gebeten, sein Aspirin im Brötchen oder im Frühstücksei serviert zu bekommen, weil er keine Lust hatte, eine Tablette zu schlucken. Ein ganzes Heer von Bürgern schluckt Vitaminpillen oder löst sich seine Magnesiumbrausetabletten auf – ohne zu murren. Entspricht es denn wirklich der Wahrheit, wenn behauptet wird, der Bürger findet die Medikation über Lebensmittel eben bequemer? PROF. PETER PFANNENSTIEL, Deutschlands mit am häufigsten zitierter Schilddrüsenfachmann, berichtet vielmehr, dass die Verbraucher Lebensmittel mit Medikation ablehnten: „*Bäcker, Fleischer und andere Lebensmittler mussten lange Zeit fürchten, auf ihrer jodgesalzenen Ware sitzen zu bleiben. Die war nämlich entsprechend zu deklarieren.*“ Schließlich erwirkten Ärzte verschiedene Gesetzesänderungen, die die Kennzeichungspflicht aushöhlten. Heute ist dem Verbraucher kaum bewusst, dass er seine tägliche Jodpille in Milch, Brot und Fleisch verabreicht bekommt. Lebensmittel sind somit zum stummen Medikamententräger geworden. Widerstand kann da nicht mehr greifen, weil der Bürger nichts davon weiß.

Es wird behauptet, in Deutschland sei die Jodierung freiwillig. Diese Äußerung bezieht sich nicht auf den Verbraucher. Da es heute kaum Alternativen zu jodierten Lebensmitteln gibt, muss der Bürger jodiert essen – ob er nun will oder nicht. Die so genannte Freiwilligkeit bezieht sich lediglich darauf, dass Lebensmittelproduzenten noch nicht gesetzlich gezwungen sind, jodiert zu produzieren und auch noch nicht bestraft werden, wenn sie unjodierte Produkte herstellen. Zum Teil gibt es aber bereits Probleme, unjodiertes Futter für Tiere zu bekommen und manche Produzenten berichten, dass massiv Druck ausgeübt wird, wenn man nicht jodieren will. Solche Produzenten haben zusätzlich unter den Medien zu leiden, denn mit den dort verbreiteten Halbwahrheiten wirken diese für die Lebensmittelhersteller geschäftsschädigend, die auf Schilddrüsenkranke Rücksicht nehmen möchten. Nahezu die gesamte Berichterstattung zu diesem Thema ist zu einer einzigen Werbesendung geworden. Den alternativen Herstellern ist es inzwischen fast unmöglich, ihre Standpunkte zu erklären und zu vertreten. Es gibt kaum ein Medium, das jodkritische Äußerungen duldet oder die Situation der Opfer darstellt. Wer bei der Massenjodierung nicht mitmacht, wird zum Buhmann der Nation.

Solange es kaum alternative Lebensmittel gibt, besteht für den Verbraucher auch keine Freiheit, zwischen jodiert und unjodiert zu wählen. *„Freilich: Wenn die Jodsalzung der Lebensmittel erst einmal zur Regel wird, ist die Jodprophylaxe auch ohne Aufklärung der Verbraucher gewährleistet"*, bemerkt auch PROF. PFANNENSTIEL. Durch das Wegfallen der Wahlmöglichkeit, müssen die Jodierer nicht mehr jeden Otto Normalverbraucher und jedes Lieschen Müller dazu überreden, zum jodierten Brötchen zu greifen; sie können sicher sein, dass jeder sein täglich Jod bekommt. Sogar die Schweiz, in der die Verwendung von Jodsalz gesetzlich geregelt ist, bezeichnet ihre Jodierung als freiwillig, da man in Apotheken noch unjodiertes Salz bestellen kann und darf. Man gibt aber zu: *„Es trifft zu, dass der Einzelhaushalt bei den zugekauften Nahrungsmitteln die Wahl nicht beeinflussen kann."*

Es ist bekannt, dass erste Jodierungsversuche an Häftlingen ausprobiert wurden. Ist es Zufall, dass das Prinzip der Lebensmitteljodierung aus einem Umfeld mit beschnittenen Menschenrechten kommt? Das Werbefernsehen hat es verstanden, diese Zwangsmaßnahme auch der freien Bevölkerung außerhalb der Strafvollzugsanstalten schmackhaft zu machen.

Ein wichtiger Aspekt einer freiwilligen Jodeinnahme ist die Aufklärung. Ein Bürger, der nicht erfährt, dass er mit der Milch Jod verabreicht bekommt, kann unmöglich frei entscheiden. Wer nicht über Nebenwirkungen unterrichtet wird, kann ebenfalls keine freie Entscheidung treffen. So betonen die Krankenkassen: *„Einen besonders hohen Stellenwert hat die Aufklärung über die Risiken einer Maßnahme."*[89] Die Ärztekammer Nieder-

---

89 „Ihre Rechte als Patient – Verantwortung für die eigene Gesundheit", DAK Hamburg

sachsen hatte vor Einführung auf die Wichtigkeit der Aufklärung durch die Medien zum Schutze der Risikogruppen hingewiesen. Das Prinzip, Risiken zu vermeiden, steht dem Wesen der Massenenttarnung völlig gegenüber. Hier legt es die Ärzteschaft bewusst darauf an, einen Bevölkerungsteil zu schädigen. Im Deutschen Ärzteblatt werden Mediziner angewiesen *„die Akzeptanz des jodierten Speisesalzes bei allen Verbrauchern ohne Einschränkung zu fördern.“*[90] Eine Aufklärung der Risikogruppen solle nicht erfolgen.

Wem dient die Prophylaxe?

„Vorbeugen ist schlimmer noch als Heilen!“, witzelte der Mediziner ROBERT S. MENDELSOHN über die Prophylaxewut seines Berufsstandes. Erste Zweifel am Nutzen gängiger Prophylaxe kamen ihm, als er herausfand, dass Kinder, die mit Hausgeburten zur Welt kamen, sehen können. Was war passiert? In den USA wurden Schwangere prophylaktisch auf Geschlechtskrankheiten behandelt. Verneinte eine Schwangere die Frage des Arztes, ob sie je eine Geschlechtskrankheit gehabt habe, so notierte der: *„Patientin bestreitet Geschlechtskrankheit“*. Denn beweisen können Sie Ihre Behauptung gegenüber einem Arzt natürlich nicht. Auch wir können heute keinem Arzt beweisen, dass wir nicht jodmangelkrank sind. Mutter und Kind bekamen nun also Medikamente gegen die nach Meinung des Arztes vorhandene Geschlechtskrankheit. Gleich nach der Geburt träufelte man je-

90 Dagmar Braunschweig-Pauli: „Jod-Krank“, Dingfelder Verlag, 2000

dem Baby Silbernitrat in die Augen, weil die Mutter angeblich einen Tripper hatte. Gegen einen möglichen Augentripper nützt das übrigens nichts – denn der müsste mit Antibiotika und Penicillin behandelt werden–, aber es führt zu einer prophylaktischen chemischen Bindehautentzündung und zur Verstopfung der Tränenkanäle. Dadurch konnten die Kinder in den ersten Lebenswochen nicht sehen. Ärzte behaupteten nun fortan, dass die Prozedur Kindern nicht schade, da sie sowieso blind zur Welt kämen. Auch DR. MENDELSOHN hatte in seiner Ausbildung gelernt, dass Kinder blind geboren werden. Als seine Enkelin zur Welt kam und kein Silbernitrat bekam, musste er mit Schrecken feststellen, dass das Baby ganz und gar nicht blind war, sondern ihn ansah. DR. MENDELSOHN wies als einer der Ersten öffenlich auf die Schäden hin, die Menschen durch das Behandeln von, wie er es nannte, „Nicht-Krankheiten" erleiden. In diesem Falle haben wir anstelle einer gesunden Mutter und eines gesunden Kindes zwei zu behandelnde Patienten, die für nichts und wieder nichts schwere Nebenwirkungen durchleiden müssen.

Wer krank ist, bestimmt der Arzt. Glauben Sie nicht, dass Begriffe wie „krank" und „gesund" leicht zu definieren wären. Im 3. Reich wurde Ärzten der (zum Teil tödliche) Zugriff auf die Gesamtbevölkerung erst möglich, nachdem man den Begriff „krank" entsprechend ausgeweitet hatte. Gesund waren Sie nicht etwa, wenn Sie sich gesund fühlten. Weit gefehlt. *„Gesund ist ein Mensch, wenn er so ist, wie ihn die Gemeinschaft haben will."* (NS-Monatsheft) und VICTOR KLEMPERER schrieb: *„Und gesund war, was dem Willen und Nutzen der Partei entsprach."*[91]

---

91 beides „Vokabular des Nationalsozialismus", Cornelia Schmitz-Berning, Walter de Gruyter Verlag, Berlin, 1998, Stichwort „gesund"

Heute – diese Anmerkung sei erlaubt – ist Gesundheit weniger dem Willen einer Partei unterworfen, sondern wie es scheint mehr der Pharmaindustrie. Und in deren Interesse liegt es nicht, jemanden für gesund zu erklären. Tatsächlich erfindet dieser Industriezweig sogar Krankheiten, um seinen Gewinn auszuweiten. Während es mit der Wirtschaft seit Jahren bergab geht, verzeichnen die Pharmakonzerne immer größere Gewinne. Das gelingt ihnen letztlich durch das Aushebeln von Kontrollmechanismen; beispielsweise gibt es keine Regulation der Kosten. Während niemand auf dem freien Markt 100 Euro für eine Banane bezahlen würde, kann die Pharmaindustrie für Medikamente überteuerte Preise festlegen, weil Sie als Bürger verpflichtet sind, diese über Versicherungsbeiträge zu bezahlen. Sie haben als Verbraucher keinerlei regulierenden Einfluss auf das Kosten-Leistungsverhältnis. In den USA laufen inzwischen verschiedene Verfahren gegen Pharmakonzerne, da man die Preispraktiken als kriminell betrachtet. Die Pharmaindustrie kann sogar erreichen, dass die Regierung Sie zwingt, Medikamente zu nehmen, die Sie ablehnen, nicht brauchen oder die Ihnen schaden. Dazu gehören Zwangsimpfungen: Wenn Sie diese nicht durchführen lassen, können Sie oder Ihre Kinder die Schule nicht besuchen, Sie dürfen nicht reisen oder Ähnliches. Noch schlimmer ist die Zwangsfluoridierung: Wenn Sie die nicht wollen, sind Sie im Prinzip von der Wasserversorgung abgeschnitten. Oder die Zwangsjodierung: Wenn Sie kein Jod einnehmen wollen, haben Sie massive Probleme mit der Lebensmittelbeschaffung und müssen zum Selbstversorger werden. Die Industrie rechnet damit, dass Sie solche Einschränkungen nicht auf sich nehmen werden und der Bequemlichkeit wegen oder aus Mangel an anderen Möglichkeiten die Medikamente einnehmen. Und so setzt die Industrie mehr um. Denn wären Ihre Jodtabletten nicht unters Essen gemischt, würden Sie dann jeden Tag eine Jodtablette schlucken? Mit Sicherheit nicht. Wäre die Fluortablette nicht im Trinkwasser aufgelöst, würden Sie sie dann jeden Tag einnehmen? Wohl kaum. Um mehr Umsatz mit Impfmitteln zu machen, arbeitet die Industrie an den bekannten Maßnahmen – man möchte Ihnen die Impfung ins Essen mischen. *„Impfstoffe nicht mehr spritzen, sondern essen"*[92] lautet das Motto. Denn wenn Sie vielleicht noch auf eine Reise verzichten, um einer Impfung zu entgehen, so werden Sie kaum auf Bananen oder Kartoffeln verzichten (können), um das Medikament zu umgehen. Der Pharmaindustrie ist bewusst, dass Nahrungsmittel und Wasser einen Konsum von 100 % in der Bevölkerung garantieren, weil jeder Mensch essen und trinken muss. Dass die Politik den Pharmakonzernen den Zugriff auf Lebensmittel gestattet, ist bedenklich und hat meines Erachtens unkontrollierbare Auswirkungen. Wie Sie sehen, hat die Industrie auch gar keine Rechtfertigungsprobleme, wenn es um Massenbehandlungen geht. Denn welcher Mensch könnte einem Arzt beweisen, dass er nicht von Viren und Bakterien bedroht ist und keine Impfung braucht? Wer könnte einem Arzt beweisen, dass er gar keinen Fluormangel hat, dass es Fluormangel eigentlich gar nicht gibt? Und wie wollen Sie beweisen, dass Sie kein künstliches Jod brauchen? Tatsächlich hat die Regierung in Deutschland 100 % der Bevölkerung zu Schilddrüsenkranken erklärt. 99 % sollen an Gesundheitsschäden durch Jodmangel leiden oder, was auch schon zur Rechtfertigung einer Medikamentengabe reicht, nur **noch gesund** sein. Wie wollen Sie einem Arzt beweisen, dass Sie nicht sofort morgen schon schilddrüsenkrank sein werden? Die Medizinjournalistin SYLVIA SCHNEIDER nannte diese Strategie der Ärzte das „Noch-Syn-

92 „Impfstoffe von morgen", Apotheken Umschau, 2. Mai 2003

drom". Wenn Ihr Arzt Sie nicht davon überzeugen kann, dass Sie krank sind, dann wird er Ihnen erklären, Sie seien zwar noch gesund, aber wenn Sie nicht jetzt Medikamente einnähmen, dann würden Sie bald schon krank sein. *„Die Behandlung von Gesunden sichert das Wachstum der Medizinindustrie."* schrieb der *Spiegel* im August 2003. Tatsächlich ist die Vorsorge ein Kind der Wirtschaftskrise. Um das Geschäft anzukurbeln, schärften Ärzte der Bevölkerung ein, wie wichtig Vorsorgeuntersuchungen seien, dass sie sogar Krankheiten verhindern könnten. Und die Politik zieht mit: *„Prävention ist die Zukunftsaufgabe des Gesundheitswesens."* erklärt die SPD. Medizinjournalist JÖRG BLECH sieht einen Grund dafür, dass Ärzte sich dem Behandeln von gesunden Menschen zuwenden, in der Unfähigkeit, Kranke zu heilen. Schilddrüsenkrankheiten können von der Schulmedizin übrigens auch nicht geheilt werden. Die Therapie zielt auf die Entfernung des Organs ab. Da es sich jedoch um ein lebenswichtiges Organ handelt, werden Sie ohne es immer krank sein. Sie sind nun für den Rest Ihres Lebens auf Medikamente angewiesen, die mehr oder weniger gut das Organ ersetzen. Und der Pharmaindustrie nützt es mit Sicherheit, wenn Ihr unsichtbarer Kropf mithilfe der Zwangsjodierung in eine manifeste Schilddrüsenfehlfunktion überführt wird, die man dann durch das Entfernen des Organs behebt. Aber was nützt diese Prozedur Ihnen? Wer tatsächlich krank ist, wird schnell feststellen, dass der Arzt ihm meist keine Besserung verschaffen kann. Dass immer mehr Menschen sich enttäuscht von der Pharmaindustrie abwenden, hat meiner Ansicht nach zu den gesetzlichen Verboten für Naturmedizin geführt, denn die Pharmaindustrie möchte jegliche Konkurrenz unterbinden. Und diese wäre ein weiterer Kontrollfaktor, den die Pharmakonzerne mithilfe der Regierung ausgeschaltet haben. Die Menschen müssen zwar über die Versicherungsbeiträge das Gesundheitssystem finanzieren, haben jedoch keinerlei Einfluss auf die Therapiewahl. Was Sie für Ihr Geld bekommen, bestimmt die Pharmaindustrie.

Da es inzwischen offensichtlich ist, dass die Schulmedizin viele Krankheiten kaum heilen kann trotz teuerster Forschung, wenden sich Ärzte nun den Gesunden zu und behaupten, sie könnten erreichen, dass diese auch gesund blieben. DR. MENDELSOHN nannte es das Behandeln von Nicht-Krankheiten. Hier wird nun der Begriff „Krankheit" umgedeutet. *„Jeder gesunde Mensch ist ein Kranker, der es noch nicht weiß."* heißt es in dem Theaterstück „Knock oder der Triumph der Medizin". Und ALDOUS HUXLEY hatte bemerkt: *„Die medizinische Wissenschaft hat in den letzten Jahrzehnten so ungeheure Fortschritte gemacht, dass es praktisch keinen gesunden Menschen mehr gibt."*[93] Vorsorgeuntersuchungen liegt die Philosophie zugrunde, dass der Patient selber nicht wissen kann, ob er krank oder gesund ist. Krankheit wird so definiert, dass schon Veranlagungen oder Risiken Krankheiten selber sind, die behandelt werden sollen. Nur weil Sie sich gesund fühlen, heißt das nicht, dass Sie schilddrüsengesund sind. Weil Mediziner Normwerte für Schilddrüsen und Jodaufnahme festlegen, die von 100 % der Bevölkerung nicht erreicht werden, sind Sie nun krank und werden der Behandlung zugeführt.

Dass Normwerte nach Belieben erfunden werden, berichtet auch der *Spiegel* am Beispiel des Cholesterins: Obwohl Untersuchungen nahe legten, ein durchschnittlicher Cholesterinwert läge bei 260 Milligramm pro Deziliter Blut, konnte die Pharmalobby einen Wert von 200 durchsetzen. Durch diesen erfundenen Normwert wurden nun breite Bevölkerungskreise als krank eingestuft. Menschen, die sich gesund fühlten und wo-

93 „Zucker, Zucker", Dr. Bruker u. I. Gutjahr, emu, Lahnstein, 1999, S. 41

möglich sogar gesund waren, verschrieben Ärzte jetzt potenziell tödliche Medikamente. In dem Kapitel über Normwerte, die die Schilddrüse betreffen, beschreibe ich, dass es auch hier um mehr oder weniger willkürliche Werte geht, die dem Individuum z.T. massiv schaden, indem Gesunde plötzlich behandelt werden, während man tatsächlich Kranken die Therapie verweigert.

Im *Spiegel* und in der *ARD* wurde mehrmals darauf hingewiesen, dass auch die WHO von der Pharmaindustrie unterwandert wird. Durch angeblichen Geldmangel behilft man sich mit so genannten Experten, die jedoch für Pharmakonzerne arbeiten. So kommt es, dass die WHO die Wünsche der Pharmaindustrie übernimmt und mit den Regierungen durchsetzt. Wissenschaftler machen sich durchaus Gedanken um die enge Verquickung unserer Regierungen mit der Pharmaindustrie. Führen die zahlreichen – oft nicht wirklich freiwilligen – Prophylaxemaßnahmen der Regierungen zu mehr Gesundheit für den Bürger oder zu mehr Gewinn für die Pharmaindustrie? Und in welcher Weise profitiert die Politik von der Pharmaindustrie? *„Wie JOHN MCKNIGHT, Professor für Kommunikationsstudien und außerordentlicher Direktor des Zentrums für städtische Angelegenheiten an der Northwestern University, in seiner Schrift ‚Die Medikalisierung der Politik' sagt: ‚Die wesentliche Funktion der Medizin ist die Medikalisierung der Politik durch die Verbreitung therapeutischer Ideologie. Diese Ideologie – entkleidet man sie ihrer irreführenden Symbole – ist ein einfaches, dreistufiges Bekenntnis: 1) Das grundsätzliche Problem bist du. 2) Die Lösung deines Problems liegt in meiner professionellen Kontrolle. 3) Kontrolle durch mich ist Hilfe für dich.* [...] *Das Wesentliche der Ideologie ist ihre Fähigkeit, Kontrolle hinter dem magischen Deckmantel therapeutischer Hilfe zu verbergen. Somit ist die Medizin das Musterbeispiel moderner Vorherrschaft. Ihre kulturel-*

le Vormachtstellung ist tatsächlich so stark, dass die eigentliche Bedeutung der Politik neu zu definieren ist. Politik ist (gewöhnlich) wechselwirksam – die Auseinandersetzung der Bürger über Ziele, Werte und Macht. Medikalisierte Politik aber ist einseitig – die alleinige Entscheidung des ‚Helfers' im Namen derer, denen ‚geholfen' wird.“[94] Das Arzt-Patienten-Verhältnis ist kein gleichberechtigtes, denn Zwangstherapien wie Massenjodierung bauen die Macht des Arztes weiter aus. Die Akzeptanz der Bevölkerung für „gute“ Zwangsmaßnahmen durch die Medizin, durch den Staat ebnet die Akzeptanz für weitere Einschränkungen der Persönlichkeitsrechte.

Die Medikalisierung von politischen Problemen führt nicht zu Lösungen, lenkt aber von ihnen ab. So kritisiert z. B. auch Greenpeace zu Recht, dass genmanipulierter Reis Hunger und Armut nicht beseitigt, denn die Gründe für Hunger und Armut liegen nicht im Mangel an genmanipuliertem Reis. Hunger und Armut sind politische Probleme. Zu behaupten, Zwangsjodierungen würden zum Weltfrieden führen, ist lächerlich. Wie verändert sich die Lage der deutschen Bürger jetzt, wo das Sozialsystem – auch durch die hemmungslose Ausbeutung über die Pharmaindustrie – zusammenbricht? Werden noch mehr Zwangstherapien eine Lösung bringen?

Zu untersuchen wäre auch die Rolle der Pharmaindustrie in Kriegen oder welchen Nutzen sie aus Kriegen zieht. Der amerikanische Chefankläger TELFORD TAYLOR kommt in den Nürnberger Prozessen zu dem Schluss, dass es ohne IG-Farben nie zum 2. Weltkrieg gekommen wäre. Er sieht in dem Konzern eine Bedrohung für den künftigen Frieden der Welt. Der Kon-

94 „Trau keinem Doktor“, Dr. Robert S. Mendelsohn, Mahajiva, Holthausen, 1988, S. 176

zern wird daraufhin gespalten. Heute sind die Tochterfirmen, jede für sich, größer, als IG-Farben es je war. US-Präsident BUSH schuf der Pharmaindustrie im Zuge des Irak-Krieges Schutzgesetze, die die Macht der Konzerne ausbauen und die Rechte der Patienten schmälern. In Südafrika gelang es multinationalen Konzernen in der politischen Umbruchphase, das Gesundheitswesen zu kontrollieren. Man besetzte die gesundheitspolitischen Ämter einfach mit Mitgliedern des „Health System Trust", einem von der Industrie finanzierten Trust (z. B. Rockefeller-Stiftung, Kellogg-Stiftung, Ford-Stiftung etc.), der der Pharmaindustrie Tür und Tor öffnet. Wie wir wissen, stellt Afrika z. B. einen riesigen Absatzmarkt für Nervengifte dar, mit denen das HIV behandelt werden soll. Während in den USA zur Diagnose AIDS jedoch elf Indikatoren bei einem Patienten erfüllt sein müssen, reduzierte der Trust sie auf nur drei. Das bedeutet, dass hier mehr Menschen als AIDS-krank bewertet werden als nötig, was den Umsatz natürlich enorm steigert.

FRED NADJARIAN, der Geschäftsführer von Roche Australien, gibt zu, dass die Pharmaindustrie Krankheiten dramatisiert. *„Wenn Sie die ganzen Statistiken zusammenzählen* [...] *dann müsste ein jeder von uns ungefähr 20 Krankheiten haben."*[95] Aus all diesen Gründen muss die Bevölkerung die Freiheit haben, den medizinischen Overkill abzulehnen. Zwangsübergriffe dürfen nicht erlaubt sein.

95 „Die Abschaffung der Gesundheit", Der Spiegel, 33/2003

Jodprogramme in anderen Ländern

Wenn Sie ins Ausland reisen möchten, sollten Sie sich rechtzeitig informieren, damit Sie keine böse Überraschung erleben. Die Auskünfte, die man vom ICCIDD über die Jodierungspraktiken eines Landes bekommt, sind wage. Die häufigste Aussage der Länderverzeichnisse lautet *„no data available"*. Aber auch wenn Angaben zur Verfügung stehen, helfen sie Betroffenen nicht unbedingt weiter. Manches Land hat Gesetzesänderungen zur Einführung eines Jodprogrammes vorgenommen, die Pläne wurden jedoch noch nicht in die Praxis umgesetzt. Und manchmal decken sich die Aussagen des ICCIDD Länderverzeichnisses nicht mit anderen Nachrichten. Formulierungen wie *„Der Jodsalzgebrauch ist freiwillig."* sind dehnbar und lassen keine Rückschlüsse auf die Situation vor Ort zu.

PROF. SPELSBERG erwähnt in seinem Buch „Ärztlicher Ratgeber Schilddrüse", dass Auslandsaufenthalte für den Patienten eine Rolle spielen: *„Auch Aufenthalte in Ländern mit hohem Jodgehalt in der Nahrung* [z. B. USA, Schweiz, Österreich, Japan und skandinavische Länder] *können eine Überfunktion begünstigen."* Wer krank ist, muss seine Medikamente den noch höheren Jodpegeln anpassen. Darum ist es für Schilddrüsenpatienten unerlässlich, vor einer Reise valide Inforamtionen über die dortigen Jodpraktiken des Landes zu erfahren. PROF. MENG, Vorsitzender des Forums Schilddrüse (unterstützt vom Pharmahersteller Henning), versteht Anfragen von Patienten dazu jedoch nicht: *„Sie können das Problem ja einmal umdrehen und sich fragen, was sollte denn ein Schweizer Bürger machen, wenn er eine Schilddrüsenüberfunktion bekommt. Sollten diese Patienten alle nach Deutschland auswandern, wo noch eine Insel mit schlechter Jodversorgung existiert? Den Amerikanern ginge es dann* *noch schlechter.*" Den Amerikanern geht es in der Tat schlecht, da können deutsche Ärzte das US-Jodprogramm noch so loben – die Bevölkerung ist schwer schilddrüsenkrank.

Natürlich versuchen Schilddrüsenkranke aus hochjodierten Gebieten wegzukommen, um sich wenigstens im Urlaub Erleichterung zu verschaffen. In Irland und Spanien können Betroffene ihre Medikamente gegebenenfalls für ein paar Wochen absetzen, bevor die Belastungen in Deutschland weitergehen. Je nach Schwere der Krankheit hat die Stärke der Landesjodierung sehr wohl Bedeutung für Patienten. Früher haben Ärzte Kranken noch von Seeurlaubsreisen abgeraten, da dort die hohe Jodaufnahme zu Krisen führen kann. Leider ist das Hauptmerkmal weltweiter Jodierungsprogramme, dass es für Betroffene keinerlei Anlaufstellen gibt, die Informationen über das Ausmaß der Programme bereithalten. Deshalb sind hier die derzeit verfügbaren Informationen zusammengefasst.

USA

Laut ICCIDD gibt es in den USA dank jodiertem Salz und „stummer" Prophylaxe zurzeit keine Hinweise auf Jodmangel. Der Gebrauch von jodiertem Salz ist freiwillig, ein Gesetz zur Viehfutterjodierung gibt es ebenfalls nicht. Jedoch enhalten die amerikanischen Viehfuttermischungen üblicherweise hohe Jodmengen, sodass Fleisch und Milch jodiert sind.

In den meisten Supermärkten kann man neben Jodsalz auch normales Salz kaufen. Weiterverarbeitete Lebensmittel sind jedoch mit Jodsalz produziert. Auch in der Gastronomie ist jodiertes Salz Standard. Der ICCIDD bemerkt außerdem, dass die bei den Amerikanern beliebten Vitaminpräparate höhere Joddosen enthalten und die Pharmaindustrie Jod auch bei anderen Medikamenten gerne benutzt. So ist Jod bei Lebensmitteln und Tabletten z. B. ein beliebter Farbstoff. Der Durchschnittsamerikaner ist darum großen Jodmengen ausgesetzt. In ihrem Bestseller „Die gesunde Schilddrüse“ beschreibt die Journalistin MARY SHOMON eindrucksvoll, wie selbst im reichen Amerika die Speisekarte zusammenschrumpft, wenn man schilddrüsenkrank ist und jodarm essen will. Einen Vorteil kann es je nach Wohnort jedoch geben: Manche jüdische Restaurants bieten zwei Salzstreuer zur Auswahl an: jodiert und unjodiert (generell gilt Jodsalz jedoch als koscher).

Fairerweise betont das Center for Disease Control and Prevention des US Department of Health and Human Services, dass die richtige Jodaufnahme ein Balanceakt ist, weil eine zu hohe Dosierung Gesundheitsschäden zur Folge haben kann. Man müsste sowohl die Jodausscheidung als auch die Jodaufnahme der Bevölkerung regelmäßig überwachen, um sowohl Jodmangel als auch Überjodierung zu verhindern. Laut ICCIDD liegen zurzeit jedoch keine nationalen Gutachten vor, die sich mit der Frage nach einer möglichen Überjodierung auseinandersetzen. Dokumentiert ist eine Jodierung in Detroit von 1924 bis 1934, während der die Zahl der Todesfälle durch Hyperthyreose auf das Vierfache anstieg. Im mittleren Westen stiegen Hyperthyreosen in der älteren Bevölkerung generell an. Interessant, dass man hier an einem Wert von 100 bis 200 Mikrogramm/Tag festhielt. Dieser Wert hört sich realistischer an, als die hohen Sicherheitswerte von heute.

Kanada

Laut ICCIDD gibt es in Kanada kein normales Tafelsalz mehr. Über die Handhabung des Viehfutters werden keine Angaben gemacht, jedoch ist der Jodgehalt der Milch sehr hoch. Zusätzlich enthalten die meisten Vitamintabletten Jodzusätze.

Obwohl es keine Untersuchungen gibt, vermutet der ICCIDD in Kanada eine exzessive Jodaufnahme, da das Salz sehr hoch jodiert wird und zusätzlich zahlreiche andere Jodquellen zur Verfügung stehen. Trotzdem glaubt auch hier die Bevölkerung an einen Jodmangel. Die Thyroid Foundation Canada: *„Jodmangel ist der häufigste Grund für Kropferkrankungen auf der Welt, aber nicht in diesem Land.“* Der Verband warnt Patienten ausdrücklich vor einer zusätzlichen Jodaufnahme. Das ist bemerkenswert, da die Foundation sonst eher industriekonform argumentiert und sogar bestreitet, dass Fluor eine Wirkung auf die Schilddrüse hat.

Australien

Der ICCIDD ist besorgt, da nur wenige Haushalte freiwillig Jodsalz benutzen und die Industrie nicht mehr so stark jodiert wie früher. Auf Anfragen bekommt man jedoch vom Bäcker und Schlachter die Auskunft, dass sehr wohl Jodsalz verwendet wird. Auch ist die Viehfutterjodierung üblich.

Nach dem Einführen der Jodprophylaxe in Tasmanien stiegen die Hyperthyreosen bei den über 40-Jährigen auf das Vierfache an.

Prof. Spelsberg (Chirurg und Träger des Bundesverdienstkreuzes) erwähnt Australien in einer dreigliedrigen Wertung als ausreichend jodiert – neben USA und Japan.

Neuseeland

Die Jodierung ist freiwillig. Über das Viehfutter liegen keine Angaben vor.

Kuba

Kuba hat laut ICCIDD keine Jodprogramme. Andererseits wird Kuba als Exporteur für Jodsalz genannt.

Dominikanische Republik

Man bemüht sich um die Jodierung von Salz und Viehfutter, doch wenigstens für Letzteres wurde noch kein Gesetz erlassen.

Südamerika

Chile steht im Verdacht einer exzessiven Jodierung. Sowohl Salz als auch Wasser werden jodiert. Eine erste Senkung des Jodgehalts im Salz musste vorgenommen werden. Chile verfügt über Steinsalzlagerstätten und ist einer der größten Jodproduzenten der Welt.

Bolivien erließ sowohl für Salz als auch für Viehfutter ein Gesetz. Zusätzlich erhielten über 1720000 Menschen Jodöl. Doch nicht nur der Jodmangel wird bekämpft: Schwangere bekommen Eisentabletten und Kinder Vitamin A.

Kolumbien hat die Jodierung des Tafelsalzes und des Viehfutters gesetzlich geregelt. Der Jodgehalt kann sehr hoch sein, weswegen Maßnahmen in Planung sind, eine Aufnahme von über 150 Mikrogramm zu verhüten. In der Schule lernen Kinder, dass sie ohne Jodsalz krank werden.

Auch in **Brasilien** gehört die Ermutigung zur Jodeinnahme zur Schulerziehung und die Medien tun das ihrige. Per Gesetz werden Salz und Viehfutter jodiert; das benötigte Jod wird aus Japan und Chile eingeführt. Hersteller, deren Salz kein oder zu wenig Jod enthält, werden zu Geldstrafen verurteilt oder müssen mit der Konfiszierung der Produkte rechnen. 1990 gab es Probleme mit der Legalität der Jodprogramme, weil das benötigte Jod von den Produzenten nicht bezahlt werden musste.

Für den Ankauf fehlten die Mittel. Erst 1998 führte man ein Gesetz ein, das dem Gesundheitsministerium erlaubte, das Jod kostenlos an die Salzmühlen abzugeben. Doch noch immer war es mit der Kontrolle der Programme überfordert. Manche Salzmühlen unterschlugen Jod, um es schwarz zu verkaufen. Auch mit der Überprüfung des Jodgehalts im Salz war das Ministerium nachlässig, sodass die Jodprophylaxe schon fast als gescheitert galt. Seit 1999 nimmt man jedoch einen neuen Anlauf. So konnten dank der Medien Geldstrafen verhängt und zwei Salzmühlen überführt und geschlossen werden, weil sie nicht hoch genug jodierten. Wer einem Schilddrüsenkranken hier ein Stück unjodiertes Brot backt, befindet sich am Rande der Legalität. Jetzt zieht man jedoch wieder eine Senkung des Jodpegels in Betracht.

Argentinien jodiert per Gesetz sowohl Salz als auch Viehfutter. Jodöl ist nicht mehr üblich. Zusätzlich zur Jodierung sollen auch andere Maßnahmen anrollen, wie z. B. Eisen- und Vitamin-A-Programme. Nach Einführung der Prophylaxe wurde ein Anstieg der Autoimmunerkrankungen dokumentiert.

El Salvador regelt die Salzjodierung gesetzlich. Über das Viehfutter sind keine Daten verfügbar.

Costa Rica jodiert alles Tafelsalz. Ein Gesetz zur Jodierung des Viehfutters gibt es nicht.

Mexiko hingegen hat die Jodierung von beidem gesetzlich geregelt. Auch Jodöl und Jodwasser sind im Einsatz. Um die zusätzliche Fluoridierung des Salzes ist man bemüht, teilweise wird auch das Wasser jodiert.

Ecuador konnte dank der Kooperation mit Belgien in den 80ern eine Massenjodierung starten (Salz und Viehfutter). Etwa 90 % der Bevölkerung konsumieren Jodsalz. Im Jahr 2000 empfahl ein Kontrollteam jedoch die Senkung des Jodgehalts im Salz, da es deutlich überjodiert war. Jodöl war im Einsatz.

Guyana bezieht sein Jodsalz von Kuba, Jamaika und Trinidad. **Peru** hat ebenfalls eine gesetzliche Salzjodierung. Und in **Paraguay** unterliegt der Jodgehalt des Salzes starken Schwankungen, aber 1997 wurde eine neue Jodierungsanlage errichtet, durch die man sich Verbesserungen erhofft. Auch das Viehfutter wird dort jodiert. Zeitweise kommt Jodöl bei Kindern und Frauen bis zu 45 Jahren zum Einsatz. Das *Journal of Nutrition* belegte, dass diese Jodöl-Präparate die Bildung von Antikörpern gegen die eigene Schilddrüse fördern.

Österreich

Hier wird sowohl das Salz als auch sämtliches Viehfutter jodiert, was zu einem Anstieg der Schilddrüsenüberfunktionen führte, wie der ICCIDD bemerkt. Die Zahl der Schilddrüsenentzündungen hat sich verdoppelt, Morbus Basedow nahm sogar um über 120 % zu – innerhalb von 3 Jahren. Das österreichische Ministerium bestreitet dies jedoch. In einem Schreiben versichert es: Die Salzjodierung *„hat zu einer eindeutigen Verbesserung in Bezug auf Jodmangelerscheinungen geführt, ohne dass es zu einer Häufung der in Ihrem Brief erwähnten Gesundheitsschäden gekommen ist.“*

Man beklagt, dass unjodiertes Salz für den Verbraucher über das Ausland erhältlich ist. In Geschäften ist es nur auf spezielle Anfrage zu bekommen. In der Lebensmittelherstellung wird jodiert. Außerdem bezieht Österreich einen Großteil der Nahrung aus Deutschland, die nahezu durchgängig jodiert ist. Es kursieren Gerüchte über eine Wasserjodierung, dies wird von offizieller Stelle aber dementiert.

Schweiz

Die Schweiz hat eine Kommission, die sich nicht nur für das Verbot unjodierter Speisen einsetzt, sondern gleichzeitig eine Fluoridierung anstrebt. Die Salzjodierung ist gesetzlich, jedoch muss offiziell unjodiertes Salz für den Verbraucher erhältlich sein. In der Praxis kann dies aber ein Problem darstellen. So berichtete eine Urlauberin, dass sie das von ihr benötigte normale Salz extra in einer Apotheke bestellen musste, da unjodiertes Salz in Geschäften nicht erhältlich war. Über die Viehfutterjodierung liegen dem ICCIDD angeblich keine Informationen vor, aber Bauern bestätigen eine Jodierung.

Was den Jodsalzgebrauch in der Lebensmittelindustrie betrifft, so erlebt man eine Überraschung. Während uns in Deutschland berichtet wird, dass die Schweiz mit 100 % Jodierung alle Schilddrüsenkrankheiten besiegt habe, stellt man beim Einkaufen fest, dass viele Schweizer Produkte mit unjodiertem Salz hergestellt werden. Das mag daher rühren, dass die Schweiz gerne in Länder exportiert, in denen die Jodierung in der Lebensmittelverarbeitung verboten ist. Die Nahrungsmittel, die Jodsalz enthalten, kommen hauptsächlich aus Deutschland. Die Fluor-Jod-Kommission der Schweiz möchte eine Einfuhr unjodierter Nahrung gänzlich verbieten.

Bei der gepriesenen Wasserjodierung der Schweiz (gemeint sind Prophylaxeprogramme in Basel) scheint es sich um ein Phantom zu handeln. Jedenfalls bestätigen die Basler Wasserwerke eine Wasserfluoridierung, streiten eine Wasserjodierung jedoch ab. Vom Beginn der Jodierung bis 1999 wurde die Joddosis im Jodsalz verzehnfacht.

Spanien und Portugal

Einige Ärzte behaupten, in Spanien würde mehr jodiert als im „Jodentwicklungsland" Deutschland. Das stimmt so nicht. Eine Freundin bringt mir regelmäßig herrliche Nahrungsmittel aus Spanien mit, die allesamt unjodiert sind. Hier sind die Gesetze schon entsprechend geändert, um die Massenjodierung einzuführen. Bisher scheint den Spaniern aber der deutsche Eifer zu fehlen. Der ICCIDD hat im spanischen Raum den Einsatz von Jodöl angeregt, hat jedoch keinen Überblick, wem und wie vielen Menschen es verabreicht wurde. Manche Schulkantinen benutzen Jodsalz.

Auch in Portugal sind Milch, Fleisch und weiterverarbeitete Lebensmittel für Gefährdete sicher, obwohl für Jod geworben wird.

Italien

Auch die Italiener sind nicht so recht vom Jod zu begeistern. Das Viehfutter bleibt unangetastet und das jodierte Salz macht nur 1–4 % aus. Nur etwa 2 % der Haushalte jodieren freiwillig.

In Troina und auf Sizilien jedoch darf das Wasser jodiert werden.

Belgien

Bisher wird das Viehfutter nicht jodiert, weshalb Betroffene Eier, Milch und Fleisch aus Belgien verzehren können. Der Jodsalzverzehr sei freiwillig, sagt der ICCIDD, und betrüge nur etwa 10 % in den Haushalten.

Schwangere und Kinder bekommen Jodtabletten.

Luxemburg

Auch hier wird noch unjodiertes Viehfutter eingesetzt, sodass Milch, Eier und Fleisch nicht vorjodiert sind. Auch die weiterverarbeiteten Lebensmittel sind unbelastet.

Der ICCIDD verfügt angeblich nicht über Daten bezüglich Luxemburg, hat seine Werbekampagne jedoch schon angefahren, um eine Massenjodierung zu starten.

Frankreich

Laut einer WHO-Information von 1998 verbietet Frankreich die Einfuhr von jodierten Lebensmitteln und untergräbt somit völlig die Bestrebungen des ICCIDD. Der Arbeitskreis Jodmangel empfindet Frankreich als massive Bedrohung für die deutsche Volksgesundheit und wünscht sich mehr Einflussnahme über die EU. Da die WHO Jodat ausdrücklich empfiehlt und Jodid akzeptiert, könne es sich bei der Motivation Frankreichs nur um ungenügende Aufklärung handeln.

Jodsalz für den privaten Gebrauch gibt es im Handel zu kaufen. Das Viehfutter ist nicht jodiert.

Auf einigen deutschen Lebensmitteln sind seit kurzem auch französische Inhaltsangaben, die Jodsalz nennen. Es war jedoch auch nach Rückfragen bei der französischen Botschaft nicht möglich, herauszufinden, ob diese jodierten Produkte in andere französischsprachige Länder exportiert werden oder jetzt auch nach Frankreich eingeführt werden dürfen.

Niederlande

Hier ist die Verwendung von Jodsalz freiwillig, wobei das Salz für die Lebensmittelindustrie höher jodiert ist als das Privatsalz. Bei der Milch z. B. kann es vorkommen, dass jodierte aus dem Nachbarland Deutschland verwendet wird. Seit einer Entscheidung des obersten Gerichtshofs wird die Jodierung des Brots zwar noch empfohlen, ist aber keine gesetzliche Anordnung mehr.

Großbritannien und Irland

Eine gesetzliche Jodierung gibt es in Großbritannien angeblich nicht. Auch sei Jodsalz kaum verbreitet. Jedoch findet Jod reißenden Absatz in der Milchindustrie. Träger der Jodierung sind hier also überwiegend die Milchprodukte.

Irische und schottische Milch ist jedoch unbelastet. Diese beiden Länder eignen sich daher für Schilddrüsenkranke als Reiseziel.

Dänemark

Die Jodierung des Salzes war bis 1998 verboten. Ärzte streben die generelle Jodierung an. Durch den Import deutscher Milch können auch Milchprodukte belastet sein.

Finnland

Milch, Fleisch und Eier sind hier jodiert. Auch in der Weiterverarbeitung ist Jodsalz üblich. Die Jodaufnahme liegt über der empfohlenen Menge.

Norwegen

Obwohl laut ICCIDD ein hoher Verzehr von Salzwasserfisch und Seetang besteht, ist die Viehfutterjodierung gesetzlich. Der Verkauf und Verzehr von Jodsalz ist dagegen freiwillig. Vorsicht ist bei Vitamintabletten geboten, denn sie können sehr große Jodmengen enthalten.

Griechenland

Die Jodaufnahme in Griechenland bewertet der ICCIDD als angemessen. Das sei durch den Verzehr jodhaltiger Lebensmittel dank besserer Transportbedingungen zu erklären. Jodsalz sei erhältlich, doch nur für den freiwilligen Gebrauch. Vor Ort berichtete mir eine Bekannte jedoch, dass in Geschäften kein unjodiertes Salz erhältlich sei! Laut ICCIDD habe es auch den Einsatz von Jodöl gegeben, worüber aber keinerlei Daten zur Verfügung stünden.

Türkei

Die Salzjodierung ist gesetzlich, wird jedoch noch nicht in aller Schärfe durchgesetzt. Beide Salze finden Verwendung, jedoch stellen wir in den türkischen Läden in Deutschland fest, dass die meisten Lebensmittel sehr wohl jodiert werden.

Um die Jodierung anzukurbeln, wurden Logos kreiert wie z. B. „*Wählen Sie Jodsalz für Ihre Gesundheit*" oder „*Verwenden Sie Jodsalz, um Kropf und geistige Unterentwicklung zu verhüten*". Ärzte, UNICEF und der Rotary Club tun ihr Bestes, um die Jodierung hier in Schwung zu bringen.

Ungarn

Die Jodierung ist gesetzlich, erfüllt jedoch nach Angaben des ICCIDD erst 10 % der Kapazität.

Tschechien

Hier ist das Salz jodiert und findet auch breite Verwendung in der Lebensmittelproduktion.

Afrika

Die durch die Jodprogramme auftretenden Todesfälle wurden hier erstmals öffentlich thematisiert. Außerdem mangelt es an Kontrollen über den Jodpegel, da viele Länder weder das Jodsalz noch die Jodausscheidung der Bevölkerung überprüfen können. Exzessive Jodpegel können erst mit noch größerer Verzögerung als sonst bemerkt werden.

Alle Länder außer **Mauritius,** den **Seychellen, Kongo, Cape Verde** und **Gabun** haben Jodierungsprogramme.

Botswana, Eritrea, Gambia, Liberia, Mauretanien und **Mozambique** sind sogar ohne diesbezügliche Gesetzgebung, aus Sicht des ICCIDD also freiwillig. Jedoch gibt es außer in Mauretanien schon entsprechende Gesetzesentwürfe. In Eritrea und Liberia ist die Jodierung sogar umfassend, was sich in Liberia durch den Jodsalzimport ergibt. **Nigeria** importiert sein Salz aus Brasilien. Die afrikanischen Länder, die Salz produzieren, jodieren mindestens 60 bis über 90 % des Salzes. Im **Kongo** und in **Zimbabwe** wurde eine Welle von Hyperthyreose zur Kenntnis genommen. Der ICCIDD erklärt, die durch Jod entstehenden Überfunktionen in Zimbabwe weiter zu beobachten.

Anscheinend wird das Viehfutter ebenfalls jodiert. Lediglich einige Tierärzte in Zimbabwe und **Südafrika** widersetzen sich dieser Praxis, die bei Firmen üblich ist. In manchen Teilen Afrikas ist Jodöl im Einsatz.

Der ICCIDD lässt Kinder Lieder singen wie z. B. *„Jodiertes Salz bedeutet Klugheit des Geistes"* und veranstaltet Jodsalz-Paraden. Dabei werden Stücke wie dieses aufgeführt: *„Schlechtes Salz, keine Babys: Wir sind in einem kenianischen Dorf, in dem Fehlgeburten häufig sind. Jeder ist betroffen. Männer schlagen ihre Frauen, in dem Glauben, sie seien verhext, und geben ihnen die Schuld für die fehlgeschlagenen Schwangerschaften. Dann erscheint der Public Health Officer und bedenkt die Situation. Er erfährt, dass die Frauen in dem Dorf auf Anraten ihrer Männer die Reste aus der örtlichen Salzfabrik aufsammeln, in der Bemühung, Kosten zu sparen. Darum bekommen sie kein jodiertes Salz. Er erklärt ihnen, dass diese Gewohnheit der Grund für ihre Fehlgeburten ist. Die Männer erkennen nun, dass es falsch von ihnen war, den Frauen zu sagen, sie sollen das schlechte Salz sammeln und die versprechen, von nun an immer Jodsalz zu verwenden."*[96]

So beklagt der nigerianische DR. DR. CHIMA OJI, der in seinem Buch „Unter die Deutschen gefallen" vom blanken Rassismus in Medizinerkreisen berichtet, im Nachwort: *„Während damals für das Elend der Menschen in der Dritten Welt noch ganz unverblümt deren „Dummheit und Faulheit" verantwortlich gemacht wurde, besteht bei den modernen Büchern die Gefahr eher darin, dass unterschwellige rassistische Anklänge eine Schicht des Denkens und Fühlens erreichen, die dem Bewusstsein nicht mehr zugänglich ist. Das betrifft zwar mehr die Bücher für die jüngeren Klassen; diejenigen, die sich an ältere Jahrgänge richten, bemühen sich schon um einen Beitrag zur Völkerverständigung, führen nun aber beispielsweise „Eiweißmangel" und „das Ausbleiben des Re-*

96 IDD-Newsletter Volume 18, Number 1, February 2002

gens während eines Jahres" als Gründe für die Unterentwicklung an. Dadurch entsteht ein falsches Bild des Sachverhaltes und außerdem sind die angebotenen Lösungsstrategien so sehr vereinfachend, dass letztlich eine herablassend-verständnisvolle, eine karitative Haltung den Menschen dieser Länder gegenüber gefördert wird."[97]

China

Am 5. Mai eines jeden Jahres ist in China „Der Tag der Jodmangelerkrankungen". Mithilfe der Weltbank soll es für den Menschen kein unjodiertes Salz mehr geben. Auch das Viehfutter wird jodiert. Zusätzlich wurden 10 Mio. Jodölkapseln an Kinder und an Frauen im gebärfähigen Alter ausgegeben.

Tibet hat sich erst 1998 diesen Praktiken angeschlossen und auch hier ist Jodöl im Einsatz. In Tibet wird sogar der Tee jodiert.

Thailand

Thailand ist für Schilddrüsenkranke ein gefährliches Pflaster. Der ICCIDD gibt zu, dass durch die Vielfalt der thailändischen Jodierung sehr leicht exzessive Jodaufnahmen stattfinden können.

Die Salzjodierung ist Standard, wobei das Jodsalz auch in der Lebensmittelproduktion verwendet wird und nicht nur für den privaten Gebrauch. Ebenfalls jodiert wird die Fischsauce, da sie ein beliebtes Würzmittel der Thailänder ist. Manche Schulen und Dörfer haben jodiertes Wasser. Zudem gibt es Versuche

97 „Unter die Deutschen gefallen", Chima Oji, Ullstein Verlag, München, 2001

mit jodierten Eiern. Dies meint nicht die Eierjodierung durch jodiertes Viehfutter, sondern durch Jodbäder, in welche die Eier getaucht werden, sodass sie etwa 250 Mikrogramm Jod enthalten. Diese Art der Jodierung für Eier wurde angeblich auch für Deutschland beantragt. Jodnudeln und Jodbananen enthalten meistens nicht nur Jod- sondern auch Vitamin-A- und Eisenzusätze.

Die Jodierung des Viehfutters wird angestrebt.

Malaysia

Obwohl das Land nur jodiertes Salz importieren darf, gab es in Läden fast überall unjodiertes Salz zu kaufen, weswegen die Gesetze verschärft werden sollen. Für Schilddrüsenkranke ein Problem: sowohl das Jodsalz als auch das unjodierte Salz trugen auf den Packungen die Angabe „jodiert“. Wer unjodiertes Salz kaufen möchte, braucht also eine Testausrüstung, um festzustellen, um welche Art Salz es sich handelt.

Indien

Den ICCIDD erstaunt, dass die Kropfrate recht hoch blieb, obwohl Indien schon 30 Jahre lang jodiert. 28 der 32 Staaten haben ein totales Verbot für unjodiertes Salz, die restlichen Staaten lassen es teilweise zu. Unjodiertes Viehfutter ist erlaubt. Neuerdings wird das Salz nicht nur jodiert, sondern auch mit Eisen angereichert. Jodiert werden laut ICCIDD Gemüse, Fruchtsäfte, Schokolade, Softdrinks und Brot.

Der ICCIDD empfiehlt den Menschen, Jodwasser zu trinken und wirbt in Zeitungen für Jodsalz. Die Medien halten die Menschen zum Jodkonsum an. In der Bevölkerung kam es zu massivem Widerstand.

Wichtig ist auch hier der Unterricht an den Schulen, der vom ICCIDD z.B. so beschrieben wird: *„Am Unabhängigkeitstag – endlich frei: Jhabua District, Madhya Pradesh: Es ist in der Morgendämmerung des 16. August 1995. Im weichen Licht eines bewölkten Monsunmorgens eilen Ströme von Dorfkindern zu ihren Schulen, jedes trägt vorsichtig eine handvoll Salz. Zum ersten Mal werden sie in der Schule von Mindal das Salz testen, um zu sehen, ob es Jod enthält. Während sie ihre Plätze einnehmen, zeigen ihre Gesichter ihre Spannung, die junge Kali, die Klassenprüferin, reiht alle Salzproben vor sich auf. Aus einer kleinen Plastikflasche fügt sie jedem Salzhaufen einen Tropfen Flüssigkeit zu. Sofort ändert das Salz seine Farbe, eines verfärbt sich dunkelblau, ein anderes hell violett, während manches die normale Weißfärbung von Tafelsalz behält. „Dieses Salz, das nicht blau wurde, ist schlechtes Salz“, sagt sie ihren Klassenkameraden. „Es enthält nicht das Jod, das wir brauchen, um unsere Körper stark und unseren Geist intelligent zu halten. Darum werde ich dieses schlechte Salz wegwerfen.“ Indem sie das „schlechte“ Salz weggeworfen hat, hat Kali symbolisch eine stumme Revolution enthüllt, die durch den Stammesdistrikt von Jhabua fegt. Eine Revolution, in der all das unjodierte Salz, traditionell für die Leute erhältlich, durch Salz, das Jod enthält, ersetzt wird. Nur wenn sie jodiertes Salz bekommen, wird die Jodmangelbevölkerung dieser armen und unterentwickelten Gegend von geistiger Unterentwicklung, Verkrüppelung, Taubstummheit und durch Jodmangel verursachten Geburtsdefekten verschont bleiben.“*[98]

Im Sommer 1995 kommt es zu einem so genannten Salzmarsch, den UNICEF und andere Vereine organisieren. Dabei

98 IDD-Newsletter Volume 11, Number 4, November 1995: „India's Fight Against IDD: Reports from the Battlefield“

verbreiten Tausende von Mitarbeitern Jodreklame, die im Schneeballprinzip weitergetragen werden soll. „*Mahatma Gandhi führte seinen berühmten Salzmarsch am 12. März 1930 durch, um die britischen Kolonialherren zu vertreiben. Ein zweiter Salzmarsch fand am 9. Juli 1995 statt als Schritt zur Vertreibung der Jodmangelkrankheiten.*“[99]

Prof. Dr. Gisela Hetzer, Fluorid-Expertin Deutschlands, führt Indien als Beispiel für Fluorschäden an. In bestimmten Regionen betrage die Konzentration im Trinkwasser 8–10 Milligramm pro Liter. Ob es da sinnvoll ist, die durch hohe Fluoraufnahme entstandenen Kröpfe mit einer zusätzlichen Gabe von Jod zu behandeln, wäre zu überdenken. Die geschädigten Knochen wird das Jod nur zusätzlich belasten. Hoch ist auch der Kunstdüngereinsatz, der ebenfalls den Schilddrüsenstoffwechsel belastet, da Nitrat die Jodverwertung stört.

Indonesien

Um die Indonesier vor der Geburt von behinderten Kindern zu bewahren, wurde hier ebenfalls die flächendeckende Salzjodierung eingeführt. Als man 10 Jahre später dann die Jodausscheidung der Bevölkerung überprüfte, musste man mit Schrecken feststellen, dass die Werte deutlich über der zugelassenen Norm lagen. Zum Teil wurde eine Konzentration von mehr als 1000 Mikrogramm/Liter gemessen.

Außerdem wird über Probleme mit den Richtwerten für die genormte Durchschnittsschilddrüse berichtet. Die Normwerte der WHO und des ICCIDD werden verändert, sodass man eine höhere Kropfrate erzielt. So wird die Kropfprävalenz z. B.

---

99 Ebenda

in Java/Sumatra von 3 % auf 8 % angehoben und in Bali sogar von 1,9 % auf 12,5 %. Der German Pharma Health Fund e.V. muss hier einräumen, dass der Jodmangel von einer Jodüberversorgung abgelöst wurde und *„stellenweise potenziell toxischen Charakter aufweist."*[100]

Japan

Japan ist das einzige Land, das nicht vom Jodmangel bedroht ist, denn hier beträgt die Jodausscheidung bis zu 19000 Mikrogramm, was auf den Verzehr von Fisch und Algen zurückzuführen ist. Das Land hat den höchsten Jodkonsum der Welt und Autoimmunerkrankungen der Schilddrüse sind weit verbreitet.

Zur japanischen Ernährung gehören jedoch auch Sojaprodukte. Außerdem ist es in vielen Großraumbüros japanischer Firmen üblich, Melissentee zu trinken. Dadurch kann die Jodaufnahme z.T. blockiert werden und das Jod wird ausgeschieden.

Kasachstan

Kasachstan importiert z.T. jodiertes Salz aus der Ukraine. Der ICCIDD listet ein Jodierungsgesetzt 1997 als bevorstehend, bis heute müsste es also in Kraft getreten sein. Im Rahmen einer Versuchsreihe wurden 1993 6000 Jodkapseln an Schulkinder verteilt. Andere Regionen bekamen Jodtabletten mit dem bezeichnenden Namen „Antistrumin". Sie enthielten 1 mg Kaliumjodid. Den Kindern wurde wöchentlich eine halbe Tablette verabreicht, den Schwangeren eine ganze.

---

100 www.gphf.org/web/projekte/modellprojekte/indonesien.htm

Afghanistan

Das Land importiert Jodsalz vom Iran, was aber nur einen kleinen Teil des Salzes stellt. Anderes Salz aus Russland, Pakistan und dem Iran ist nicht jodiert. Während Immunisierungsprogrammen der WHO wurden auch Jodölkapseln gegeben.

Libanon

Die Salzjodierung ist gesetzlich geregelt, das Viehfutter betrifft diese Regelung nicht. Es wird geschätzt, dass etwa 92 % der Haushalte Jodsalz verwenden.

Der ICCIDD berichtet vom Ausbruch einer Jodbasedow-Epidemie unter der Bevölkerung. Bei den Opfern habe es sich zu 44 % um ältere Personen gehandelt.

Mittlerer und Naher Osten

Seit 1998 ist im restlichen Mittleren und Nahen Osten die nahezu flächendeckende Salzjodierung üblich. **Tunesien** und der **Iran** stellen den ICCIDD in der Ausführung zufrieden. **Palästina, Oman** und die **Vereinigten Arabischen Emirate** seien mit Jod leicht, **Saudi-Arabien** und der **Jemen** schwerer un-terversorgt. In **Pakistan** und dem **Irak** konnten Jodierungspläne nicht richtig durchgesetzt werden. Auch **Israel** jodiert nach eigener Aussage nicht.

Der ICCIDD vermutet, dass es im Iran zu Jodbasedow-Ausbrüchen gekommen sei. In **Syrien** wurde die Jodgabe wegen der Jodbasedow-Erkrankungen gedrosselt.

Länder der ehemaligen Sowjetunion

In **Tyva,** das an die Mongolei grenzt, ist Jodsalz keine Pflicht, aber erhältlich. Etwa ein Drittel der Schwangeren bekommen Jodtabletten, Schulkinder bekommen „Antistrumin". Auch in anderen Ländern wurden Jodtabletten verteilt. Jodsalz und jodiertes Brot werden den Menschen empfohlen.

Auch in der **Ukraine** werden Jodtabletten eingesetzt, das Ausmaß ist dem ICCIDD jedoch nicht bekannt. Da die Ukraine auch Salz in andere Länder exportiert, wird die flächendeckende Jodierung angestrebt.

In **Belarus** wird Jodsalz ebenfalls empfohlen, Kinder bekommen Jodtabletten. Der ICCIDD berichtet von einem hohen öffentlichen Bewusstsein für Schilddrüsen-Probleme durch den so genannten Tschernobyl-Effekt.

Ärzte aus aller Welt führen Versuche durch, wobei natürlich auch speziell Jod erforscht wird. Der ICCIDD beklagt die lokale negative Einstellung gegenüber der generellen Salzjodierung. Viehfutterjodierung kommt vor. Wenige Schulen führen Jodprophylaxe durch.

Ehemalige DDR

Zur vollständigen Dokumentation sollte noch erwähnt werden, dass die SED in Ostdeutschland eine stumme Zwangsjodierung durchführte, die zu einer Verdopplung bis Verfünffachung der Hyperthyreosen in der Bevölkerung führte. Von Zeitzeugen wird berichtet, dass zumindest in Dresden mit einer Wasserjodierung experimentiert wurde. Der daraufhin erfolgende Ansturm auf Krankenhäuser und Intensivstationen soll zu einer Überforderung des Gesundheitswesens geführt haben und die Aktion wurde eingestellt.

Die meisten Jodtreiber schwärmen ungeniert von der ehemaligen DDR. Sie behaupten, die SED hätte Schilddrüsenkrankheiten besiegt. Neben Zwangsjodierung führte die SED auch Zwangsadoptionen durch. SED-Ärzte haben Regimegegner mit präparierten Röntgengeräten radioaktiv verstrahlt, sodass sie an Krebs starben. Ein Stasi-Mitarbeiter formulierte es treffend: *„Hier kommt Politik vor Recht."*

Es ist traurig, dass ausgerechnet deutsche Ärzte dazu beitragen, die DDR zu verklären und zu verharmlosen und eine Aufarbeitung der Verbrechen gegen die Menschlichkeit untergraben.

Jodierung im 3. Reich

Dieses Kapitel möchte zwei Aspekte beleuchten: Zum einen gab es bereits im 3. Reich eine Joddiskussion und eine Jodierung. Hieran kann das Verhalten der Ärzteschaft und die Lage der damaligen Opfer dargestellt werden. Zum anderen dient es allgemein als Beispiel für den Umgang mit Patienten. Nicht ganz zu Unrecht fühlen sich Schilddrüsenkranke an die Zeit des 3. Reichs erinnert – es bestehen leider einige Parallelen. Erst 1980 – nach 35-jährigem Schweigen der Ärzteschaft – haben sich in den medizinischen Berufen Gegengruppen formiert, um zu ergründen, *„was im ärztlichen Beruf verführt dazu, rücksichtslos mit Menschen umzugehen, sie zu Objekten zu machen, als Menschen anderer Klasse als den Arzt selbst zu sehen"*.[101] Eine Frage, der sich Mediziner auch heute durchaus stellen sollten.

Die Medizin im 3. Reich ist bis heute eher zaghaft untersucht worden. Nach dem Krieg lag es im Interesse der Ärzteschaft, ihre Vergangenheit schnellstens zu vertuschen oder zu beschönigen. Man wollte das Vertrauen der Patienten nicht erschüttern. Tatsächlich war in einer Ausgabe des Deutschen Ärzteblatts 1983 noch immer die Rede von einer „Gleichschaltung" der deutschen Ärzte, da man sich noch immer eher als Opfer des NS-Regimes fühlte. In Wirklichkeit hatte sich in Medizinerkreisen schon während des Ersten Weltkriegs eine menschenverachtende Philosophie des harten Durchgreifens ausgebreitet. Schon vor Hitler ereiferte man sich über *„die allzu einseitige, schwache, feige und blinde Humanität"*[102].

---

101 „Hitlers Eliten nach 45: Ärzte", ARD, 31.07.2002

102 „Furchtbare Ärzte – Medizinische Verbrechen im 3. Reich", Till Bastian, Verlag C.H. Beck, München, 1995

1920 prägten der Jurist Karl Binding und der Psychiater Alfred Hoche den Ausdruck des „lebensunwerten Lebens". In ihrer Streitschrift „Die Freigabe der Vernichtung lebensunwerten Lebens" beklagten sie die Gesetze, die Euthanasie und Tötung unheilbar Geisteskranker verboten. Beide plädierten für die Tötungserlaubnis von – wie sie es nannten – „Ballastexistenzen", „Schwächlingen aller Sorte" und „Defektmenschen". *„Es gab eine Zeit, die wir jetzt als barbarisch betrachten, in der die Beseitigung der lebensunfähig Geborenen und Gewordenen selbstverständlich war; dann kam die jetzt noch laufende Phase, in welcher schließlich die Erhaltung jeder noch so wertlosen Existenz als höchste sittliche Forderung galt; eine neue Zeit wird kommen, die vom Standpunkte einer höheren Sittlichkeit aus aufhören wird, die Forderungen eines überspannten Humanitätsbegriffs und seiner Überschätzung des Wertes der Existenz schlechthin mit schweren Opfern dauernd in die Tat umzusetzen."*[103] Und so gab es nach der Machtübernahme durch die Nazis auch in dieser Berufsgruppe kein Halten mehr. Schon das erste Ärzteblatt beinhaltete ein glühendes Bekenntnis: *„Hüter der Volksgesundheit zu sein, das hatten sich die Ärzte schon lange gewünscht. ‚Die Nazis haben endlich eine Gesellschaft zustande gebracht, wo die fundamentale Bedeutung der Ärzte ernst genommen wurde. Was wir uns immer schon gewünscht haben, die Nazis haben es uns geschenkt!'."*[104] *„Späterhin gehörten die deutschen Ärzte zu jenen Gruppen, die sich in einem weit über dem Bevölkerungsdurchschnitt liegenden Maße nationalsozialistisch organisiert haben: 45 % aller Ärzte traten nach 1933 in die NSDAP, 7,3 % in die SS ein (aber, ver-*

103 K. Binding und A. Hoche: „Die Freigabe der Vernichtung lebensunwerten Lebens. Ihr Maß und ihre Form", Leipzig, 1920

104 „Hitlers Eliten nach 45: Ärzte" ARD, 31.07.2002

gleichsweise nur 0,4 % aller Lehrer!).“[105] Nach Einrichtung einer Zentralstelle, die bestimmten Behinderten amtlich den „Gnadentod“ gewähren wollte, um die Betroffenen von ihrem sinnlosen Leben und den Staat von ihren Kosten zu erlösen, füllten Ärzte nun willig Meldeformulare aus, nach denen dann gegebenenfalls die Vergasung des Patienten beschlossen wurde. Diese Aktion bürokratisch geregelter Tötung in Gaskammern wurde unter dem Namen T4 bekannt, nach dem Sitz des Büros in der Berliner Tiergartenstraße Hausnummer 4. Vor dem Nürnberger Gerichtshof wurde belegt, dass Ärzte, die sich der T4-Aktion verweigerten, durchaus unbehelligt blieben. Es wäre also Medizinern möglich gewesen, sich zu weigern, ihre Patienten der Hinrichtung zuzuführen. Nachdem die Morde Kranker in Tötungsanstalten aus heute noch immer nicht vollständig geklärten Gründen abgebrochen wurden – man vermutet, es hängt mit dem Einsetzen der Juden- und Zigeunervernichtung zusammen – kam es zur berüchtigten „wilden Euthanasie“. Völlig willkürlich und ohne jedes Verfahren war es Ärzten nun erlaubt, Kranke zu töten, meist durch das Spritzen tödlicher Medikamente oder indem man sie einfach verhungern ließ. Besonders fanatische Ärzte hatten diese Methoden schon vor Ende der T4-Aktion angewandt!

Nach dem Krieg kam es nur spärlich zu Prozessen gegen Ärzte, die zudem meistens freigesprochen wurden, weil man ihnen zugestand, dass sie das Unrecht ihres Handelns nicht hätten einsehen können. Viele Ärzte ließen sich von ihren Kollegen Verhandlungsunfähigkeit bescheinigen. Da die Alliierten die Versorgung der Bevölkerung sicherstellen wollten, waren sie

105 Till Bastian: „Furchtbare Ärzte – Medizinische Verbrechen im 3. Reich“, Verlag C.H. Beck, München, 1995

an einer tieferen Untersuchung scheinbar nicht interessiert. Ärzte, die im 3. Reich durch Ungehorsam ihre Approbation verloren hatten, wurden nicht wieder eingestellt. Außerdem rekrutierten die USA viele Mediziner, um ihre Forschungsergebnisse für sich zu nutzen. An einer Anklage und Verurteilung bestand auch deshalb kein Interesse. Die Rolle der Schwestern und Pfleger wurde bis heute nicht untersucht. Ironischerweise führte der Umstand, dass man Ärzten nicht zumutete, für ihr Handeln die Verantwortung zu tragen, zu einem hohen Ansehen in der Bevölkerung, da der der Eindruck entstand, die Mediziner hätten mit den Nazi-Verbrechen kaum etwas zu tun gehabt! In den 50er-Jahren galten Ärzte ungebrochen als „Götter in Weiß". Die Täter erklommen unbehelligt die Karriereleiter, lehrten an Universitäten und behandelten Menschen. Sogar ihre menschlichen Anschauungspräparate, die meist aus Konzentrationslagern stammten, konnten sie 40 Jahre lang weiterbenutzen, bis Medizinstudenten dahinter kamen.

Die Jodierungsversuche im 3. Reich sind nicht untersucht worden. Jedenfalls wurden Programme diskutiert und entsprechende Gesetze gemacht. Eine Augenzeugin erinnert sich: *„Im zweiten Weltkrieg gab es auf einmal immer mehr Menschen, denen die Augen aus dem Kopf quollen. Heute weiß ich, dass sie Morbus Basedow hatten. Damals sagte man uns, sie seien Kretins geworden, die müssten ins Irrenhaus und beseitigt werden. Keiner sah sie je wieder..."*[106] Was sich damals in den Psychiatrien abgespielt hat, ist heute ja bekannt. Jod war in der Nazizeit ein beliebtes Thema, zahlreiche Artikel wurden darüber veröffentlicht. Einige Ärzte hatten wegen der Schäden durchaus Bedenken und konnten diese offen äußern. Der Staat musste entscheiden, was

106 Dagmar Braunschweig-Pauli: „Jod-krank", Dingfelder Verlag, Andechs, 2000

ihm wichtiger war: der Schutz der Opfer oder die angebliche Verbesserung der Volksgesundheit. Die Möglichkeit der individuellen Behandlung wurde nie bedacht, von den Ärzten auch nie angetragen – damals wie heute.

Ich möchte im Nachfolgenden einen Überblick über die mir zugänglichen Materialien geben, wobei mir nur die medizinischen Zeitschriften der Universitätsbibliothek, die den Brand überstanden haben, zur Verfügung standen. Keine öffentliche Stelle (aid, DGE, usw.) war in der Lage, über Jodierung im 3. Reich Informationen herauszugeben (ebenso wenig wie für Programme in der DDR). Da diese Stellen alle die Vorzüge der Jodprophylaxe preisen, sollten sie meiner Meinung nach über Jodprogramme anderer Länder und in früherer Geschichte informiert sein. Es ist bedenklich, dass dem nicht so ist.

In der *Münchener Medizinischen Wochenschrift* (4. Februar 1938) schmettert der Zahnarzt ERNST MÜLLER-STADE Bedenken eines Kollegen gegen Jodzahnpasta ab. DR. FRÄNKEL hatte von 18 Fällen mit thyreotoxischen Schädigungen innerhalb von 2 1/2 Jahren berichtet, die in seiner Praxis aufgetreten waren. DR. MÜLLER-STADE hielt diese Beobachtungen für einen Irrtum: *„Nichts ist hier gefährlicher, als auftretende, scheinbar neue Syndrome auf das gegebene Mittel zu beziehen, anstatt zu überlegen, dass bei diesen Zuständen „thyreogen bedingt aussehende Symptome" spontan vorkommen. Vielfache Reihenversuche in Kliniken und Krankenhäusern, bei Formationen des Heeres und des Arbeitsdienstes haben nie einen Fall thyreotoxischer Störungen durch Jod-Kaliklore ergeben. Trotzdem glaube ich wohl – und das geht schon aus dem vorhin Gesagten hervor –, dass gelegentlich einmal bei vorhandener Idiosynkrasie eine solche auftreten kann. Aber was hat das schon bei dem unbezweifelbaren und auch von FRÄNKEL nicht bezweifelten Nutzen der Jod-Kaliklora-Pasten zu sagen."* Er weist auf den Kollegen BRAUER hin, der ebenfalls fände, dass *„vor Jod in völlig überflüssiger Weise oft gewarnt werde“*. Die Jod-Zahnpasta sollte Zahn- und Zahnfleischerkrankungen heilen können. DR. FRÄNKELS Einwände hatten zur Folge, dass weitere Versuche im Militär und in Krankenhäusern gemacht werden sollen. Und die *Deutsche Medizinische Wochenschrift* (12. August 1938) berichtet von einem kleinen Baby, dem der Arzt das Einblasen von Jodpulver in den Mund verordnet hatte. Die Eltern taten wie verschrieben, das Kind bekam grünlichen Durchfall, erbrach und schielte, verlor an Gewicht und war völlig benommen. Als die Mutter die Therapie abbrach und ins Krankenhaus kam, musste das Kind auf Jodvergiftung hin behandelt werden. Der Arzt, der den Vorfall dokumentierte, urteilte: *„Unverstand der Angehörigen“*, fügte aber wenigstens gerechtigkeitshalber noch *„bzw. des Arztes“* an.

Der Regierung kamen durchaus Zweifel am von den Medizinern gepriesenen Jodsegen. Der *Öffentliche Gesundheitsdienst* verkündete die *„Warnung d. RmdI vom 17.XI.1938 vor dem wahllosen Gebrauch jodhaltiger Arzneimittel oder mit Jod angereicherter Lebensmittel* [...] *Jod und seine Verbindungen können bei jodempfindlichen Menschen selbst in kleinsten Mengen zu einer mehr oder weniger ernsten, selbst lebensbedrohenden Störung der Schilddrüsentätigkeit und damit des Stoffwechsels und der Herztätigkeit (Jodbasedow) führen.* [...] *Jod und Jodverbindungen sind in vielen Arzneimitteln enthalten, die gegen Arteriosklerose und Altersbeschwerden angepriesen werden, z. B. Jodbonbons, manche Badezusätze und Schönheitsmittel, viele Erzeugnisse zur Vorbeugung gegen Schnupfen und Erkältung sowie mit Jod angereicherte Lebensmittel, z.B. jodhaltiges Speisesalz, dem in Kropfgegenden eine gewisse Bedeutung zur Vorbeugung des Kropfes zukommt.“* Tatsächlich warf die Industrie im Jahre 2000 das Jodhustenbonbon als Neuerfindung wieder auf den Markt – und Apotheken verteilten den altbekannten Freund.

In der *Münchener Medizinischen Wochenschrift* (9. Dezember 1938): *„Im Jahre 1931 wurde unter dem Thema „Interne Jodtherapie und ihre Kontraindikationen im Hinblick auf den Thyreoidismus nach Jodgebrauch" unter Anführung von 77 Krankengeschichten gezeigt, in welchem Maße speziell in Württemberg die ärztlich verordnete und spontan vom Kranken durchgeführte Anwendung von Jod zur Entstehung eines Basedow beitragen kann. Der Jodbasedow in Norddeutschland, im Besonderen in Groß-Berlin, soll unter Auswertung der entsprechenden krankengeschichtlichen Unterlagen der III. Med. Univ.-Polikl. Berlin zu dem Jodbasedow in Süddeutschland, vorzugsweise in Württemberg, in Parallele gesetzt werden.* [...] *Aus dem neueren Schrifttum über die Kropfprophylaxe durch Jodsalze sowie über Jodschäden aus verschiedenen Gegenden sind im Verzeichnis einzelne Arbeiten angegeben worden. Berücksichtigen wir das seit 1931 erschienene Gesamtschrifttum, so ergibt sich wie bisher keine Entscheidung für oder wider Jod. Desgleichen ist auch in der Frage der Kropfprophylaxe durch Jodsalze kein einheitlicher Standpunkt eingenommen."* Dr. Keseling kommt zu dem Schluss, dass Jodschäden nicht nur bei Menschen ausgelöst werden, die schon einen Kropf haben – heute geht man davon aus, dass die Geschädigten einen so genannten latenten oder unsichtbaren Kropf gehabt haben müssen. *„Demnach sind die tatsächlich der hiesigen Klinik bekannt gewordenen Kranken mit Jodhyperthyreoidismus häufiger als hier angenommen werden. Die Prozentzahl an Kranken mit thyreotoxischen Erscheinungen nach Jodgebrauch beträgt in der Zeit vom 1.9.1937 bis 1.9.1938 für die Männer 20 % und für die Frauen 30 % aller in Beobachtung gekommenen Thyreotoxikosen.* [...] *Wie sich aus der Übersicht der gesammelten Krankheitsfälle ergibt, ist das gehäufte Auftreten des Jodbasedow demnach nicht auf Süddeutschland, die Schweiz und Österreich beschränkt, wie es nach dem bisherigen Schrifttum vorwiegend den Anschein* *hatte. Bereits 1931 und 1932 hat an dieser Klinik* HERZFELD *auf Jodschäden nach dem Gebrauch von Jodkochsalz hingewiesen. Daneben haben in Norddeutschland bisher* EDENS *(Düsseldorf) und* HATZKY *(Zwickau) auf krankhafte Folgezustände nach Jodgebrauch aufmerksam gemacht. Der gebirgige Süden ist das Land der Kröpfe, die seit langer Zeit zum Jodgebrauch Veranlassung geben. So ist es erklärlich, dass dort die Jodschäden zuerst beobachtet und beschrieben worden sind. Heute aber, wo das als Prophylaktikum verkaufte Jodsalz auch Eingang in Nichtkropfgegenden gefunden hat, mehren sich die Krankheitsfälle von Jodthyreotoxikosen im Flachland. Von 65 Jodbasedowkranken haben 23 spontan Jodsalz benutzt. Nur 29 % aller Kranken hat wegen dicken Halses oder wegen Kropfleidens Jod genommen; ganz im Gegensatz dazu stehen die Ergebnisse der Arbeit aus Süddeutschland, in der 75 % der angeführten Kranken an Kropf litten, der durch Jod in eine toxische Struma überführt wurde. Es ist durchaus bekannt, dass der Kropf keine Vorbedingung für das Zustandekommen von Jodhyperthyreoidismus nach Jodgaben ist. Das geht auch wieder aus vorliegender Mitteilung hervor. 61 % der Jodthyreotoxikosen in Berlin hatte auch vor der Erkrankung keine nachweisbare Struma.*" KESELING beschreibt die Altersstufen und Verteilung auf Männer und Frauen und kommt zu dem Schluss: „*Demnach ist auch für Norddeutschland jede Altersstufe gegenüber dem Jod als gefährdet zu betrachten.* [...] *Die Höhe der Joddosen und die Zeit bis zum Einsetzen von Beschwerden und klinisch feststellbaren Befunde waren den größten Schwankungen unterworfen. Es genügte bereits, eine drei Monate lang dauernde Benutzung von Jodsalz im Haushalt, um thyreotoxische Symptome auszulösen. Das dosierte Salz enthält auf 1 kg 5 mg K.J. Bei einem täglichen Gebrauch von 15 g Salz würden also in 3 Monaten etwa 7 mg K.J. aufgenommen werden.*" Heute beträgt der Jodgehalt pro kg Salz bis zu 25 mg Jod. Der AKJ geht von einem Salzverzehr von 5 g aus. DR. KESELING stellt fest: „*Jeder Organismus besitzt gegenüber Jod eine verschiedene Empfindlichkeit und es ist, wie auch Maier und Rahm hervorheben, unmöglich, die optimale Joddosis für einen einzelnen Kranken festzustellen.* [...] *Zusammenfassend lässt sich* [...] *sagen, dass deshalb bei der Anwendung von jodhaltigen Präparaten und Jodsalz größte Vorsicht in allen Lebensaltern geboten ist. Mittel, die als kropfverhütend und -bekämpfend angepriesen werden, und die Jod genannt oder ungenannt als spezifisch wirksame Substanz enthalten, bilden eine Gefahr. Das Gleiche gilt für das verbreitete Jodkochsalz, das im Laufe von Monaten ebenfalls Schädigungen zu setzen in der Lage ist* . [...] *Jod hat* [...] *für den Organismus schädigende Folgen* [...]. *Sinngemäß ergeben sich aus der Arbeit 3 Punkte: 1. Der Gebrauch von Jod kann für alle eine Gefahr bedeuten. 2. Die Verwendung von Jod muss wegen seiner schädigenden Wirkung ausgeschaltet werden.* [...] *3. Die Möglichkeit gleicher Wirksamkeit kann in allen medizinischen Indikationen durch Sepso gegeben sein.*“

Ein H. JÄGER berichtet über eine Untersuchung über den Jodstoffwechsel der Bevölkerung Südbadens (in der *Münchener Medizinischen Wochenzeitschrift* vom 7.Oktober 1938), wobei man wie heute die Jodausscheidung im Urin maß und dann erklärte, die Jodmangeltheorie sei hiermit bestätigt. Immerhin erwähnt man noch den möglichen Einfluss von schlechter Hygiene, Vererbung und Ernährung.

Die *Münchener Medizinische Wochenzeitschrift* (30.12.1938) besprach die Verteilung des Jods in den Organen von Hund und Kaninchen, vor und nach Thyroxinbelastung. Demnach speichern die Tiere Jod in Ovarien, Nebenhoden und Hypophyse. Nach Thyroxinfütterung wiesen Galle, Hoden, Ovarien, Hypophyse, Nebenhoden, Nebenniere, Niere Pankreas, Milz und Leber erhöhte Jodkonzentrationen auf. „*Die starke Jodspeicherung in allen endokrinen Drüsen lässt die Beziehungen der*

Schilddrüse zum übrigen endokrinen System erkennen". Inzwischen traten häufiger Fragen von Eltern auf, deren Kinder nach Jodgaben Beschwerden entwickelten. Ärzte bestritten Zusammenhänge energisch.

Am 5.Mai 1939 fragt sich DR. FORST, ob man die innerliche Verwendung von Jod ohne ärztliche Anordnung und Überwachung überhaupt gutheißen dürfe. Eine langzeitige Jodeinnahme sei auch nicht zu rechtfertigen *(Münchener Medizinische Wochenzeitschrift)*. Bei der Buchbesprechung „Iodine and the incidence of goiter" von J. MCCLENDON stellte sich heraus, dass Ärzte jetzt das Kropfgeheimnis für gelüftet hielten, über Morbus Basedow jedoch nur *„recht kleines Wissen"* hatten. Die Auswirkung der Jodprophylaxe auf andere Schilddrüsenerkrankungen war also unbekannt.

In der *Deutschen Medizinischen Wochenschrift* (11.8.1939) freute sich DR. HEYROWSKY aus Berlin, ein Gynäkologe, über den wachsenden Zulauf unfruchtbarer Frauen, den seine Praxis seit dem Erwachen des völkischen Verständnisses weitester Bevölkerungskreise erfuhr. In dem Artikel bescheinigt er Frauen mit Schilddrüsenstörungen wenig Aussichten auf ein lebendes Kind. In derselben Ausgabe beschreibt DR. PANNHORST den Todeskampf eines Patienten nach Gabe von Jodkontrastmittel. Solche Fälle häuften sich und man entschuldigt sie damit, dass die Opfer sowieso krank und sogar alt gewesen seien (*Deutsche Medizinische Wochenschrift*, Nr. 32/1939).

In der *Wiener Medizinischen Wochenschrift* (Nr. 32/1939) fordern Ärzte nun energischer die zielbewusste Jodierung. Und die *Münchener Medizinische Wochenschrift* (9.Februar 1940) dokumentiert das ausgeprägte Interesse der Ärzte an Kropfkranken und Schwachsinnigen. Menschen mit Kropf, Kretinismus und anderem Schwachsinn wurden ausgiebig von der Deutschen Forschungsanstalt für Psychiatrie in München (Kaiser-Wilhelm-Institut) betrachtet und ebenso ihre gesamte Familie, es fanden so genannte „Sippschaftsuntersuchungen“ statt. Doch Kropf und Kretinismus schienen nicht erblich. Daraufhin untersuchte man sowohl Jod- als auch Fluorgehalt der Kropfregionen, ohne befriedigende Ergebnisse zu erlangen. Darum kam es zu einer neuen Kropftheorie: Man konnte belegen, dass die Gebiete mit endemischem Kropf eine natürliche radioaktive Belastung des Bodens und der Luft aufwiesen. Man konnte diese Ergebnisse auch durch das Kropfvorkommen in Joachimsthal (Tschechoslowakei), wo Uranerz und Radium gewonnen wird, bestätigen. Schließlich kam es zu einem beeindruckenden Tierversuch: In endemischen Gegenden erhielten Ratten vitamin- und jodreiche Kost (ohne kropffördernde Lebensmittel wie Kohl) und Wasser aus kropffreien Gebieten. Die Ratten entwickelten trotzdem einen Kropf, was man der radioaktiven Belastung zuschrieb. DR. THEOBALD LANG weist darauf hin, dass es bei Radiumfabriken nicht zu Kropfepidemien kommt, da dort die radioaktive Belastung dermaßen hoch ist (das Tausendfache natürlicher Belastung), dass hier ganz andere Gesundheitsschäden auftreten. Heute müssen Politik und Ärzte zugeben, dass nukleare Belastung z. B. zu Schilddrüsenkrebs führt.

Es ist interessant zu sehen, dass, obwohl die jetzige Kropfdiskussion auf uralten Theorien von vor dem Krieg aufbaut und die Therapieansätze ebenfalls keineswegs neu sind, diese These nicht verbreitet, diskutiert und untersucht wird.

P. MASSON zeigte in Tierversuchen in der *Schweizerischen Medizinischen Wochenschrift* (Nr. 36/1941), dass neben dem tuberkulösen und luetischen Gewebe auch Arteriosklerose eine starke Affinität zu Jod aufweist. Gesunde Kaninchen lagerten keinerlei Jod in der Aorta ab. Bei erhöhtem Cholesterinspiegel wurden jedoch deutlich erhöhte Jodwerte gefunden. Die Konsequenzen für die zahlreichen Betroffenen heute im Zug der Jodierung sollten durchaus untersucht werden.

Am 27. November 1940 wurde im Reichsgesetzblatt die Außerkraftsetzung der alten Polizeiverordnung über die Abgabe und die Zubereitung von Jod mitgeteilt. Davor konnte Jod nur gegen Rezept verabreicht werden. Unter dem 5. Dezember 1941 *(Münchner Medizinische Wochenschrift)* werden Jodschäden durch Jodkontrastmittel angeschnitten, die zu Gerichtsverfahren geführt hatten, sodass dem Arzt nun vorherige Tests auferlegt wurden. Aber der hier zu Wort kommende DR. VEIL rühmt sich damit, dass Gerichte ausnahmslos zugunsten der Ärzte entschieden hätten. Er betont: *„Ich persönlich werde von meinem bisher geübten Verfahren des Jodtetragnostgebrauchs nicht abgehen!"* Warum nicht? Warum muss der Patient ein unnötiges Risiko tragen? Eine Frage, die auch in der heutigen Zeit oft gestellt werden muss, wenn Mediziner ihr Verhalten trotz Studien und Belegen nicht ändern. Es muss sich leider der Gedanke aufdrängen, dass – damals wie heute – Mediziner ungestraft mehr dürfen als der Rest der Bevölkerung.

In der *Münchner Medizinischen Wochenschrift* (2. 1. 1942) bespricht DR. HANS ZETTEL eine Reihe plötzlicher Herztode unter Wehrmachtsangehörigen, darunter der Fall eines Morbus-Basedow-Kranken. Als der 38-jährige W. E. sich wegen Herzstichen krankmeldete, stellte man eine Tachykardie fest. Eine Stunde später wurde der Mann bewusstlos aufgefunden und konnte nicht wiederbelebt werden. Der Sektionsbefund dokumentiert eine klinisch nicht festgestellte Morbus-Basedow-Erkrankung, die zu einer Herzschädigung und einer Leberentzündung geführt hatte. Auf dem Totenschein notierten Ärzte übrigens *„Herzkammerflimmern"*. Am 7. April 1944 lässt PROF. SCHLIEPHAKE, damaliger Leit. Arzt des Beobachtungslazaretts Würzburg, verlauten: *„Die große Zahl von Kran-*

ken, die mit „Herzbeschwerden" zur Untersuchung kommt, stellt den untersuchenden Arzt oft vor schwierige Entscheidungen. Es handelt sich um Patienten, die vielfach aus zivilen Betrieben kommen, besonders aber auch aus den Reihen der Wehrmacht. Die Beurteilung ist besonders dann schwierig, wenn keine objektiven Krankheitserscheinungen nachweisbar sind, und wenn der Verdacht besteht, dass der Patient Befreiung von irgendwelchen Arbeiten oder Zurückstellung vom Wehrdienst oder Einsatz erstrebt. Der Arzt findet dabei auch in den meisten Lehrbüchern keine rechten Anhaltspunkte für seine Entscheidungen. Er hat Angst, dem Patienten Unrecht zu tun oder einen Schaden für ihn herbeizuführen. So kommt es, dass oft Patienten in Krankenhäusern und Lazaretten herumliegen oder wegen „Herzleiden" vom Außendienst befreit werden, die tatsächlich voll leistungsfähig sind oder durch geeignetes Training leicht zu voller Leistungsfähigkeit erzogen werden können. Im Vordergrund pflegen „Herzschmerzen" zu stehen, die meist als stechend geschildert und durch Auflegen der Hand auf die linke Brustseite hervorgehoben werden: dazu wird Herzklopfen angegeben. Leider ist die Tatsache immer noch zu wenig durchgedrungen, dass sowohl Schmerzen in der linken Brustseite als auch Herzklopfen als rein subjektive Angaben zu werten und bei jungen Menschen in den seltensten Fällen Zeichen einer Herzerkrankung sind. Wird diesen Patienten, wie es leider immernoch oft geschieht, die Wahrscheinlichkeit einer Herzerkrankung zugegeben, so sind die Folgen für den Patienten unabsehbar je nach seiner sozialen Lage und Einstellung. Ist er noch im Wachstumsalter, dann wird er von Eltern und Verwandten verzärtelt und geschont; ist er erwachsen, dann beansprucht er ebenfalls als „Herzkranker" Schonung in jeder Beziehung, Heilverfahren in Bädern und womöglich Rente. Das Herzleiden wird in jedem Fall Zwangsidee, die nie wieder zu beseitigen ist und sich in immer neuen Beschwerden äußert. Wollen wir das Anschwellen der Zahl der Kreislaufneurotiker verhindern, dann ist es notwendig, bei den Kranken den Gedanken an ein Herzleiden von vornherein im Keim zu ersticken. In Anbetracht der geringen Verhältniszahl objektiv bedingter Herzschmerzen muss von vornherein mit aller Schärfe bestritten werden, dass die angegebenen Schmerzen in der linken Brustseite überhaupt etwas mit dem Herzen zu tun haben. Die Möglichkeit, sich dabei in seltenen Fällen einmal einem wirklich Herzkranken gegenüber vorübergehend ins Unrecht zu setzen, fällt kaum ins Gewicht." DR. ZETTEL hatte schon darauf hingewiesen, dass Herz-Kreislauferkrankungen als Haupttodesursache anzusehen sind und immer mehr an Bedeutung gewinnen werden. Heute gelten sie als Todesursache Nummer 1. PROF. SCHLIEPHAKE hatte schon die passende Kur – abstreiten! Eine Taktik, die heute bei Schilddrüsenerkrankungen und Jodunverträglichkeiten wieder Erfolge feiert.

Interessant ist auch, dass führende Ärzte in medizinischen Fachblättern Weisungen ausgaben. Ärzteblätter dienen nicht nur zum Verbreiten wissenschaftlicher Erkenntnisse, sondern man erklärt den Lesern, welche Medizinpolitik durchgeführt werden soll. Auch das ist eine Praxis, die noch heute Gültigkeit besitzt. DR. SCRIBA, Direktor derUni-Klinik München, und DR. PICKARDT vom AKJ forderten Ärzte im *Deutschen Ärzteblatt/Ärztliche Mitteilungen* (26. 5. 1995) auf: *„Es sei hier an alle Kollegen, besonders an Kinderärzte und Geburtshelfer, der Appell gerichtet, die Akzeptanz des jodierten Speisesalzes bei allen Verbrauchern ohne Einschränkung zu fördern.*" Also auch bei den Verbrauchern, denen es schaden kann. So wie man im Krieg beschloss, „wirklich Herzkranke" fallen nicht ins Gewicht, so befand z. B. PROF. SCRIBA (AKJ) über die Salzjodierung: *„Das Risiko eines gelegentlichen Jodbasedow bei besonders Empfindlichen wäre gegenüber der zu erwartenden starken Reduzierung der Strumahäufigkeit in Kauf zu nehmen.*"

Im November 1943 hielt DR. HANSJAKOB WESPI-EGGENBERGER, 1. Oberarzt der Universitäts-Frauenklinik Zürich, mehrere Vorträge über Jodprophylaxe, die in der *Münchener Medizinischen Wochenschrift* (21. April 1944) zusammengefasst wurden. DR. WESPI-EGGENBERGER berichtete davon, dass schon CHATIN nach 1850 die Jodmangeltheorie im Grunde bewiesen hätte, da er belegen konnte, dass in Gegenden mit Kropfvorkommen wenig Jod in der Natur vorkam. Weil nachfolgende Wissenschaftler seine Ergebnisse jedoch nicht bestätigten, wurde eine Massenjodierung abgelehnt. Erst 1914 bis 1922 hatten GRUMME, HUNZIKER, BAYARD und EGGENBERGER, der Schwiegervater des Autors, die Theorie wieder aufgenommen und neu bewiesen. EGGENBERGER stützte sich dabei auf die Musterung von Rekruten, wobei der Kanton Waadt sein Salz aus der Saline Bex bezog, die jodhaltig war, während der Kanton Freiburg sein Salz aus Rheinsalinen bezog und die Rekruten aus Freiburg verkropft gewesen seien. Die Rekrutenuntersuchungen beschäftigen sich nicht speziell mit der Schilddrüse, sodass diese „Studie" generell fraglich ist. Heute wissen wir, dass der Kanton Waadt einfach Rekruten brauchte und dann auch verkropfte Männer als tauglich befand. DR. WESPI-EGGENBERGER spricht von den Maßnahmen des Militärs jedoch als „Naturexperiment". Er sieht den Beweis erbracht, dass natürlich jodhaltiges Salz eine kropffreie Bevölkerung garantiert. Er behauptet, *„dass bei genügender Jodzufuhr keine dauernde Schilddrüsenhyperplasie, also kein Kropf, auftreten kann."*

Das so genannte Naturexperiment, womit die Jodprophylaxe noch heute gerechtfertigt wird, wäre übrigens auch dann interessant, wenn es wahr wäre. Die Legende erzählt hier schließlich, dass natürliches Jodvorkommen in Salz für eine kropflose Bevölkerung sorgt. Genau das bestreiten Jodierer heute jedoch. Sie behaupten, Steinsalz, Himalayasalz, Kristallsalz oder Meersalz hätten mit ihrem Jodgehalt keinerlei Einfluss auf die Schilddrüse. Die Jodbefürworter widersprechen sich also selber. WESPI-EGGENBERGER schwärmt in seinem Bericht von *„Jodstößen"*, die man Schulkindern gegen ihren *„Schulkropf"* verabreichte. Die Kinder bekämen 1 mg Jod pro Woche. Diese Dosis kann laut den Herstellern, die diese Tabletten vertreiben, allerlei Reaktionen auslösen. Von denen will WESPI-EGGENBERGER jedoch nichts wissen, er bewertet diese Tablettengabe als *„sehr erfolgreich"*. Die Ärzte rührten weiterhin die Werbetrommel und die Bevölkerung entschied in einem Volksbegehren, dass sie „Vollsalz", also jodiertes Salz haben wollte. Plötzlich taucht der Kanton Waadt in den Aufzeichnungen WESPI-EGGENBERGERS wieder auf – als verkropft. Das war er wahrscheinlich immer schon gewesen. Der Wissenschaftler spricht jedoch von einem Verschwinden des Jodreichtums, das die Diskrepanz zwischen Wirklichkeit und Tauglichkeitserklärung erklären soll. WESPI-EGGENBERGER ist begeistert: Kröpfe haben nur noch Menschen von auswärts, die Taubstummenanstalten müssen schließen und die Appenzeller werden 8 cm größer! Alles durch die Wunderwirkung des Vollsalzes. Hier sei die Frage erlaubt, ob es sich nicht eher um die Auswirkungen des Rückgangs an Scharlach und Rachitis handelt. Außerdem ist einzuräumen, dass unjodierte Bevölkerungen auch ein Größenwachstum aufweisen. Und Japaner, die so jodreich essen, haben weltweit betrachtet nicht unbedingt eine auffällige Körpergröße.

WESPI-EGGENBERGER schätzt die Zahl der Personen, die man nun mit Jodsalz retten könne, auf ein Viertel der Menschheit. Er gibt zu, dass es auch noch Manifestationsfaktoren gibt, also Faktoren, die das Kropfwachstum bewirken – aber nur, wenn Jodmangel vorliege. Würde Jod gegeben, könnte dies alle anderen Faktoren ausschalten. Das JECFA bezweifelt diese These. Als Manifestationsfaktoren benennt WESPI-EGGENBER-

GER Schwangerschaft, Wohnverhältnisse (je näher die Wohnung zum Boden hin liege, desto mehr Kröpfe würden auftreten, am meisten im Keller) und Hygiene. WESPI-EGGENBERGER untersucht die Milch in kropffreien Gebieten. Er glaubt, *„dass die Milch als eine Art vollkommenes Nahrungsmittel angesprochen werden darf"*. Er rechnet den Jodgehalt auf Kalorien um, wobei er davon ausgeht, dass ein Erwachsener täglich 3000 Kalorien braucht und kommt dann auf einen täglichen Jodbedarf von 180 Mikrogramm. Ist es nicht erstaunlich, wie nah er mit diesen Ausführungen an heutigen Empfehlungen liegt?

WESPI-EGGENBERGER erklärt, dass man mit Urinuntersuchungen etwa 70 % der Jodausscheidung messen könne, der Rest würde im Kot, mit Schweiß und über die Atemluft ausgeschieden. Abschließend ärgert er sich über die so genannte Jodangst der Bevölkerung, die ihre Berechtigung in seinen Augen verloren hat. *„Von einer Giftwirkung des Jodes zu sprechen wäre ebenso falsch, wie wenn man von einer Giftwirkung der Kohlenhydrate sprechen würde, weil diese einem Diabetiker schaden können."* Diese Argumentation findet sich auch heute noch in der Ärzteschaft (vgl. das Stichwort Zucker im Kapitel „Schilddrüsengifte").

Auch das Bundesministerium für Verbraucherschutz, Landwirtschaft und Ernährung scheint sich bei WESPI-EGGENBERGER bedient zu haben, denn schon er behauptet: *„Es haben dementsprechend auch alle Nachuntersuchungen gemeldeter Jodschädigungen durch das jodierte Kochsalz* [...] *gar keine Anhaltspunkte für eine solche Schädigung ergeben."* WESPI-EGGENBERGER findet außerdem, dass erwiesen sei, dass es keine Schäden gäbe, weil die Bewohner des Kanton Waadt sich nie beklagt hätten, weil sie nämlich gar nicht gewusst hatten, dass ihr Salz Jod enthält. Und so entsteht sein Plan: *„Die Jodangst, so unberechtigt sie ist, ist doch so weit verbreitet, dass bei der Durchfüh-*

rung der Prophylaxe mit ihr gerechnet werden muss. Es hat sich immer wieder gezeigt, dass es am besten ist, wenn die Einführung des jodierten Kochsalzes „stumm" erfolgt, d. h. ohne Propaganda oder große Volksaufklärung, sondern einfach so, dass durch Verfügung der verantwortlichen Regierung anstelle des gewöhnlichen Kochsalzes jodiertes in den Handel und zum Verkauf gebracht wird. Man vermeidet damit am leichtesten neurotische Reaktionen bei überängstlichen Individuen. Man vermeidet aber auch, dass Leute durch die Propaganda auf ihren Kropf aufmerksam werden, stark jodhaltige Kropfmittel einnehmen und den daraus resultierenden Jodbasedow nun dem Vollsalz zuschreiben. [...] *Ich glaube nicht zu übertreiben, wenn ich zum Schlusse feststelle, dass wir die großen Linien im Kropfproblem heute kennen. Als Ärzte und verantwortliche Betreuer der Volksgesundheit haben wir die Pflicht, diese Erkenntnisse nicht akademische Weisheiten bleiben zu lassen. Die Frage der wirksamen Kropfverhütung ist gelöst, sie wartet nur auf ihre vollständige Durchführung.*" Und diese scheint nun heute geglückt.

In der *Münchner Medizinischen Wochenschrift* (7. April 1944) erprobte DR. B. VON MEZÖ für Morbus-Basedow-Patienten in Budapest eine Therapie, bei der man durch zyklische Anästhesie des Sympathikus die Schilddrüse ruhig stellte. Die Zeiten, in denen Morbus Basedow als Neurose fehlgedeutet wurde, glaubte er vergangen. Wir wissen, dass damals jedoch viele Patienten in die Psychiatrie kamen. Sogar heute passiert das. Es ist zudem keine Seltenheit, Schilddrüsen-Patienten mit Antidepressiva zu behandeln, weder in Deutschland noch in den USA.

In der *Münchner Medizinischen Wochenschrift* (14. Juli 1944) bespricht Oberarzt DR. A. WAGNER, Wien, Fälle von akuten Schilddrüsenvergrößerungen. Infektionskrankheiten wie z. B. Syphilis, Masern, Scharlach, Pocken, Influenza, Lungenentzündung, Typhus, Dysenterie, Malaria usw. können zu Struma und

Entzündung führen. In den USA trat tatsächlich eine Schilddrüsenepidemie unter Soldaten nach Zwangsimpfung auf. Leider werden solche Faktoren wegen der Jodfreude der Mediziner wenig beachtet, kaum besprochen und nicht untersucht. Von der Pharmaindustrie sind kaum Studien über die Auswirkungen von Impfungen auf die Schilddrüse zu erwarten.

Neben Jod priesen Mediziner auch die Uran- bzw. Jod-Uran-Therapie an. Jod-Uran-Mischungen sollten geradezu Wunder gegen Ekzeme wirken. Da inzwischen Patienten auftauchten, die glaubten, ohne Jod nicht mehr leben zu können, besprachen Mediziner die Frage nach einer Jodsucht. Man kam zu dem Schluss, sie müsse psychisch sein. Auch heute ist die Bevölkerung so auf Jod eingeschworen, dass sie in Panik gerät, wenn jemand vorschlägt, ohne Jodsalz zu kochen. Sogar Ärzte gestehen ihre Angst vor zu wenig Jod. Journalisten hatten Angst, einen Kropf zu bekommen, wenn sie über Kritik an der Jodierung berichten würden.

Doch nicht nur die Liebe zum Jod teilten Ärzte des 3. Reichs mit heutigen Kollegen. Auch die Trinkwasserfluoridierung begeisterte. US-Bürgerinitiativen und Mediziner regen sich darüber auf, dass Amerikaner in Bezug auf Fluor wie KZ-Insassen behandelt würden, denn auch deren Wasser war fluoridiert, um sie zu schwächen. Es ist bekannt, dass gerade mangel- bzw. unterernährte Menschen leicht an Fluorwasser erkranken und sterben. HORST SPEICHERT, Autor der Zeitschrift *Elternrat,* der sich in den 80ern für Vollwerternährung stark gemacht hat, berichtet über Fluoridierung: *„Am beeindruckendsten ist ein Brief des amerikanischen Chemie-Industriellen PERKINS, der nach dem Weltkrieg von der US-Regierung mit der Leitung des IG-Farben-Konzerns beauftragt worden war. In diesem Brief vom 2. Oktober 1954 an eine amerikanische Stiftung für Ernährungsforschung (Lee Foundation for Nutritional Research) berichtet er von* *einem Plan, den Hitlers Chemiker ausgearbeitet hatten. Demnach wollten sie durch Trinkwasser-Fluoridierung nach dem Sieg in bestimmten Gebieten die Menschen verdummen. Außerdem sollten durch diese Fluor-Vergiftung die Frauen steril gemacht werden. Perkins' Brief schließt: ‚Endlich sage ich Ihnen mit der vollen Überzeugung und dem Ernst eines Wissenschaftlers, der fast zwanzig Jahre lang Forschung über Chemie, Biochemie, Physiologie und Pathologie des Fluors betrieben hat, dass jeder Mensch, welcher über eine Zeitdauer von einem Jahr oder mehr künstlich fluoridiertes Wasser trinkt, danach niemals mehr der gleiche Mensch sein wird, weder geistig noch körperlich'.“*

Jod wirkte sich nachteilig auf Tuberkulose aus. Nicht nur Schilddrüsenkranke mussten damals negative Folgen fürchten, auch Tuberkulose-Kranken blühte Schlimmes. Im Zuge der Massenjodierung häufen sich auch bei uns wieder Tuberkulosefälle. Auch die mit Jod gefütterten Tiere reagieren: In Bayern trat bei Rindern erstmals wieder Rindertuberkulose auf, die auf den Menschen übertragbar ist.

Die „Verordnung zur Bekämpfung übertragbarer Krankheiten“ sah die *„zwangsweise Behandlung von Infektionskrankheiten“*[107] vor. Die ärztliche Schweigepflicht wurde für 22 Kranheiten aufgehoben und durch eine Meldepflicht ersetzt. Das Gesundheitsamt verständigte dann die Polizei. Jeder, der mit einem Erkrankten in Kontakt kam, war ebenfalls zur Meldung verpflichtet. Neben dem Patienten wurden nun auch Kontaktpersonen und Familie zwangsuntersucht. Auch gegen den Willen des Kranken erfolgte dann die Unterbringung in einem Krankenhaus oder einer anderen geeigneten Anstalt. Die Kos-

107 „Menschenverachtung und Opportunismus: zur Medizin im 3. Reich“, Hrsg. Von Jürgen Peiffer, Attempo, Tübingen, 1992

ten für die Zwangsasylierung hatte das Opfer (der *„Bazillenausscheider"*) bzw. seine Familie selbst zu tragen, seine Wohnung wurde gekennzeichnet. Seit 1931 bezeichneten Mediziner Tuberkulosepatienten als *„asoziale Offentuberkulöse"*. Berüchtigt war die Landesheilanstalt Stadtroda (Thüringen), deren Leiter BERTHOLD KIHN und GERHARD KLOOS tatkräftig an Euthanasieaktionen beteiligt waren. KLOOS' *„Grundriss der Psychiatrie und Neurologie"* und seine Anleitung zum Intelligenztest waren in den 50er- und 60er-Jahren weit verbreitet. Ärzte propagierten die Ansicht, Tuberkulose-Kranke seien böswillig und führten einen unsoliden Lebenswandel. Da sie aus Bosheit krank waren, wurden sie auch nicht medizinisch versorgt. *„Erziehungsmaßnahmen"* würden bei solchen Personen nicht fruchten. Auch heute behaupten Ärzte, zur Gesundheit erziehen zu können und werfen Menschen, die erkranken, vor, ihre Anweisungen nicht befolgt und somit den Solidarpakt selbst aufgelöst zu haben. KLOOS teilte seine Patienten dann in zwei Gruppen. Solche mit sozialem Wert, die medizinische Hilfe bekamen, und solche ohne Wert. Für wertlose Menschen öffentliche Mittel aufzubringen sei nicht tragbar. Abteilungsarzt ASCHENBRENNER: *„Es wurde deshalb nichts getan, um den schicksalsmäßigen Ablauf der Erkrankung zu verzögern."*[108] Ähnliche Überlegungen scheinen auch heute wieder eine Rolle zu spielen. Man diskutiert, dass sich bei alten Menschen medizinische Versorgung nicht mehr lohne. KLOOS nutzte die restliche Arbeitskraft der *„rücksichtslosen Offentuberkulösen"* in Zwangsarbeit. Das medizinische Pflegepersonal war bewaffnet, die Türen verschlossen, die Fenster vergittert. Die Patienten erhielten die

108 „Menschenverachtung und Opportunismus: zur Medizin im 3. Reich", Hrsg. Von Jürgen Peiffer, Attempo, Tübingen, 1992

gleiche Kost wie die Geisteskranken *(„Vernichtung durch Hunger“).* Ärzte waren vom Generalstaatsanwalt dazu ermächtigt worden, Patienten bis zu einem halben Jahr in Einzelhaft in Zellen im Keller zu sperren, wovon die Mediziner gern Gebrauch machten. Freiwilligkeit war übrigens auch eine Maxime der Zwangsasylierung! Man gab sich alle Mühe, den Kranken dahingehend zu beeinflussen, dass er sich freiwillig in ein Krankengefängnis bringen ließ. Gegen diejenigen, die nicht freiwillig wollten, wurde dann jedoch *„mit aller Schärfe“* vorgegangen. Es wird heute dazu aufgerufen, Menschen, die nicht freiwillig jodiert essen wollen, mit aller Härte zu begegnen.

Für Polen wurde die Vernichtung der Kranken umfassend organisiert. Der „Röntgensturmbann“ *„bezweckte die Reihenuntersuchung und Durchleuchtung der gesamten Bevölkerung“,* die dann mit Diagnosen belegt und therapiert werden konnten. Auch in Sachen Schilddrüse hat sich die Ärzteschaft Zugriff auf die Gesamtbevölkerung verschafft. Ärzte müssen so nicht warten, bis Menschen sich für krank halten oder offensichtlich krank sind, sondern beurteilen selber, wer krank ist. So werden ganze Bevölkerungen therapierbar gemacht, man nennt das heute *„Erschließung von Patientengut“.*

Haben Ärzte die gesamte Bevölkerung für krank befunden, können sie Massentherapien einleiten wie z. B. die Zwangsjodierung. Das Mitspracherecht der Patienten oder das Recht, eine vom Arzt vorgeschlagene Therapie abzulehnen, geht hierbei verloren. Mediziner drängen sogar auf die fürs 3. Reich typische Methode, angeblich medizinische Erkenntnisse in Gesetzgebung umzusetzen. DE RUDDER in einem Briefwechsel an seinen Kollegen VERSCHUER (ein Ausschwitz-naher NS-Rassenhygieniker, der nach dem Krieg die Humangenetik in Deutschland prägte): *„E.* [ugenik] *als „guter Rat“ ist ganz schön, da ist nichts zu sagen. Dann muss man Prediger sein mit hinreißender,* *aufrüttelnder, mahnender Rhetorik. Das liegt Ihnen nicht. Sie sind Forscher. Die abendländische Mentalität neigt dazu, wissenschaftliche Erkenntnisse in juristische Gesetzesform umzugießen.“*[109]

Immer wieder stellt sich die Frage, warum Ärzte eine Massenjodierung durchführen lassen sollten, wenn es gefährlich ist, denn schließlich wären sie auch davon betroffen. PROF. KLOOS, Massenmörder von Tuberkulose-Patienten, war selber an TBC erkrankt. Seine Erkrankung hätte jeden Moment wieder aktiv werden können. Hier hat eindeutig ein Betroffener seine Leidensgenossen getötet. Es ist ein Fehler, davon auszugehen, dass andere sich bei ihrem Handeln etwas denken oder ihnen besondere Intelligenz zu unterstellen, nur weil sie angeblich zu einer gebildeten Gesellschaftsgruppe gehören, wenn sie in einer Machtposition sitzen.

Gruppenzwang spielt in Medizinerkreisen eine ausgeprägte Rolle. Da die Schulmedizin großen Wert auf Geschlossenheit legt und andere Meinungen und Ansatzpunkte (Naturmedizin, alternative Verfahren usw. werden – mithilfe der Gesetzgebung – ausgegrenzt) massiv ablehnt, wird ein Klima gefördert, das gegen Andersdenkende keine Toleranz duldet. Die Schulmedizin scheint den aggressiven Hass gegen alles Andersartige, der im 3. Reich herrschte, auch nach dem Krieg nicht abgelegt zu haben. Dass die Frage nach der Moral beiseite geschoben wird, daran arbeiten in erster Linie große Pharmakonzerne. Menschen zu gefährden und in Lebensgefahr zu bringen stellt für diese Industrie kein Hindernis dar, wie umstrittene Medikamente wie Lipobay oder der Contergan-Skandal zeigen.

109 „Kontinuität und Neuanfang in der Hochschulmedizin nach 1945“, Schüren, Marburg, 1997

Die Liebe zur Behandlung nicht ausgebrochener Krankheiten teilen Jodbefürworter ebenfalls mit ihren Kollegen von früher. Deutsche Ärzte ärgerten sich darüber, dass das Gesetz zur Verhinderung erbkranken Nachwuchses (= GVeN) sich nur auf einen *„gefährlich"* geringen Bevölkerungskreis anwenden ließ. Sie wollten zudem auch noch die Menschen zwangssterilisieren, die an *„latenten"* Erbkrankheiten litten, also Krankheiten, die sie nicht hatten, von denen Ärzte aber meinten, sie würden diese noch bekommen oder weitergeben. Eine weitere Parallele besteht darin, dass bereits Wünsche und Ideen der Mediziner als Wahrheit gewertet wurden: Mediziner bewirkten Gesetze gegen Erbkrankheiten, auch wenn gar nicht klar war, ob diese Krankheiten tatsächlich erblich waren: angeborener Schwachsinn, Schizophrenie, zirkuläres (manisch-depressives) Irresein, erbliche Fallsucht, Huntington-Chorea, erbliche Blindheit, erbliche Taubheit, schwere körperliche Missbildung und schwerer Alkoholismus. *„Selbst die geistigen Väter des GVeN räumten ein, dass lediglich die Huntington'sche Chorea eindeutig erblich sei und bei anderen Krankheiten – z. B. Schizophrenie – der Erbgang lediglich vermutet wurde."*[110] Diese schreckliche Haltung wurde nicht aufgegeben: Ärzte formulierten das GVeN nach dem Krieg um (z. B. statt erbliche Taubheit nun schwere erbliche Störung des Gehörs) und setzten sich weiterhin dafür ein. Ein Gesinnungswandel der Mediziner im Verhalten gegenüber ihren Patienten war keinesfalls automatisch gegeben. Aus gesamtpolitischen Gründen wurde Ende 1948 dem Wunsch der Mediziner jedoch nicht nachgegeben und das Gesetz nicht verabschiedet. Trotzdem gelang es den Ärzten, ihre Opfer zu

---

110 „Kontinuität und Neuanfang in der Hochschulmedizin nach 1945", Schüren, Marburg, 1997

benachteiligen: *„Und zum anderen wurden die Opfer der nationalsozialistischen Rassenhygiene explizit bei der Wiedergutmachung nach dem Bundesentschädigungsgesetz ausgeschlossen."*[111]
Der Runderlass des Hessischen Innenministeriums vom 16. August 1950: *„Bekanntlich sind* [...] *zwangsweise Sterilisationen* [...] *unter der nationalsozialistischen Herrschaft durchgeführt worden. Diese Eingriffe werden jedoch in der Regel deshalb nicht zu einer Wiedergutmachung führen können, weil durch die Sterilisation der Körper bzw. die Gesundheit des Verfolgten unerheblich beschädigt wurde und die körperliche und geistige Leistungsfähigkeit des Verfolgten durch die Sterilisation regelmäßig eine nachhaltige Minderung nicht erfahren hat und auch nach menschlicher Voraussicht künftig nicht erfahren wird."*[112]
Staat und Ärzte empfinden Schäden an Medizinopfern auch heute noch als unbedeutend. So fallen die Jodschäden bei Massenjodierung angeblich nicht ins Gewicht. Auch das Verfahren um Contergan, das eine Anhäufung skandalöser Rechtsbrüche aufweist, wurde wegen „Geringfügigkeit" eingestellt, nachdem der Konzern Henkel auf Justiz und Politik eingewirkt hatte. *„Wo hat es das schon jemals gegeben, dass der Strafverteidiger in einem laufenden Verfahren plötzlich Justizminister und damit praktisch Herr über das Verfahren wird?"*[113] Das Präparat ist bis auf den heutigen Tag noch weltweit im Einsatz (z. B. in Ländern der Dritten Welt und in Brasilien als Lepra-Mittel) und verkrüppelt womöglich Tausende von Menschen! Doch wo bleibt bei all dem die Verantwortung? Obwohl Ärzte zahlreiche

111 „Kontinuität und Neuanfang in der Hochschulmedizin nach 1945", Schüren, Marburg, 1997

112 Ebenda

113 www.justizskandale.de/contergan.htm

Organisationen gegründet haben und die Medien stürmen, um die weltweite Massenjodierung durchzusetzen, lehnt man jegliche Verantwortung ab. Entsprechende Anfragen von Betroffenen werden in anderen Kapiteln dargestellt. Weder der AKJ noch die WHO sind zuständig oder tragen die Verantwortung. Dieses Verhalten ist keine besondere Erscheinung im Zuge der Jodierung, sondern steht leider fast für die gesamte Welt der Medizin. So erklärte z. B. der Nobelpreisträger GÜNTER BLOBEL in einer Talk-Show im deutschen Fernsehen, Verantwortung zu tragen sei keine Aufgabe der Wissenschaft. Jeder erwachsene Mensch muss für sein Tun die Verantwortung tragen. Sind Wissenschaftler davon ausgeschlossen? Auch nach dem Krieg war kein Wissenschaftler verantwortlich. Kein Arzt konnte etwas für das Morden, keine Schwester und kein Pfleger – alle sahen sich als unschuldige Opfer. Selbstzeugnisse von Nazi-Ärzten wie z. B. EDUARD WIRTHS, GEORG RENNO oder OTMAR VON VERSCHUER belegen, dass diese sich ihrer Schuld nicht bewusst waren. Im Gegenteil: Sie forderten, für ihren Dienst an der Menschheit müssten sie belohnt werden. Auch das Pflegepersonal habe doch nur getan, was man ihm aufgetragen hatte. Diese Selbsteinschätzung der Täter wurde auch noch durch die Gesellschaft bestätigt. Ärzte und Pflegepersonal wurden freigesprochen! Sie machten nach dem Krieg weiter Karriere, während Mediziner, die sich verweigert hatten, nicht rehabilitiert wurden.

ALEXANDER MITSCHERLICH, der den Nürnberger Ärzteprozess beobachtet hatte, schrieb in seiner Dokumentation: *„Es ist fast dasselbe, ob man den Menschen als ‚Fall‘ sieht oder als Nummer, die man ihm auf den Arm tätowiert – doppelte Antlitzlosigkeit einer unbarmherzigen Epoche.“* und DR. MED. TILL BASTIAN, Leiter des Forschungsinstituts „Umwelt, Kultur und Frieden“ sagt: *„Dieser zerstörerische Drang ist auch heute noch spürbar,* *und auch die Verdinglichung des Menschen ist der Medizin von heute keineswegs wesensfremd."*[114]

ADOLF HITLER war ein typisches Kind seiner Zeit: Er vertraute seinem Leibarzt DR. MORELL blind. Heute gilt als gesichert, dass MORELL sich für HITLER durch das Behandeln psychovegetativer Störungen unentbehrlich machte. Er bauschte die Störungen zu bedenklichen Gefahren auf und gaukelte dem Führer vor, ihn vor schweren Krankheiten zu bewahren. HITLER konsumierte schließlich eine höchst umfangreiche Palette prophylaktischer Mittel, darunter auch Jod, Schilddrüsenhormone und Vollsalz (jodiertes Salz). MORELL, der eifersüchtig über seinen prominenten Patienten wachte und Untersuchungen anderer Ärzte abwehrte, machte durch HITLERS Protektion Karriere. Höhepunkt des Arzt-Patienten-Verhältnisses war ein Vorfall, bei dem HITLER sich durch MORELLS Schlamperei eine Strychninvergiftung zuzog und – durch Schuld seines Arztes – erstmals ernsthaft krank war. MORELL überzeugte HITLER jedoch davon, dass es sich nicht um eine Strychninvergiftung von den durch ihn verordneten Tabletten handeln konnte und HITLER glaubte fortan, MORELL habe ihm das Leben gerettet. Man geht heute davon aus, dass die ständigen Behandlungen, die MORELL durchführte, HITLER nichts genützt haben. Ob er ohne sie sogar gesünder gewesen wäre, darüber kann man nur spekulieren.

Zum Thema Jod kann man noch anmerken, dass es Theorien gibt, nach denen Hitlers Mutter, KLARA HITLER (sie litt an Krebs), vielleicht mit Jod vergiftet wurde. Ob der Arzt ihr so einen „Gnadentod" gewähren wollte oder die Vergiftung verse-

---

114 „Furchtbare Ärzte – Medizinische Verbrechen im 3. Reich",
Till Bastian, C. H. Beck, München, 1995

hentlich geschah bleibt unklar. Ebenso, ob es sich bei dem Vermerk „J." immer um Jod handelte – dafür gibt es zwar Indizien, aber keine Beweise. Auch über HITLERS Verhältnis zum behandelnden Arzt gibt es wilde Spekulationen. Eine Theorie ist, dass HITLER selbst den Gnadentod für seine Mutter vorschlug. Andere glauben, dass HITLER an dem behandelnden Arzt seinen Judenhass entwickelte.

DR. ROBERT S. MENDELSOHN behauptet, dass auch heute noch behinderte Patienten in Krankenhäusern anders behandelt werden als nicht behinderte. So würde man z. B. gerne gefährliche Herzoperationen an mongoloiden Kindern durchführen, um Chirurgen auszubilden, sich aber andererseits mit medizinischer Versorgung sonst zurückhalten und Behinderte eher sterben lassen (z. B. bei Darmverschluss). Er schreibt: *„Ich weiß, dass Ärzte gegen Krüppel und Behinderte voreingenommen sind, und zwar aufgrund ihrer Ausbildung – in der ihnen beigebracht worden ist, dass jeder Behinderte untauglich und besser tot sei. Wenn man zum Beispiel sieht, wie Ärzte im Vergleich zu anderen Leuten etwa zurückgebliebene oder behinderte Personen beurteilen, dann sind Ärzte immer diejenigen, die die düstersten Voraussagen und die geringsten Wertschätzungen von sich geben. Schwestern und Krankenpfleger sind in dieser Reihe die Nächsten, gefolgt von den Psychologen. Die optimistischsten Beurteilungen kommen dagegen immer von den Eltern oder den nächsten Verwandten."*[115] Folgende Ereignisse jüngster Zeit zeigen, dass Gewissenlosigkeit im Umgang mit Patienten noch immer ein Thema ist: 1998 wurde bekannt, dass in den Niederlanden schon 40% aller geistig Behinderten, die jährlich sterben, vom Arzt getötet werden. In Frankreich wurde durch die Aussagen

115 „Trau keinem Doktor", Robert S. Mendelsohn, Mahajiva, Holthausen, 1988

einer Krankenschwester bekannt, dass einige Ärzte überfüllte Intensivstationen mit „Sterbehilfe" leeren, um wieder Platz zu schaffen. Die *Frankfurter Neue Presse* im Oktober 1990: *„Vor einer Welle unnatürlicher Todesfälle alter Menschen in bundesdeutschen Pflegeheimen und Krankenhäusern haben jetzt Rechtsmediziner bei ihrer Jahrestagung in Köln gewarnt. Es gebe genügend Anhaltspunkte, dass wir am Beginn einer solchen Entwicklung stehen. Schon jetzt habe die Zahl der Todesfälle, bei denen Patienten offenbar zu viel Psychopharmaka oder Herzmittel bekommen hätten, in besonderem Maße zugenommen."*[116] Vor diesem Hintergrund wundert es nicht, dass mit der Jodierungsfrage so verharmlosend umgegangen wird.

---

116 „In Heimen steigt die Zahl der mysteriösen Todesfälle", Infomappe Aktion Leben e. V.

Jod und Atomenergie

Umfragen in den 50er-Jahren belegen, dass die Mehrheit der Menschen die Kernenergie als Fluch und nicht als Segen empfand. Politik und Wissenschaft sahen den Widerstand der Bevölkerung mit wachsendem Entsetzen – man diagnostizierte „Atomangst" und verordnete „Sozialpädagogik", die die widerspenstige Bevölkerung erziehen sollte. Industrienahe Sozialwissenschaftler verkündeten, die *„fast panische Ablehnung"* der Kernenergie würde zum *„Zusammenbruch unserer gesellschaftlichen Ordnung überhaupt"* führen. Die Umfragen konnten die Bürger auch nicht mit idyllischen Visionen ködern. Erinnern Sie sich, welche Bilder die Industrie von der atomaren Zukunft malte? Da das Kühlsystem der Atomkraftwerke die Flüsse erwärmt, sollte ein warmes Klima entstehen, in dem man zwischen exotischen Pflanzen in warmen Flüssen badet – vielleicht könne man die Flüsse dank der Atomenergie sogar als Heilbäder nutzen. Und der Strom wäre so billig, fast geschenkt. Unfälle könnten in einem Kernkraftwerk nicht passieren, da der Sicherheitsstandard so hoch sei.

Eine andere Vision der Wissenschaft im Hinblick auf die Gewinnung von Strom mit Atomenergie: *„Mit Atomstrom seien die Polarregionen bewohnbar zu machen und Wüstengebiete künstlich zu bewässern. In der Stadt der Zukunft würden kostenlose Massenverkehrsmittel zur Verfügung stehen; zu jeder Jahreszeit ließen sich in klimatisierten Anlagen Winter- und Sommerfreuden genießen; Automaten erledigen die Arbeit im Haushalt* [...]. *Atomsprengungen könnten zur Umlenkung von Flussläufen und zur Schaffung riesiger Wälle eingesetzt werden, um z.B. im Mittelmeer Sperrdämme bei Gibralta und den Dardanellen zu errichten. Die große Wasserverdunstung würde dann zur Freilegung breiter Küstenstreifen führen, die man landwirtschaftlich nutzen* *könnte* [...]"[117]. Trotzdem glaubten nach der Reaktorkatastrophe von Tschernobyl 59 % der Bevölkerung, so etwas könne auch in Deutschland passieren. Über die Katastrophen in Tschernobyl und Three Mile Island gibt es einige Informationen. Viele Bücher und das Internet dokumentieren die Un-fälle und ihre Folgen – die Opfer kämpfen heute noch um ihr Recht. Über deutsche Unfälle und Fast-Katastrophen findet man hingegen kaum Informationsmaterial. Kein Wunder, denn die Unwissenheit der Bürger schützt die Atomlobby vor lästigen Demonstrationen. Auch der Transport von Atommüll findet zu unserem Schutz am liebsten heimlich statt. Deutschland ist für den niedrigen Sicherheitsstandard dieser Transporte berüchtigt, Verbesserungsvorschlägen des Europaparlaments folgte man nicht. Ein Behälter mit radioaktivem Jod fiel bei einem dieser Transporte einfach aus dem Zug.

Medien, die in früheren Jahrzehnten die Atomindustrie noch kritisierten, helfen inzwischen beim Diffamieren der Kernkraftgegner. Diesen Menschen ginge es gar nicht um die Atompolitik, sondern das seien einfach Störenfriede. Schon in den 50er-Jahren verbreitete die Atomindustrie die These, dass Personen, die gegen Atomkraft sind, in Wirklichkeit unsere Gesellschaftsform stürzen wollten. Was in den AKWs alles passiert, erwähnen die Medien kaum. Nur bei Flutkatastrophen und Hitzewellen beeilt man sich zu verbreiten, wie sicher die Werke seien und dass keinerlei Risiken bestünden. Risse bekam die heile Welt jedoch nach den Anschlägen auf die Twin Towers in den USA, in deren Zuge auch ein US-Atomkraftwerk als Ziel ausgemacht worden war. Waren Kernkraftgegner, die darauf

117 „Die Kernenergiepolitik in der DDR", Joachim Kahlert, Verlag Wissenschaft und Politik, Köln, 1988, S. 88

hingewiesen hatten, wie leicht man Bomben in ein Werk bringen konnte, vorher als Idioten hingestellt worden, so wurde ihre Warnung jetzt auch in der Politik wahrgenommen. Tatsächlich forderten einige Politiker das sofortige Abstellen der Werke. Heute gibt man zu, dass ein gewöhnlicher Flugzeugabsturz auf ein AKW schon schwerste Katastrophen auslösen würde.

Im August 2002 machte das AKW Brunsbüttel Schlagzeilen, da sich herausstellte, dass es dort vor 10 Jahren zu einer Explosion gekommen war, die das Sicherheitspersonal erst jetzt bemerkte. Man wunderte sich, dass das Sicherheitssystem nicht funktioniert hatte. Wer sich mit dem Thema beschäftigt, stellt fest, dass Sicherheitssysteme teilweise ausgeschaltet werden, um das automatische Herunterfahren der Anlagen zu verhindern, das den Bürger zwar schützen würde, die Industrie aber Geld kostet.

Die Reaktorkatastrophe von Tschernobyl hatte auch für die Deutschen Konsequenzen. Neben der Strahlenbelastung kam es zu Gesetzesänderungen und einem Gesinnungswandel der Politik in der Jodfrage. Tatsächlich hatte man vor Tschernobyl eine Massenjodierung wegen der zu erwartenden Schäden abgelehnt. 1984 hatte die Regierung bei den Katastrophenschutzplänen berücksichtigt, dass Deutsche auf Jodtabletten potenziell schlecht reagieren. Einen Nutzen der Jodgabe sah man erst ab hohen Strahlenwerten, man veranschlagte sie 4fach höher als die EU-Empfehlung. Nach der Katastrophe waren Politiker so geschockt, dass sie bereit waren, einen Teil der Bevölkerung Jodverletzungen auszusetzen, weil sie sich einen Schutz vor Strahlenschäden versprachen. Die Strahlenschutzkommission (SSK) warnte die Bevölkerung ausdrücklich vor der Einnahme von Jodtabletten: *„Die SSK erneuert die Warnung an die Bevölkerung vor der unkontrollierten Einnahme von Jodta-*

bletten. Sie weist darauf hin, dass nachteilige Wirkungen durch die Tabletteneinnahme bei den gegenwärtig zu erwartenden Strahlendosen der Schilddrüse größer sein können als die Vorteile".[118]

Jodtabletten werden eingesetzt, um in der Schilddrüse eine Blockade gegen die Aufnahme radioaktiven Jods zu errichten. Die Schilddrüse ist durch die Tablette so mit stabilem Jod gesättigt, dass das radioaktive Jod nicht mehr gebunden wird. Das Problematische daran ist, dass die Jodgabe rechtzeitig vor der Freisetzung des radioaktiven Jods erfolgen müsste. Welche Regierung verständigt aus Angst vor Panik beim Beginn von Katastrophen die Bevölkerung? Es wird meist solange abgewartet, bis sich ein Vorfall nicht mehr zurückhalten lässt. Ein weiteres Problem war, dass es kein Konzept zum Verteilen der Tabletten gab: Bei Strahlenbelastung solle die Bevölkerung zum Schutz in geschlossenen Räumen bleiben und sich aber gleichzeitig an irgendwelchen Ausgabestellen die Jodtabletten abholen.

In dem Ratgeber des Ministeriums des Inneren und für Sport, Rheinland Pfalz, erfahren wir: *„Gegen die Aufnahme anderer radioaktiver Stoffe in den Körper oder gegen Bestrahlung des Körpers von außen schützen Jodtabletten nicht."* Atomare Zwischenfälle setzen nämlich nicht nur radioaktives Jod frei, sondern eine ganze Reihe von gesundheitsschädlichen Stoffen, auf deren Wirkung die Einnahme von Jod keinerlei Einfluss hat. In den Informations-Broschüren zu Katastrophenschutzmaßnahmen ist sich die deutsche Regierung im Übrigen durchaus bewusst, dass Jod Schilddrüsenfehlfunktionen auslöst, dass

---

118 Empfehlung der Strahlenschutzkommission zu den möglichen Auswirkungen des Reaktorunfalls in Tschernobyl (UdSSR) in der Bundesrepublik Deutschland, 2. Mai 1986

Schilddrüsenpatienten kein Jod einnehmen dürfen und dass es Menschen mit Jodempfindlichkeit gibt. Wir erfahren weiter: *„Eine Erhöhung der Dosis ergibt keine Verbesserung der Wirkung, eine Verringerung verhindert die in sehr wenigen Fällen möglichen Nebenwirkungen keineswegs."*

Auch in ihren Ansichten über Jodkontrastmittel widerspricht sich die deutsche Regierung. Hier erzählt man uns: *„Die meisten, denen z. B. bei einer Röntgenuntersuchung Jodüberempfindlichkeit bescheinigt wurde, sind allerdings nicht gegen Jod, sondern gegen das Röntgenkontrastmittel überempfindlich"*. Heute erklärt diese Regierung, dass sich die in der Bevölkerung bekannte Jodunverträglichkeit nur auf das Jod von Jodkontrastmitteln, nicht aber in Salz bzw. Tabletten bezieht. In den USA schätzt man die Jodrisiko-Gruppe noch größer ein. Bestimmte Erkrankungen der Blutgefäße, Nierenprobleme, Schilddrüsenerkrankungen, Adrenalinprobleme, Austrocknung, Krampfneigung, das Einnehmen bestimmter Medikamente und Jodempfindlichkeit sind dort die offiziellen Gegenanzeigen. Man weist da-rauf hin, dass Jodtabletten durchaus tödlich wirken können. Erwachsenen über 40 wird von der Einnahme abgeraten.

Mediziner diskutieren den Nutzen der Jodgabe: In einer Stellungnahme des Arbeitskreises Ärztliche Hilfe bei Kernkraftwerkkatastrophen fordern Nuklearmediziner: *„Eine entsprechende Information* [...] *auch mit besonderen Hinweisen für Menschen mit Schilddrüsenerkrankungen oder bekannter Jod-Überempfindlichkeit, sollte jedoch sichergestellt sein."*[119]

Deutschland hat heute trotz der Jodschwierigkeiten der Bevölkerung die EU-Richtlinie übernommen, wobei man die

119 „Im Ernstfall hilflos – Katastrophenschutz bei Atomunfällen", Egmont Koch und Fritz Varenholt, Kiepenheuer & Witsch, Köln, 1986

Richtwerte in Gruppen von Kindern (welche die Tabletten am ehesten vertragen), Mittelalten und über 45-Jährigen einteilt. Letztere sollen keine Jodtabletten bekommen, da sie keinen Nutzen daraus ziehen könnten. Vergleicht man die verschiedenen Flyer-Entwürfe, die die Ärztekammer bereithält, so fällt auf, das das Merkblatt für die Bevölkerung Nebenwirkungen herunterspielt: Manche Menschen könnten eine Hyperthyreose entwickeln. *„Sie verschwinden meist von selbst. Gelegentlich kann jedoch eine ärztliche Behandlung erforderlich werden und deshalb das Aufsuchen des Arztes zweckmäßig sein."* Wie darf man sich einen Arztbesuch während einer Atomkatastrophe vorstellen? Das Merkblatt für Ärzte ist interessanter: Man gibt zu, dass der Mechanismus noch nicht geklärt ist, warum ein Überangebot an Jod zu Hyperthyreosen führen kann. Und die Ärztekammer Niedersachsen setzt die Schäden durch Jodtablettengabe im Katastrophenfall mit den Schäden durch Jodsalz gleich. Man erinnert sich an die Brotjodierung in Tasmanien (Australien), die zu einer Verdreifachung der Hyperthyreose in der Bevölkerung geführt hatte. Die Ärztekammer erklärt sogar, dass kurzzeitige hohe Jodgaben ein geringeres Risiko hätten, als die langen, niedrigeren Jodgaben der Brotjodierung. *„Diese Zahlen* [aus Tasmanien] *stellen für eine Jodblockade in der Bundesrepublik die vermutlich nicht erreichbare obere Grenze des Risikos dar, da sie bei Verabreichung kleiner bis mittlerer Jodmengen gewonnen wurden, während eine kurzzeitige hoch dosierte Jodgabe mit geringeren Risiken behaftet ist."*[120] Ist es nicht beachtlich, dass die Bevölkerung heute größeren Gesundheitsschäden ausgesetzt ist, als man bei einem GAU eingegangen wäre? Bedenken Sie, dass bei

---

120 „Medizinische Katastrophenhilfe – Handbuch für den Katastrophenschutz", Ärztekammer Niedersachsen, Schlütersche Verlagsanstalt, Hannover, 1982

einem GAU über 45-Jährige kein Jod bekommen hätten, da die Risiken nicht einmal den Strahlenschutz aufwiegen. Zu einer Zeit wie jetzt, in der keine Strahlengefahr besteht, setzt man diese Personengruppe jedoch diesen Schäden aus – und verkauft sie als Vorteil. Wer dann krank ist (also enttarnt wurde), kann behandelt werden. Innerhalb von 10 Jahren hat hier ein Sinneswandel der Mediziner stattgefunden, der doch sehr erstaunlich ist. Wurde ehemals noch versucht, Risikogruppen zu schützen, so wird heute beinahe Jagd auf sie gemacht.

Auffallend ist, dass Ärzte beim Anrollen der Jodprophylaxe Stichworte aus dem Klinischen Wörterbuch „Pschyrembel" (einem wichtigen Nachschlagewerk für Mediziner) entfenen ließen. So ist der Eintrag *„Jodidblockade der Schilddrüse"* entfallen. Und *„Cave: u. U. Auftreten einer jodinduzierten Hyperthyreose möglich; daher Massenanwendung der Jodprophylaxe nur unter Katastrophenbedingungen u. nach eingehender Nutzen-Risiko-Abwägung vertretbar!"* fehlt nun ebenfalls.[121]

Das Ministerium des Inneren und für Sport, Rheinland-Pfalz, verrät noch mehr: Radioaktive Belastung durch Atombombenversuche führten zu Knotenbildung der Schilddrüse, wie Studien gezeigt hätten. Radioaktives Jod würde bei Störfällen in Atomkraftwerken bevorzugt freigesetzt. Auch in Deutschland ist es natürlich zu etlichen Unfällen gekommen, bei denen besonders radioaktives Jod freigesetzt wurde. Das Buch „Der gefährliche Traum Atomkraft" von REIMAR PAUL (Eichborn, Frankfurt, 1986) dokumentiert eine lange Reihe deutscher Reaktorunfälle, deren Wiedergabe den Rahmen sprengen würde. In den 90er-Jahren nahm das Interesse der Medien am Thema „Gefahren der Atomkraft" ab, sodass es heute kaum

---

121 Klinisches Wörterbuch, Pschyrembel, 1996

Informationen über Vorfälle gibt. REIMAR PAUL benennt auch die Namen der Mitglieder der Atomkommission, nahezu alles ehemalige Mitarbeiter HITLERS, SS-Mitglieder und Wissenschaftler von IG-Farben. Die Regierung holte anscheinend nach Südamerika geflohene Nazigrößen zurück – eine ähnliche Fortsetzung von Nazikarrieren wie in der Medizin.

Für den Reaktor Biblis z. B. sind für den Zeitraum von 1975 bis 1984 insgesamt 280 Störfälle bekannt. *„Mehrfach wurde eine erhöhte Abgabe radioaktiver Stoffe, insbesondere von Jod 131, registriert."*[122] Auch in weiteren Atomkraftwerken kommt es immer wieder zur Freisetzung radioaktiven Jods. Das Personal der Reaktoren scheint beim Auftreten von Störungen hauptsächlich mit dem Festhalten des Papiereinzugs beschäftigt, denn sobald ein Unfall auftritt, werden die Aufzeichnungen des Sicherheitssystems durch Papiermangel abgebrochen. Da entweichen 70 Tonnen radioaktiver Dampf, radioaktives Wasser fließt weg, Flüsse stehen durch die Überhitzung vor dem Umkippen, Personal wird verstrahlt und getötet, nicht zugelassene Materialien werden für den Bau verwendet, unqualifiziertem Personal unterlaufen eklatante Bedienungsfehler, dass der Reaktor nicht bei fehlender Betriebsbereitschaft hochgefahren wird, verdanken wir klemmenden Ventilen und es gibt keine Notstromversorgung, um nur ein paar Beispiele zu erwähnen.Die für mich bemerkenswerteste „Störung" in deutschen Atomkraftwerken war jene in Hamm, wo man die Tschernobyl-Katastrophe nutzte, um mehrmals selbst Radioaktivität freizusetzen und dies der Tschernobyl-Wolke anzudichten. Im Mai 1986 wurde hier immer wieder Radioaktivität frei, ehe man das Werk am 29. Mai abschaltete. Zuletzt gelangten im April 2004

122 Reimar Paul: „Der gefährliche Traum Atomkraft", Eichborn, Frankfurt 1986

30 000 Liter radioaktiv verseuchtes Wasser in den Rhein, was der Kerkraftwerkbetreiber EnBW als „beruhigend“ bewertete, da die erlaubten Richtwerte nicht überschritten wurden.

Die Strahlenbelastung von Tschernobyl hat unsere Umwelt und die Lebensmittel belastet. Es ist bekannt, dass gerade Jod über die Nahrung aufgenommen wird, weshalb man z. B. keine Milch trinken durfte. Da man die Radioaktivität nicht verschwinden lassen kann, wurden die erlaubten Strahlenwerte weiter angehoben. Heute darf Milch das Hundertfache an Strahlenbelastung haben als noch 1962. PROFESSOR EDMUND LENGFELDER, Strahlenmediziner, meint dazu: *„Statistiker rechnen aus, was es kostet und Politiker entscheiden dann, was sie sich leisten können. So entstehen Grenzwerte. Auch für radioaktive Belastungen. Das war in der UdSSR so. Und so ist es auch bei uns.“*[123]

Nach der Strahlenschutzverordnung muss man sich den Besitz von bestimmten Mengen radioaktiver Stoffe genehmigen lassen. Diese Werte wurden für Jod nach der Tschernobyl-Katastrophe leicht überschritten. *„Wer jetzt einwendet, die Radioaktivität im Garten gehöre ihm doch gar nicht, muss sich § 80 der Strahlenschutzverordnung vorhalten lassen. Da steht nämlich zu lesen: ‚Wer radioaktive Stoffe findet oder an sich nimmt oder ohne seinen Willen die tatsächliche Gewalt über radioaktive Stoffe erlangt, hat der atomrechtlichen Aufsichtsbehörde oder der für die öffentliche Sicherheit und Ordnung zuständigen Behörde unverzüglich Anzeige zu erstatten.‘ “*[124] Ein Glück, dass die Regierung dieses bei den Bürgern seinerzeit nicht durchsetzte.

Das Unglück von Tschernobyl allein hat offiziell Millionen von Krebsopfern weltweit gefordert. Es verwundert, dass die

123 „Verstrahlt, vergiftet, vergessen“, Frank Franke, Insel, Frankfurt, 1996, S. 39

124 „Der gefährliche Traum Atomkraft“, Reimar Paul, Eichborn, Frankfurt, 1986

deutsche Regierung einen GAU mit einem Straßenverkehrsunfall vergleicht. Auch die Internationale Atomenergieagentur verkündete 1991 auf einem Weltkongress über die Tschernobylfolgen: *„Es gab keine Gesundheitsstörungen, die direkt einer Strahlenbelastung zugeordnet werden konnten."* Heute weiß man: *„Allein in Belarus sind in den ersten zehn Jahren nach Tschernobyl viel mehr Schilddrüsenkrebsfälle in der Bevölkerung aufgetreten, als in den vergangenen 55 Jahren als Folge der Atombomben über Hiroshima und Nagasaki"*[125]

Auch ein normal funktionierendes Kernkraftwerk setzt Radioaktivität frei. *„Jedes Atomkraftwerk hat zwei „Ausgänge": den Abluftkamin und den Abwasserkanal. Auf beiden Wegen gelangt Radioaktivität nach außen, auch wenn der Reaktor störungsfrei arbeitet."*[126] Eine Folge dieser so genannten Niedrigstrahlung kann Krebs sein. Es ist bekannt, dass Kinder in der Umgebung von Kernkraftwerken eine hohe Leukämierate zeigen. In den USA ist man dazu übergegangen, die Opfer zu diffamieren. Nachdem sich nicht vertuschen ließ, dass die Krebsrate um den Katastrophenreaktor in Three Mile Island stieg, erklärten Wissenschaftler einfach, die Opfer seien schuld. Denn Krebs ententstehe nicht durch die freigesetzte Radioaktivität, sondern durch die Atomangst der Bevölkerung. Der so entstehende Stress verursache Krebs. Ähnliches geschieht in Deutschland: Während der Tschenobyl-Katastrophe werden Eltern, die sich um ihre Kinder sorgen, von der Regierung zu Psychophaten abgestempelt. *„Als Eltern beginnen, die Milch für ihre Kinder in unabhängigen Instituten messen zu lassen, werden sie diskrimi-*

---

125 „14 Jahre nach Tschernobyl: Schilddrüsenkrebs nimmt zu", Fortschritte der Medizin, Nr. 16/2000

126 Reimar Paul: „Der gefährliche Traum Atomkraft", Eichborn, Frankfurt, 1986

niert.“[127] Die Werte über die Freisetzung radioaktiven Jods, die den Atomkraftwerken erlaubt sind, sind von Reaktor zu Reaktor unterschiedlich. Die Werke haben Jodfilter, die während und nach Störfällen zum Einsatz kommen sollen. Bezüglich der Endlagerung gelten sie als schwach- bzw. mittelaktive Abfälle.

Auch durch Waffen wird Strahlung frei. Das Hanford Nuclear Weapons Plant setzte besonders in den 40er- und 50er-Jahren Radioaktivität frei. Atombomben kommen in zahlreichen Tests zum Einsatz und das Militär benutzt in den immer irgendwo geführten Kriegen dieser Welt radioaktive Munition. Die Medizin verwendet ebenfalls radioaktive Stoffe zur Diagnostik und zur Therapie – auch das belastet die Umwelt. Nach Tschernobyl beeilte ein Mediziner sich, in der Schrift „Stellungnahme aus der Perspektive eines Arztes und Chemikers“ zu erklären, dass radioaktives Jod ungefährlich sei, man würde es doch schließlich auch zur Diagnostik verwenden.

Lassen Sie sich nicht verunsichern, wenn Politiker den Zusammenhang zwischen Kernkraft und Jodierung ins Lächerliche ziehen – der ICCIDD diskutiert ihn ganz offen. Man erforscht die Auswirkungen der Jodierung auf Erkrankte und möchte herausfinden, welchen Nutzen dieses Wissen für zukünftige Katastrophen hat. Die Massenjodierung, die man zur Korrektur gegen Jodmangel anpreist, wird vom ICCIDD offen als weltweite Langzeit-Prophylaxe für Atomkatastrophen empfohlen. Auch in Deutschland propagiert z. B. PROF. GÄRTNER vom AKJ den Segen der Jodprophylaxe (allerdings als Tablette), die seiner Meinung nach auch auf Personen über 45 ausgeweitet werden muss, denn: *„Auch Deutschland kann von den Folgen eines Reaktorunfalls wie Tschernobyl betroffen sein.“*

---

127 „Verstrahlt, vergiftet, vergessen“, Frank Franke, Insel, Frankfurt, 1996, S. 60

World Health Organization

Die 1946 von der UNO gegründete WHO wird gern als oberste Autorität in Gesundheitsangelegenheiten zitiert. Von ihrem jährlichen Etat von 2 Milliarden Euro werden für den Verwaltungsapparat und ihre Wissenschaftler 43 % benötigt, bei 20 % ist die Verwendung nicht nachweisbar und mit dem restlichen Geld werden Gesundheitsmaßnahmen eingeleitet. Die WHO möchte Krankheiten ausrotten. Sie konzentriert sich weniger auf die Gesundheit des Menschen, sondern führt einen Vernichtungskrieg gegen Viren, Bakterien oder Lebensmittel. „Health for all by the year 2000" war der Slogan 1978 – ein fragliches Ziel. Weitere Parolen folgten: Ausrottung der Pocken, Ausrottung der Masern, Ausrottung des Kropfes usw. Obwohl die Medien für die WHO gern unkritische Berichterstattung betreiben, kam es für die Organisation zu einem Imageverlust, da einige Skandale zu den von der WHO durchgeführten Impfprogramme an die Öffentlichkeit gelangten: 1979 erklärte die WHO die Welt für pockenfrei. Erst nach der Einstellung der Massenimpfungen ließ sie verlauten, dass die Pockenimpfung *„wegen der vielen Impfzwischenfälle ärztlich unethisch"* sei. *„Sie kann sogar gefährliche Wirkungen für die geimpfte Person und deren enge Kontaktpersonen haben."*[128] Schon 1987 tauchten in der Presse wieder Meldungen über Pockenerkrankungen auf.

Die Massenimpfungen haben z. B. Kinderkrankheiten wie die Masern verändert. *„Eine genauere Analyse der aktuellen Daten zeigt, dass die Masern heute eine völlig andere Krankheit*

128 Gerhard Buchwald: „Impfen – Das Geschäft mit der Angst", S. 235, Droemersche Verlagsanstalt, München, 2000

geworden sind und mit den Angaben aus den alten Lehrbüchern kaum noch etwas zu tun haben.“[129] Hauptbetroffene für diese Krankheit, die früher hauptsächlich Kinder befiel, sind nun Babys zwischen 6 und 14 Monaten. Ihr Schutz durch Antikörper der Mutter fällt heute durch die Impfungen größtenteils weg.

Zweifelhaften Ruhm heimste die WHO durch ihre Programme in Ländern der Dritten Welt ein: Sie führte *„in Indien einen weiträumig angelegten Feldversuch durch“*, um umstrittene Tuberkulose-Impfungen zu rechtfertigen. *„Ein großes Kollektiv wurde BCG-geimpft, ein gleichgroßes blieb ungeimpft. Es gab unter dem geimpften Kollektiv wesentlich mehr Tuberkulosefälle als unter dem ungeimpften Kollektiv. Unter dem Eindruck dieser WHO-Meldung wurde die so genannte „öffentliche Empfehlung“ der BCG-Impfung 1975 zurückgezogen. Dieser so eindeutig und überzeugend ausgegangene Feldversuch der WHO in Indien ist deutschen Kinderärzten zwar bekannt, sie halten aber trotzdem an ihrer Forderung nach Wiedereinführung der BCG-Impfung als „empfohlene Impfung“ fest.* [...] *Obwohl die STIKO (Ständige Impfkommission) die BCG-Impfung – also die Impfung gegen Tuberkulose – aus der Liste der öffentlich empfohlenen Impfungen herausgenommen hat, ist es in Deutschland üblich, diese Impfung weiterhin am ersten Tag nach der Geburt durchzuführen – auch gegen den ausdrücklichen Wunsch der Eltern.“*[130] Aus Skandinavien sind nach der BCG-Impfung folgende Komplikationen bekannt: Abszesse, Augenschäden, Lymphknotenschwellungen, eiternde Lymphknotenentzündungen, Knocheneiterun-

---

129 Kurt Langbein, Bert Ehgartner: „Das Medizin-Kartell“, S.259, Piper Verlag, München, 2002

130 Gerhard Buchwald: „Impfen – Das Geschäft mit der Angst“, S. 79 ff, Droemersche Verlagsanstalt, München, 2000

gen, Impfgeschwüre (z. T. am gesamten Körper), Hirnschäden und Tuberkuloseerkrankungen aller Organe mit meist tödlichem Verlauf.

Die Bemühungen einiger Ärzte, in Deutschland eine Meldepflicht für Impfschäden einzuführen, um über genaue Zahlen zu verfügen, sind bis jetzt erfolglos. Die Pharmaindustrie beziffert die Zahl der Impfopfer gerne auf „ganz, ganz wenige" und möchte es bei dieser wagen Aussage belassen. Wenig bekannt sind auch die Probleme mit Vergiftungen durch Impfungen, z.B. enhalten manche Impfstoffe Quecksilber oder Aluminium. Wenig Gedanken macht man sich auch über die Herstellung der Impfstoffe, die erst mit Waisenkindern, später mit Tieren, z. B. Affen oder Kühen (die BSE-Problematik scheint vergessen), gezüchtet wurden.

Im Dezember 2000 erschien ein Forschungsbericht im *British Medical Journal,* der den Nutzen der Massenimpfungen ernsthaft infrage stellte und die WHO sehr verärgerte. Die Untersuchung hatte sich erstmals mit der Frage beschäftigt, wie sich Impfungen auf die Kindersterblichkeit auswirken. Das Ergebnis war, dass Impfungen gegen Diphterie, Tetanus, Keuchhusten und Polio die Kindersterblichkeit verdoppelten! Sofort beschimpfte die WHO die Studie als schwach und fehlerhaft. Man kündigte an, sie werde keinesfalls eine Änderung der Impfpolitik bewirken. Noch vor Weihnachten wurde PETER AABY, Verfasser der Studie, nach Genf zitiert, wo er Rechenschaft ablegen musste. Methodische Fehler der Untersuchung konnten jedoch nicht festgestellt werden – im Gegenteil: sie war von zwei von der WHO beauftragten Wissenschaftlern untersucht worden, die keinerlei Schwächen hatten finden können. Darum gründete die WHO eine Task-Force, die Material zum Thema sammeln soll. Angeblich soll überlegt werden, welche sinnvollen Konsequenzen aus den Ergebnissen zu ziehen sind. *„Impfungen sind die letzten 50 Jahre von der Wissenschaft recht einseitig untersucht worden"*, meint etwa JOHN CLEMENTS vom Globalen Beratungskomitee für Impfsicherheit. Kritische Ärzte forderten inzwischen einen sofortigen Stopp der Impfkampagnen, weil sie womöglich mehr Kinder töteten als retteten. Dass die WHO dieser Forderung nachkommt, ist wohl auszuschließen. Wahrscheinlich kämen Klagen und somit Schadensersatzforderungen auf die WHO zu. Inzwischen gibt es zwölf weitere Studien, welche die Vermutungen bestätigen, so PETER AABY. Nur bekommt diese niemand zu Gesicht, da die Expertengremien der medizinischen Journale sie verschleppen – eine einfache und altbewährte Taktik.

Streit entbrannte auch um das AIDS-Programm. So beschwerte sich Südafrikas Präsident THABO MBEKI 2000 in einem Schreiben an BILL CLINTON, TONY BLAIR und WLADIMIR PUTIN über die Politik der WHO: *„Der Anlass für den Brief war die bevorstehende 13. Welt-AIDS-Konferenz im südafrikanischen Durban. In seinem Brief beschreibt er zunächst detailliert die seltsamen Unterschiede der AIDS-Ausbreitung in den westlichen Industrienationen und in Afrika. Aus unbekannten Gründen blieb AIDS auf dem afrikanischen Kontinent nicht – wie in den Industrieländern – weitgehend auf die zwei Risikogruppen (Drogenabhängige und Homosexuelle) beschränkt, sondern wütet in der ganzen Bevölkerung mit ständig steigender Tendenz. Aus den offiziellen AIDS-Statistiken der WHO geht hervor, dass heute zwei Drittel der AIDS-Patienten in den afrikanischen Ländern südlich der Sahara leben. In manchen Ländern sei bereits jeder vierte Einwohner infiziert, die Lebenserwartung sinke dramatisch. Schließlich geht MBEKI auf den heftigen Druck ein, der auf sein Land ausgeübt werde, die vorhandenen AIDS-Medikamente einzusetzen. ‚Ich bin überzeugt, dass es unsere Pflicht ist, auf die speziellen Gefahren zu antworten, die uns hier in Afrika bedrohen',* *fährt Präsident Mbeki in seinem Schreiben fort. ‚Und wir werden uns dieser Aufgabe nicht entziehen, indem wir den komfortablen Weg gehen, einen Katechismus nachzubeten, der im Westen bei gänzlich anderen Begleitumständen gerechtfertigt gewesen sein mag. Ich erläutere dies, weil unsere Anstrengungen von manchen in unserem Land und im Rest der Welt als kriminelle Unterlassung im Kampf gegen HIV-AIDS verdammt werden. Einige Elemente dieser Kampagne verärgern mich tief. Beispielsweise wird uns erklärt, dass es einige Wissenschaftler gibt, die gefährlich und unglaubwürdig wären und mit denen niemand, auch wir nicht, sprechen dürften. In einer früheren Phase der Geschichte wären diese als Häretiker auf dem Scheiterhaufen verbrannt worden! Es ist noch nicht so lange her, dass in unserem eigenen Land Menschen ermordet, gefoltert, eingesperrt und aus der öffentlichen Diskussion ausgeschlossen wurden, weil ihre Ansichten als gefährlich und unglaubwürdig galten. Nun sollen wir präzise dasselbe tun wie die rassistische Tyrannei der Apartheit, gegen die wir gekämpft haben – bloß weil es heißt, dass eine Mehrheit sich eine Meinung gebildet habe und Widerspruch dagegen verboten sei. Diese Ansicht wird mit einem nahezu religiösen Eifer vertreten und einem Grad von Fanatismus, der zum Fürchten ist. Wenn sich dieser Geist durchsetzt, so sind die Tage nicht fern, dass wir wieder Bücher brennen sehen und ein heiliger Krieg gegen die Ungläubigen losbricht.‘ “*[131]

Die Art, wie die AIDS-Statistiken in Afrika zustande kommen, kann als Manipulation bezeichnet werden, um der Pharmaindustrie ein möglichst großes Patientengut zu erschließen. Laut WHO ist als AIDS-krank zu betrachten, wer mehr als 10 % seines Gewichts verliert und unter langanhaltendem Fieber

131 Kurt Langbein, Bert Ehgartner: „Das Medizin-Kartell“ S.349 ff, Piper Verlag, München, 2002

und Durchfall leidet. Nebenkriterien sind Husten, Juckreiz, Pilzerkrankungen im Rachen, Lymphknotenschwellung, Herpes und Gürtelrose. Sobald ein Patient zwei Haupt- und ein Nebenkriterium aufweist, wird er als AIDS-krank betrachtet. AIDS-Tests sind zu teuer und außerdem höchst fehlerhaft, da sie auf verschiedene Viren anspringen, nicht nur auf das HI-Virus. Neben der WHO-Definition von AIDS gibt es noch zwei andere amerikanische Definitionen, zwischen denen die Ärzte wählen dürfen. Danach werden alle Ergebnisse zusammengeworfen und an die WHO in Genf übermittelt. Diese rechnet die Zahl der AIDS-Fälle dann hoch. Z. B. multiplizierte sie die Zahl der angegebenen AIDS-Fälle im Jahr 1996 mit 12, im Jahr danach mit 17, schließlich mit 47. Wie die WHO zu diesen Multiplikationsfaktoren kommt, ist unklar und man weigert sich, darüber zu diskutieren.

Auch der Einsatz des AIDS-Medikaments AZT ist heiß umstritten, gibt es doch keinerlei Beweis für seine positive Wirkung. Im Gegenteil, wie man heute weiß, erlangte das erfolglose Krebsmedikament seine Zulassung als AIDS-Medikament durch eine gefälschte Studie. So mancher Mediziner hegt den Verdacht, die so genannten AIDS-Patienten stürben womöglich nicht am AIDS-Virus, sondern würden durch das Nervengift dahingerafft. Studien belegen, dass AZT mehr Todesfälle verursacht und keinerlei Überlebensvorteil bietet. „ *‚Jene, die damals die Finger davon gelassen haben, trafen vielleicht gar keine schlechte Entscheidung', erklärt rückblickend der New Yorker Aids-Experte* JEFFREY LAURENCE [...] *"*[132] Kritiker hatten sich zudem über die Prioritätensetzung der WHO gewundert, da bekanntlich mehr Menschen an Malaria als an AIDS sterben.

---

132 Ebenda

Für die Gesundheitswesen vieler Länder ist die unheilige Allianz zwischen Pharmaindustrie, WHO und Medien ein Damokles-Schwert. Zuletzt in den Medien diskutiert und umstritten sind die Empfehlungen der WHO, lebhafte Kinder mit Ritalin ruhig zu stellen.

Doch nun zum **Jodierungsprogramm:** die WHO beantwortet keinerlei Anfragen speziell, sondern verweist auf ihre Veröffentlichungen. Aus denen geht hervor, dass man 1 571 Millionen Menschen für jodmangelgefährdet hält, weil sie in Gegenden leben, die zu Jodmangelgebieten erklärt wurden. (Als einziges Nicht-Jodmangelgebiet konnte sich Japan etablieren.) Man räumt ein, dass eine entsprechende Ernährung durchaus ihren Beitrag gegen Jodmangel leisten kann, legt jedoch den Schwerpunkt auf die anzustrebende USI (Universal salt iodization), worunter man die Jodierung aller Salze versteht – sowohl für den Menschen als auch für Tiere. Um den Segen dieses Verbots von normalem Salz zu beweisen, beruft man sich auf die Schweiz, in der durch die Jodierung *„Kretinismus ausgerottet worden und die Kropferkrankung verschwunden ist, während es nebensächliche Beweise für irgendwelche nachteiligen Effekte durch Jodeinnahme gibt“.*[134] USI wurde auf verschiedenen Veranstaltungen verankert, z. B. World Health Assembly, World Summit for Children, Policy Conference of Ending Hidden Hunger und International Conference on Nutrition. Die WHO beklagt, trotzdem noch immer Anfragen über die Sicherheit, z. B. für die Nicht-Mangel-Bevölkerung, zu erhalten. Sie erklärt: *„Wie mit allen präventiven Public-Health-Maßnahmen wird die Entscheidung, für universal salt iodization zu*

134 „Iodine and health – A statement by the World Health Organization“, Genf, 1994

sorgen, getroffen, indem man das potenzielle Risiko der exzessiven Einnahme für wenige [...] gegen das gut dokumentierte Risiko geistiger und körperlicher Schädigung bei unkorrigiertem Jodmangel für viele abwägt.“[134]
Die WHO gibt die Dosis einer sicheren täglichen Jodaufnahme mit 50 bis 1000 Mikrogramm (mcg) an. Die generell akzeptierte, erwünschte Jodaufnahme läge für Erwachsene bei 100 bis 300 mcg. *„Bei allen Aufnahmepegeln wird eine proportionale Menge an Jod in den Urin abgegeben.“*[135] Hier drängt sich durchaus die Frage auf, warum ein Körper, der schwer an Jodmangel leidet, das angeblich wenige Jod, das er tatsächlich bekommt, auch noch einfach ausscheidet. Da die genaue Jodverwertung bis heute nicht vollständig geklärt ist, wäre eine Erforschung der hier verbreiteten Vorstellung wünschenswert. Schließlich soll laut der gängigen Theorie die Schilddrüse in ihrem Bemühen, mehr Jod einzufangen, zum Kropf anschwellen, während der Körper das vorhandene Jod einfach ausscheidet (s. dazu auch die Ausführungen auf Seite 308).

Die WHO bezeichnet Seefisch, andere Meereslebensmittel und Algen als *„reiche Jodquellen“*. Den Salzkonsum schätzt man auf 5 bis 15 g täglich. (Kardiologen gehen jedoch von 30 g aus, womit man allein durch Salzverzehr auf eine tägliche Jodeinnahme von 750 mcg käme.) Die WHO versichert den Skeptikern in diesem offiziellen Statement: *„Da Jod, wenn es in hohen Mengen aufgenommen wird, leicht über die Nieren in den Urin abgegeben wird, können Jodaufnahmen sogar auf sehr hohem Pegel (Milligramm-Mengen) sicher konsumiert werden.“*[136] Auch Hautausschlag und Akne bewertet die WHO als *„extrem selten“*. Überhaupt würden *„normale Leute“* (was auch immer

135, 136 Ebenda

darunter zu verstehen ist) keine Symptome zeigen, auch wenn man sie einer exzessiven Jodaufnahme aussetzt. *„Bei bestimmten empfindlichen Individuen wurden Jodkropf und Hashimoto Thyroiditis mit Hypothyreose nach Jodaufnahmen von 500–3000 mcg pro Tag beobachtet. Die Häufigkeit von empfindlichen Individuen in verschiedenen Ländern ist nicht völlig bekannt.“*[137]

Kein Grund zur Sorge also. Wenn Sie zu den „normalen Leuten“ gehören, wird die Jodierung Ihnen nicht schaden. Für die nicht normalen Leute verzeichnet die WHO Hashimoto, Jodkropf, Schilddrüsenkarzinom und das Auslösen von Hypothyreose bei autoimmunen Schilddrüsenerkrankungen sowie die Hemmung von Medikamenten. *„Es gibt gut dokumentierte Berichte über durch Jod ausgelöste Hyperthyreose (Jod-Basedow-Phänomen) wo Jod, manchmal in normaler Menge, in Jodmangel-Bevölkerungen eingeführt wurde. Über die Verabreichung normaler Jodmengen ist ebenfalls berichtet worden, dass sie Hyperthyreose bewirken bei Leuten mit knotiger Schilddrüse und bei Individuen, die nicht offensichtlich an einer Schilddrüsenerkrankung litten. Wie dem auch sei, dies sind vorübergehende Phänomene, die nach der Korrektur des Jodmangels enden; sie kommen nicht vor in Bevölkerungen mit ausreichender (normaler) Jodaufnahme.* [...] *Gegenwärtige Schätzungen der täglichen Jodaufnahme in Kanada und den USA liegen wesentlich über dem physiologischen Bedarf – im Bereich von 460 mcg/Tag bei 9 bis 16 jährigen Kindern, mehr als 1 mg bei 10–20 % der Erwachsenen. Mit einem Jodierungspegel, der diese Bevölkerungen mit schätzungsweise 260 mcg/Tag Jod durch Salz versorgt, ist es darum offensichtlich, dass ein großer Teil der Aufnahme aus anderen Quellen als Salz erfolgt. Eine von*

137 „Iodine and health – A statement by the World Health Organization“, Genf, 1994

1968–1970 durchgeführte Begutachtung in zehn Staaten (USA) zeigte, dass dort, wo die Kropfprävalenz über 3,5 % betrug, der Prozentsatz der Individuen mit hohen Jodausscheidungs-Werten, z. B. über 800 mcg/Liter, 16 % betrug, verglichen mit 6 % in Staaten mit niedrigerer Gesamtkropfprävalenz.“[138] Das bedeutet, dass sich die WHO sehr wohl bewusst ist, bei ihren Jodierungsprogrammen eine Überjodierung und die daraus entstehenden Schilddrüsenerkrankungen nicht kontrollieren zu können.

Die WHO stellt fest, dass es in den Industrieländern neben dem Jodsalz weitere Jodquellen gibt, die die tägliche Jodaufnahme steigern:

– Geflügel und Eier von Tieren, die mit Fischmehl gefüttert oder mit Wasser, das mit Jod desinfiziert wurde, getränkt werden;

– Kuhmilch und Milchprodukte von Tieren, die mit Algen gefüttert (laut WHO wurden so in einem Liter Milch schon 694 mcg Jod gemessen) oder bei denen Joddesinfektionsmittel angewandt werden.

– Außer durch Jodsalz kann Jod auch durch andere Zusätze ins Brot kommen sowie auch durch Desinfektion der Geräte mit Jod. So wären schon Konzentrationen von 268 mcg pro Scheibe gemessen worden.

– Jodhaltige Farbstoffe in Pillen, Getränken und Lebensmitteln. So maß man z. B. bei Frühstücksflocken 850 mcg Jod in 20 g des Produkts.

– Auch jodhaltige Kosmetik ist bekannt.

„Die Aufnahme radioaktiven Jods ist bei einer individuellen Schilddrüse abhängig von der Menge stabilem, d. h. nicht radioaktivem Jod im Essen. Dies ist die Basis für den Gebrauch radio-

138 Ebenda

aktiven Jods zur Beurteilung der Schilddrüsenfunktion. Studien aus Tschernobyl, die dem Reaktorunglück von 1986 nachgehen, zeigen hohe Schilddrüsenkrebsraten, besonders unter Kindern. Es wird vorausgesetzt, dass die Schilddrüsen von Kindern in diesem Jodmangelgebiet eine ungewöhnliche Aufnahme radioaktiven Jods, das nach dem Unfall in die Atmosphäre freigesetzt wurde, erlebten. Es wird geschätzt, dass eine Jodprophylaxe, z. B. die Verwendung jodierten Salzes, das Risiko der Schilddrüsenbestrahlung bei einem Atomunfalls um das zwei- bis dreifache vermindern sollte."[139]
Diese Logik der WHO ist bemerkenswert. Nicht nur die Atomindustrie hat Schuld an den verheerenden Gesundheitsschäden und Todesfällen von Tschernobyl, sondern auch der so genannte Jodmangel. In der Katastrophenmedizin besteht der Gedanke, durch hohe Jodgaben die Schilddrüse so zu übersättigen, dass sie kein radioaktives Jod aus der Luft mehr aufnehmen kann. Darf man daraus schließen, dass eine unblockierte Schilddrüse an Mangel leide?

Interessant ist auch, mit welch enormem Einsatz sich die WHO für prophylaktischen Katastrophenschutz einsetzt und den Bevölkerungen weltweit für den Fall eines GAUs ein Leben lang Jod verabreichen will. Gleicherlei Bemühungen für den Abbau der Atomkraftwerke sucht man bei der WHO vergeblich. Dabei müsste die WHO sich für die Bekämpfung der Hauptursache für die Schilddrüsenschäden – die Kernkraft – doch wenigstens genauso einsetzen wie für gute katastrophenmedizinische Versorgung. Lebenslange Medikamenteneinnahme kann schließlich kaum eine Lösung für das Problem mit der Atomenergie darstellen. In der zusammenfassenden Schlussfol-

139 „Iodine and health – A statement by the World Health Organization", Genf, 1994

gerung hält man fest, dass eine tägliche Jodeinnahme von 1 mg völlig sicher sei. *„Salzjodierung auf einem Pegel, der eine Aufnahme von 150–300 mcg/Tag garantiert, hält die Aufnahme folglich in einer für alle Bevölkerungen sicheren täglichen Menge, ungeachtet ihres Jodstatus.“*[140] Die Versicherung der Weltgesundheitsorganisation hat sich für zahlreiche Opfer von Jodbasedowepidemien nicht erfüllt und einige das Leben gekostet. Eine überhöhte Jodaufnahme schließt man aus und berechnet, dass durch Salz höchstens 500 mcg Jod eingenommen werden können. Die in früheren Kapiteln erwähnte Feststellung, dass es neben dem Jodsalz bei Jodprogrammen zahlreiche andere, z. T. sehr hohe Jodquellen gibt, denen die Bevölkerung ausgesetzt ist, ist im Schlusswort schon wieder vergessen. Die zu erwartenden Opfer jedoch nicht: *„Bei empfindlichen Individuen – einer Minderheit von Erwachsenen, meist über 45 Jahren, die knotige Kröpfe haben können oder nicht –, wurden vorübergehende Nebenwirkungen bei gewöhnlichen Einnahmen von 500–3000 mcg/Tag beobachtet. Der Nutzen für schätzungsweise mehr als 1500 Millionen Menschen mit Mangel oder Mangelrisiko, der durch universal salt iodization erzielt wird, und das Fehlen signifikant nachteiliger Effekte unter anderen im selben Gebiet, die nicht an Jodmangel leiden, überwiegt bei weitem jedes Risiko einer exzessiven Einnahme für eine kleine Minderheit.“*[141] Gratulation: Dies ist das Bekenntnis der WHO zur Zwei-Klassen-Medizin.

In einem zwei Jahre späteren Statement verkündet die WHO der Weltöffentlichkeit, dass dank der Jodprogramme ein „spektakulärer Rückgang“ von Jodmangelkrankheiten bewirkt werden konnte, was die Medien gerne aufgreifen. Den zweiten Teil der Erklärung verschweigen sie: *„... es erscheint, dass manche*

140, 141 Ebenda

Leute in manchen Ländern jetzt Jodaufnahmen haben, die unnötig hoch sind und die gelegentlich mit durch Jod ausgelöster Hyperthyreose in Zusammenhang gebracht werden können."[142] Es ist verständlich, dass die WHO sich mit der Dokumentation der von ihr verursachten Schäden stark zurückhält. Die Gefahr von Entschädigungsforderungen ist zu hoch. Im Gegenteil – man gibt den Opfern, nicht aber seinen eigenen Behandlungsmethoden, die Schuld: „*Die durch Jod ausgelöste Hyperthyreose ist eine Jodmangelerkrankung, die auftreten kann – in erster Linie bei älteren Leuten – wenn schwer an Jodmangel leidende Bevölkerungen ihre Jodaufnahme erhöhen, sogar, wenn die gesamte Menge sich innerhalb der gewöhnlich verträglichen 100–200 mcg/Tag bewegt.*"[143] Erstens ist diese These durchaus umstritten und zweitens ändert das nichts an der Tatsache, dass die WHO bisher nichts an ihren Programmen ändert, damit die Risikogruppen nicht verletzt werden. Bei Fragen zur Verantwortung und Zuständigkeit verwies die WHO auf das Bundesministerium für Verbraucherschutz, Ernährung und Landwirtschaft.

Folgendes Beispiel möge als Anschauung zur seltsamen Logik der WHO dienen: Es gilt mit gutem Grund als Kunstfehler, einem Menschen, der allergisch auf ein Antibiotikum reagiert, selbiges zu verabreichen, auch wenn es bei einer Erkrankung angezeigt wäre. Denn obwohl das Medikament gegen die Krankheit helfen würde, fügt es dem Patienten in diesem Fall erhebliche Schäden zu und könnte sogar zu seinem Tod führen. Nach Argumentation der WHO wäre die Schädigung nun nicht mehr ein Fehler des Arztes, wenn er das Antibiotikum trotzdem gibt, sondern im Umkehrschluss die Schuld der Allergie!

142, 143 „Recommended iodine levels in salt and guidelines for monitoring their adequacy and effectiveness", World Health Organization, 1996

ICCIDD

Der International Council for Control of Iodine Deficiency Disorders ist eine weltweite Ärztevereinigung, die sich für generelle Salzjodierung einsetzt. Er konnte sich 1986 etablieren und forciert die Lebensmittel- und Wasserjodierung in allen Kontinenten. *„Unser Ziel ist nicht der einmalige oder ein Jahr lange Gebrauch, sondern der Gebrauch für alle Zeit und für alle künftigen Generationen. Wir streben nicht weniger an als die universelle Praxis des lebenslangen Jodsalzgebrauchs.“*[144] Kritischen Verbrauchern wird gerne vorgehalten, dass andere Länder ebenfalls jodieren. Man verschweigt hierbei, dass diese Länder nicht selber und unabhängig zu diesen Entscheidungen kamen, sondern dass es der ICCIDD ist, der weltweit an Regierungen herantritt, um Jodierungen durchzusetzen.

Der ICCIDD beschreibt zur Durchsetzung der Massenjodierung seine „Soziale Mobilisierungsstrategie“: *„Die Leute zu überzeugen, jodiertes Salz zu benutzen und zu konsumieren, ist nicht nur die Frage einer Gesetzesverabschiedung, um unjodiertes Salz zu bannen.* [...] *Wir streben an, eine neue Verhaltensnorm zu erreichen. Wir müssen die unausgesprochenen Zweifel, Einwände, die Interessenlosigkeit von Gruppen mit ihrer eigenen Agenda, die generelle Annahme des Jodsalzgebrauchs untergraben kann, untersuchen.“*[145] So werden Industrie, Regierung, Legislative, Ent-

---

144 „Social Mobilization for IDD Virtual Elimination – The proof of the pudding is the eating“ in „Elimination of Iodine Deficiency Disorders in Central and Eastern Europe, the Commonwealth of Independent States and the Baltic States“ Proceedings of a Conference held in Munich, Germany, 3–6 September 1997, WHO, 1998, S. 125

145 Ebenda, S. 118

scheidungstreffer, Meinungsmacher, professionelle Vereinigungen, Kirchen, Schulen, Kindergärten und Familien auf einer Reihe von Wegen wie über Medien und spezielle Veranstaltungen persönlich mobilisiert und zur Weiterbeeinflussung untereinander angespornt. Der ICCIDD begrüßt hier auch die Handlung seitens der Industrie aus wirtschaftlichen Motiven heraus. *„Es kann sogar das Ergebnis kommerzieller Interessen sein, die eine Nachfrage erkennen und wünschen zu handeln, um die Nachfrage zu decken und Profit zu machen."*[146] Der Plan rät weiter, finanzielle Interessen zu wecken: Durch Jodierung könnten Regierungen sparen, da angeblich das Gesundheitssystem entlastet würde.

Im „Krieg gegen Jodmangelerkrankungen" versteht es der ICCIDD zu manipulieren. Er rät, die Aspekte von Gehirnschäden bei angeblichem Jodmangel besonders zu betonen. Denn: *„Wenn die Leute die Wichtigkeit des Jodsalzes für ihre Kinder erkennen, werden sie nach Jodsalz suchen und es verlangen."*[147] Kinder werden hier vom Management benutzt, man empfiehlt z. B. Aufsatz- und Zeichenwettbewerbe für Kinder, deren Themengebung „Jodmangel" sein soll.

Obwohl der ICCIDD mit allen möglichen Organisationen – von der Weltbank bis zu Merck (einem großen Pharmaunternehmen) – zusammenarbeitet, sieht man in der Salzindustrie natürlich den engsten Verbündeten. Sie stellt das Werkzeug,

146 „Social Mobilization for IDD Virtual Elimination – The proof of the pudding is the eating" in „Elimination of Iodine Deficiency Disorders in Central and Eastern Europe, the Commonwealth of Independent States and the Baltic States" Proceedings of a Conference held in Munich, Germany, 3–6 September 1997, WHO, 1998, S. 120

147 Ebenda, S. 125

mit dem der ICCIDD den Krieg gegen Jodmangel führt: das Salz. Man könne hier alle erreichen, vom Lebensmittelhersteller bis zur Hausfrau. Aber besonders beglückend sei hier der Run auf Kinder und Schwangere: *„Man kann mit Recht behaupten, es ist einer der schnellsten Wege, werdende Mütter zu erreichen, die durch den Jodmangel in ihren Körpern in weniger als 9 Monaten einen Kretin oder ein geistig gestörtes Baby entbinden könnten."*[148] Schwangere bzw. Kinder sind von der Werbung am leichtesten zu beeinflussen, da sie stark emotional reagieren. Wer möchte seinem Baby nicht das Allerbeste geben? Wenn man einer Schwangeren sagt, ihr Kind würde ohne Jodsalz krank werden, so wird sie dieses kaufen. Um die schamlose Ausbeutung der Mütter und Kinder durch die Industrie wird seit einiger Zeit gestritten: Man beklagt, dass die Frau von der Werbung in einer Phase des Stresses und der Unsicherheit überrollt wird und diskutiert schon lange über mögliche Schutzmaßnahmen. Auffällig ist bei solchen Aktionen meistens eine Idealisierung des Produkts. Der Mutter wird suggeriert, sie müsse nur Jod einnehmen und könne so sicher sein, ein gehirngesundes und intelligentes Kind zu bekommen. Die Industrie erzeugt hier Ängste und das beworbene Produkt verspricht die Rettung.

Die Eiszeittheorie

In Deutschland verbreiten AKJ und Industrie die Eiszeittheorie, in der das Jod aus dem Boden geschwemmt worden wäre. Da jedoch weltweit jodiert wird, greift der ICCIDD zu anderen Erklärungen: Regen und Landwirtschaft hätten das Jod aus dem Boden gezogen.

---

148 Ebenda, S. 123

Ärzte und Ernährung

Ärzte haben über Ernährung in den seltensten Fällen ein fundiertes Wissen, ihre Ausbildung beschäftigt sich nicht damit. Teilweise wurden auch Nahrungsmittel von Ärzten beworben: Höchst wissenschaftlich erklärten sie dem Verbraucher den hohen Nährgehalt von Schokocreme oder anderem Designerfood. Die Industrie lässt Junkfood gern von Wissenschaftlern aufwerten, die dann das Siegel „gesund und nahrhaft" verleihen. Der Trend zur Vollwertnahrung oder weg vom Industriezucker kam von Bürgerinitiativen, nicht jedoch von der Ärzteschaft. Im Gegenteil, Ärzte diffamierten Kollegen, die diesen Trend unterstützten. Man denke nur an den schweren Stand, den Dr. Max Otto Bruker als Verfechter der Vollwerternährung hatte und welche Anfeindungen er gerade von Medizinern erleben musste.

Neuerdings fühlen sich Ärzte jedoch dazu berufen, Ernährungsratschläge zu geben. Die Nahrung soll mit dem Zusatz von Chemie wertvoll gemacht werden: Das Salz schützt mit Fluorzusatz vor Karies und mit Jod vor Schilddrüsenkrankheiten, der Zucker bewahrt durch Vitamin-A-Zusatz vor dem Erblinden und das Auszugsmehl schützt mit Folsäurezusatz vor Herzerkrankungen und Fehlbildungen der Kinder. Ärzte werben selten für natürliche, vollwertige Nahrung, sondern scheinen immer im Schatten der Pharmaindustrie zu arbeiten. Denn sie ziehen industriell bearbeitetes Salz mit chemischen Zusätzen natürlichem Salz vor, das ja ebenfalls Spurenelemente beinhaltet. Ärzte überreden die Politik nicht zu Programmen, Industriezucker zu ersetzen, sondern „verbessern" den Zucker mit noch mehr Chemie. Sie propagieren genmanipulierte Vitaminpflanzen wie etwa den goldenen Reis, anstatt mit Vollkornreis von selber den gleichen – natürlichen – Effekt zu beachten. Mit einer Pflanze, die die Natur geschaffen hat, kommt sich ein Wissenschaftler vermutlich nicht so unentbehrlich und wichtig vor.

Eine besonders traurige Rolle spielt das Gesundheitswesen bei der Säuglingssterblichkeit. Ärzte und Krankenhäuser dienen laut UNICEF als Werbeträger für Flaschennahrung und verursachen damit ein dramatisches Kindersterben. In Krankenhäusern wird kostenlos Säuglingsnahrung verteilt, sodass viele Mütter nicht stillen. Auf einer Fachanhörung der Heinrich-Böll-Stiftung wurde beklagt, dass hier die Industrie mit Unterstützung der Ärzte die Mütter in einer Phase der Unsicherheit und des Stresses anwirbt. Eine Mutter, die ihr Kind stillen will, wird vom Arzt belächelt, es gab sogar Zeiten, da wurde sie beschimpft. Tatsächlich diskutierten Mediziner Ende der 80er-Jahre, ob Muttermilch eine passende Ernährung für das Baby sei. Ärzte hielten Flaschennahrung für weitaus wertvoller. Die *Monatsschrift für Kinderheilkunde* argwöhnte: *„Stillen als alternative Ernährung?“* An künstlicher Säuglingsnahrung sterben in den Entwicklungsländern jährlich 1,5 Mio. Kinder. Bei uns sterben jährlich 4 von 1 000 an Flaschennahrung.

Wie sieht es aus, wenn ein Arzt Sie ernährt, was ja im Krankenhaus der Fall ist? Sind Krankenhäuser für ihre hochwertigen Mahlzeiten bekannt? Werden Patienten in Krankenhäusern gut ernährt? Das Essen in Krankenhäusern ist aufgrund des Kostendrucks von niedriger Qualität, auf spezielle Erkrankungen wie z. B. Schilddrüsenkrankheiten wird keine Rücksicht genommen. Es gibt keine unjodierten Mahlzeiten für Schilddrüsenpatienten. Muss ein Schilddrüsenpatient ins Krankenhaus, hat er Glück, wenn Freunde oder Familie ihm Mahlzeiten ins Krankenhaus bringen können. Auch bei einem Kuraufenthalt besteht dieses Problem. Bei vielen Kranken, die das Personal über ihre jodarme Diät informierten, kam es zu Auseinandersetzungen, weil Krankenhäuser keine Diät für Schilddrüsenpatienten anerkennen. Ein Schilddrüsenpatient, der auf Jodsalz reagiert, wird in den meisten Krankenhäusern als psychisch gestört eingestuft.

Viele Krankenhäuser arbeiten mit McDonald's zusammen, auch in Deutschland. Ärzte erlauben McDonald's auf Kinderstationen mit dem McDonald's-Clown Werbung zu machen. Dass gerade Ärzte Kinder zu Junk-Food-Verzehr erziehen lassen, ist nicht verwunderlich, denn der Arzt steht mit der Jodtablette, der Fluorpaste und den Cholesterinblockern bereit. Krankenhäuser waren beispielsweise die allerersten Abnehmer für Nestlé-Lebensmittel mit genmanipuliertem Soja. Ärzte empfehlen oft auch gefährliche Süßstoffe, die das Potenzial haben, beim Patienten die Veranlagung zu weiteren Krankheiten zu enttarnen.

2002 belegte eine Studie, dass 25 % der Krankenhauspatienten an Unter- und Mangelernährung leiden. Eine US-Studie ging noch weiter: die Hälfte der Patienten einer Bostoner chirurgischen Abteilung bekam nicht mal genug Kalorien und Proteine. 25 % der Patienten waren ernsthaft unterernährt. *„Sie waren so unterernährt, dass ihre Genesung gefährdet war und die Dauer ihres Klinikaufenthalts verlängert werden musste. Und da sie nicht einmal genug zu essen bekamen, darf man mit Sicherheit annehmen, dass sie auch nicht ausreichend mit Vitaminen und Mineralien versorgt wurden."*[149] US- und britische Untersuchungen lassen heute auf eine Unterernährung von 25–50 % der Krankenhauspatienten schließen. Unterernährung ist eine der Haupttodesursachen bei alten Leuten, die im Krankenhaus liegen. Auch andere Institutionen verpflegen Menschen nach ärztlichen Regeln. *„Nahrungs-Hilfsprogramme der Regierung zum*

149 Mendelsohn: „Trau keinem Doktor", S. 82

Beispiel, die von Ernährungsexperten diktiert werden, zwingen Minderheiten meist dazu, „standarisiertes" amerikanisches Essen zu verzehren, das für sie unverträglich sein dürfte, sowohl von ihren Gewohnheiten her als auch von ihrer Biologie. Auch in Programmen wie Schulspeisung und Essensversorgung für ältere Leute wird kaum auf kulturelle, familiäre und religiöse Ernährungstraditionen Rücksicht genommen. Die Schulmedizin sagt einfach, jeder Mensch braucht die „großen Vier": Gemüse und Obst, Getreidekörner, Fleisch, Milchprodukte. Wir wissen natürlich, dass viele Kulturen Kuhmilch nicht vertragen können – wegen Mangels an Enzymen. Wir wissen auch, dass die traditionellen Ernährungsweisen der verschiedenen Kulturkreise sehr nahrhaft sind, weil sie sich über Jahrhunderte der Anpassung entwickelt haben. Amerikanische Ernährungsgewohnheiten dagegen sind von vielerlei Überlegungen diktiert; einige davon sind wohl ganz vernünftig, aber die meisten sind denkbar ungesund."[150] Es gibt deshalb inzwischen spezialisierte Naturprodukte-Hersteller, die Heilmittel und Nahrungsergänzungen konzipieren, die aus unserem Kulturraum kommen, sodass unser Körper darauf vorbereitet ist, die Nährstoffe optimal zu verwerten. Als natürliche Jodquelle wird hier beispielsweise die Gemüsepflanze Salicornia genutzt, bei Kreislaufbeschwerden werden Mistel, Weißdorn und Bärlauch und als Vitaminspender wird Bockshornklee, zum Entgiften Cystus-Tee und -Sud verwendet. Als Quelle von Phytoöstrogenen empfiehlt man hier z. B. nicht Soja, das aus dem asiatischen Kulturkreis stammt, sondern Venusurkicher, eine in Vergessenheit geratene Gemüsepflanze, die übrigens auch reich an Folaten (Folsäure) ist. Auch Linsen, Bohnen und Kichererbsen spenden Phytoöstrogene.

150 Mendelsohn: „Trau keinem Doktor", S. 179

Menschen sind nicht nur charakterlich individuell, sondern auch körperlich. Der von Ärzten verbreitete Eindruck, Menschen funktionieren alle gleich, ist falsch und kostet viele das Leben. 1995 hatte der Tod eines Kindes in den USA Aufsehen erregt, da der Junge trotz „normaler" Medikamentendosierung an Vergiftungserscheinungen gestorben war. Dieses Phänomen ist Ärzten durchaus bekannt. Man weiß, dass über 30 % der Bevölkerung eine verminderte Funktion der Entgiftungsenzyme aufweist. In den USA sterben jährlich 106 000 Patienten an ihren Medikamenten, 2,2 Mio. leiden unter schweren Nebenwirkungen. In Deutschland schätzte man die Zahl der Todesopfer auf 16 000 und die der ernsten Nebenwirkungen auf 10 000. Im Sommer 2003 mussten diese Schätzungen durch neue Studien auf jährlich 58 000 Todesopfer korrigiert werden – und das nur für die internistischen Abteilungen der Krankenhäuser. *„Die Risiken der Arzneitherapie würden offenbar erheblich unterschätzt, betonte FRÖLICH. Es fehle vielen Ärzten am nötigen Problembewusstsein."*[151] Das kann ich leider nur bestätigen. Ärzte schenken den Beipackzetteln der Medikamente nicht nur keinerlei Beachtung, sie versuchen sogar, ihren Patienten einzureden, Beipackzettel seien bedeutungslos und sie versichern ihnen, dass die erwähnten Nebenwirkungen und Risiken für sie nicht gelten. Die Studie zeigte, dass Ärzte nur selten die richtige Dosierung eines Medikaments erreichen. Nicht einmal bei Nierenschwäche würden sie die Dosis anpassen. Gerade Therapien mit Betablockern und Antidepressiva, die bei Schilddrüsenerkrankungen eingesetzt werden, müssen in 50% der Fälle wegen Nebenwirkungen oder Wirkungslosigkeit abgebrochen werden. Auch im *Deutschen Ärzteblatt* wur-

151 „Tödliche Pillen", Hessisch-Niedersächsische Allgemeine vom 16.8.03

den Ärzte auf die **individuelle Medikamenten-Verträglichkeit** hingewiesen. Trotzdem kümmern sie sich anscheinend nicht darum. Im Gegenteil, mir sind zahlreiche Fälle bekannt, in denen Mediziner von Nebenwirkungen, die auftraten, nichts hören wollten. PROF. DR. JOACHIM BAUER (Buchautor aus Freiburg) fordert: *„Als erste Konsequenz angesichts der hohen Rate an Nebenwirkungen sollten Medikamente nur dort verabreicht werden, wo dies aufgrund einer klar nachgewiesenen Gesundheitsstörung unabweisbar ist.* [...] *Die zweite Konsequenz sollte sein, Medikamente erst zu verordnen, wenn die individuelle Medikamenten-Verträglichkeit des Patienten diagnostiziert ist. Diese Möglichkeit besteht bereits seit einiger Zeit. Für den Patienten bedeutet dies nichts weiter als eine normale kleine Blutabnahme."* Auch die Elektro-Akupunktur nach Voll (EAV) kann die passende Dosierung ermitteln.

Bei der Ernährung spielt unsere Individualität ebenso eine Rolle. Eine Studie der Mayo-Stiftung über den Magensaft bei 5000 gesunden Menschen *„ergab Unterschiede im Gehalt an dem Verdauungsferment Pepsin von 0 bis 4300 Einheiten und von Salzsäure zwischen 0 und 66 Milläquivalent per Liter. Ähnliche Verschiedenheit von Mensch zu Mensch sind bei „Normalgesunden" in Verdauungstrakt, Blut, Kreislaufsystem, Leber, endokrinem und Nervensystem gefunden worden. Die Enzymvariationen im Blut zum Beispiel bewegen sich zwischen 1 und 10, in Einzelfällen sogar bis 30, 50 und 80 (R. J. WILLIAMS: Biochemical Individuality)".*[152] Die Reaktion auf chemische Stoffe ist so unterschiedlich, dass Variationen der Dosis im Verhältnis von 1 zu 10 möglich sind, um die gewünschte Wirkung zu erzielen.

---

152 Dr. Ralph Bircher: „Sturmfeste Gesundheit", Bircher-Benner Verlag, Zürich, 1980, S. 67.

„Schließlich ist ein hoher Grad von biochemischer Individualität auch in Bezug auf den Nahrungsbedarf gefunden worden. [...] Darum müssen Heranwachsende diese Tatsachen kennen lernen. Sie müssen wissen, dass nicht jeder essen und trinken kann wie die anderen. [...] Es gibt Ernährungslehrer, die allzu leicht aus Ernährungsformen, die auf Einzelne günstig wirkten, ein Allheilmittel für jedermann machen.“ Dass durchaus nicht alle Gesunden Jodfluten von 1 mg/Tag oder jetzt sogar 2 mg/Tag vertragen, liegt hier auf der Hand. Besonders für Kranke stellt die Massenmedikation über Wasser und Nahrung eine Gafahr dar. Schilddrüsenpatienten vertragen kein Jod, Epileptiker und Leukämie-Kranke keine Folsäure, Personen mit Sichelzellenanämie kein Eisen, Menschen mit Schwächung des Immunsystems keine probiotischen Zusätze usw. Und sie alle müssen essen und sind auf die Lebensmittel angewiesen. Trotzdem laufen Projekte, in denen dem Brot Omega-3-Fettsäuren, Inulin, Calcium, Magnesium, Fluor und andere Stoffe zugefügt werden.

„Er könne sich vorstellen, so der kanadische Ernährungswissenschaftler BRUCE HOLUB, dass in nicht allzu ferner Zukunft vor dem Einkauf im Supermarkt ein persönliches Check-up-Diagramm den Weg durch die Regalreihen weist. Nicht die Lust auf Fisch oder Fleisch, sondern der individuell ermittelte Cholesterinspiegel und Anzeichen bestimmter Krankheiten sollen dann die Zusammensetzung der Mahlzeiten bestimmen. Das sei durchaus keine Science-Fiction, stimmt Ernährungswissenschaftler JOSE ORDOVAS von der Tufts-University zu. „In sehr kurzer Zeit“, frohlockt ORDOVAS, ‚werden wir die Evolution beeinflussen – nur über die Ernährung‘.“[153] Schlimm genug, dass Ärzte nun schon in Supermärkten praktizieren wollen. Aber sie meinen mit „Ernäh-

153 „Iss dich gesund“, Der Spiegel, 32/2003

rung" darüber hinaus keine reinen Lebensmittel, sondern manipulierte Nahrung, in die sie die heilsbringenden Medikamente verpacken. Kein Arzt warb je für saubere Meere oder einfachen Fisch. Es geht hier um Nahrung mit chemischen Zusätzen oder genmanipulierten Zutaten. *„Was die Beurteilung der mit Zusatzstoffen angereicherten Nahrungsmittel vollends zu einem Glücksspiel werden lässt, ist die seit der Entschlüsselung des menschlichen Genoms in den Vordergrund gerückte Tatsache, dass unterschiedliche genetische Vorgaben unterschiedliche Reaktionen auf die zugesetzten Stoffe bewirken können."* Das wissen Ärzte natürlich und man muss beinahe davon ausgehen, dass dies erwünscht sei. So wie Sie mit dem Brötchen jetzt Ihre Veranlagung zur Schilddrüsenstörung enttarnt bekommen oder mit der Hormonersatztherapie die angebliche Neigung zum Krebs oder mit den veredelten Frühstücks(zucker)flocken der Hang zum Diabetes aufgedeckt wird, so könnten Lebensmittel noch viel mehr Krankheiten auslösen. Wie schon bei Schilddrüsenerkrankungen fallen ganze Paletten von Lebensmitteln im Krankheitsfall weg, was zu Nahrungsnot führt. Zu untersuchen wären dann auch die ganz neuen Wechselwirkungen genmanipulierter Lebensmittel untereinander.

2001 kritisierte sogar der Verein für gesunde Ernährung und Diätetik e. V. die Pläne des Bundesausschusses der Ärzte und Krankenkassen zur Verordnungsfähigkeit von Trink- und Sondernahrung. Hier wird geregelt, unter welchen Voraussetzungen und bei welchen Krankheiten Trink- und Sondernahrung gegeben werden darf. Auch hier streben Ärzte gesetzliche Regelungen an und machen Nahrung zum Politikum. Kritiker befanden die Regelungen als an Menschenverachtung grenzend und der Sterbehilfe nahe kommend (wobei der Patient nicht um diese Hilfe bittet). Die Deutsche Hospiz-Stiftung kritisierte, dass *„Ärzte zukünftig künstliche Ernährung bei Schwerstkran-*

ken und Sterbenden erst verordnen dürfen, wenn „klinische Zeichen der Mangelernährung" ersichtlich sind." Die Hospiz-Stiftung: *„Die Kassen nehmen den Patiententod in Kauf. [...] die neue Richtlinie zwingt den Arzt zur Patienten-Tötung – vielleicht ist das ja gewollt."*[154] In Großbritannien hat der Mediziner- und Ärzteverband Richtlinien zur Nahrungsausgabe an Patienten in *„resistentem, vegetativem Zustand"* beschlossen. *„In diesen Leitlinien heißt es, dass Ernährung und Wasserzufuhr medizinische Behandlungen seien. Diese ‚Behandlung' könne, wenn dadurch innerhalb von 12 Monaten der Patientenzustand nicht verbessert werde – obwohl sie ihn am Leben hält – eingestellt werden."*[155]

Normalerweise arbeiten Mediziner mit Medikamenten, über die sie die Kontrolle haben. Der Patient hat nicht viel zu sagen, es gibt nur eine sehr begrenzte Therapiefreiheit (es sei denn, Sie haben genug Geld, um sich außerhalb des Kassensystems helfen zu lassen). Schließlich weiß der Arzt, was gut für Sie ist, während Sie dafür nicht qualifiziert sind. Bekommt der Arzt nun auch noch die Kontrolle über unsere Nahrung, können erstaunlich schnell lebensbedrohliche Situationen entstehen. Wo möglich sieht sich der Arzt dazu befugt, Ihnen jodierte Nahrung einzuflößen, egal ob Sie sie vertragen oder nicht. In seiner Hand wird das Lebensmittel zum Medikament und der Mediziner entscheidet darüber, bei wem es angewandt wird und bei wem nicht.

Kranke durch Lebensmittelverweigerung „gehen zu lassen", stellte bereits im 3. Reich eine gebräuchliche Methode zur Tötung dar. Auch heute glauben manche, es stünde ihnen zu zu

---

154 „Bald Hungertod?", EEG, Aktion Leben e. V. (ALFA-newsletter 2.3.2002)

155 Dr. Peggy Norris: „Euthanasie durch Entzug von Nahrung und Flüssigkeit", EEG, Aktion Leben e. V.

entscheiden, ob jemand Nahrung bekommt oder nicht. Sie glauben, dass es Menschen gibt, denen keine Nahrung zusteht. Gut, dass die Mütter der Ärzte abergläubisch und wissenschaftsfremd genug waren, diese liebevoll zu füttern, als sie auf „künstliche Ernährung" angewiesen waren – nämlich als Babys. Denn wussten Sie schon, dass Löffelfütterung als künstliche Ernährung gilt? Behinderten Neugeborenen lassen einige Ärzte eine „konservative Behandlung" angedeien: Man gibt ihnen keine Nahrung, sodass sie sterben.

Lebensmittel sind keine Medikamente und gehören nicht in die Hand des Arztes!

JECFA

Liest man die Veröffentlichung des JECFA (Joint FAO/WHO Expert Committee on Food Additives), fragt man sich, warum die WHO die Bemerkungen ihres Expertenteams völlig ignoriert hat. Das JECFA beziffert den täglichen Jodbedarf mit 60 mcg pro Tag. Trotzdem propagieren WHO und Medien heute einen Jodbedarf, der sogar das Doppelte beträgt. *„Der tägliche Jodbedarf, um Kropferkrankungen bei Erwachsenen zu verhindern, liegt bei 0,050–0,075 mg, oder schätzungsweise 0,001 mg/kg Körpergewicht."*[156]

Da solche Mengen laut Arbeitskreis Jodmangel in unserer Nahrung sowieso vorhanden sind und weil es bei Massenjodierungen unmöglich ist, mit Minimalmengen wie z. B. 15 mcg zu operieren, tauchte plötzlich 1 mg als sichere Obergrenze auf.

156 „Iodine", www.inchem.org/documents/jecfa/jecmono/v024je11.htm

Diese Zahl wurde offensichtlich willkürlich gewählt und es wurde offiziell kritisiert, dass es keinerlei Studie und keinen Beleg für diese Zahl gibt. Da man jodieren wollte, wird einem Bürger von beispielsweise 58 kg Körpergewicht mit einem geschätzten Jodbedarf von 58 mcg eine tägliche Jodaufnahme von 1000 mcg zugemutet – also das 17fache. Bürger, die daraufhin Nebenwirkungen verspüren, werden als eingebildete Kranke diffamiert und Kritiker dieser Jodpraktik als „verantwortungslos" beschimpft.
„Jod und seine Verbindungen werden in einer Reihe von lebensmittelverwandten Anwendungen einschließlich Nahrungsmittelergänzungen (d. h. Jodsalz), Lebensmittelzusätzen (z. B. Teigconditionern und Reifungsmitteln), landwirtschaftliche Chemikalien (z. B. Unkraut- und Pilzvernichtungsmitteln), Tiermedikamenten (z. B. Jodpräparate) und Desinfektionsmitteln (z.B. Iodophor) benutzt."[157] Pflanzenschutz- oder Desinfektionsmittel sind keine Lebensmittel, sondern giftig. Niemand würde auf den Gedanken kommen, die Verunreinigung von Nahrungsmitteln mit solchen Stoffen als positiv zu bewerten. Gerade aber bei der Milch ist es heute in den Augen der Jodierer ein Pluspunkt, wenn sie mit Desinfektionsmittel belastet ist – schließlich enthält selbiges ja Jod und das sei gesund. Das JECFA bewertet die so zustande kommenden Jodwerte in Milch und Milchprodukten als „hoch". Hingewiesen wird auf natürliche Jodquellen wie Seefisch und Meeresalgen.

Das JECFA kommt zu dem Schluss, dass durchschnittliche Jodaufnahmen von 1 mg/Person nicht ungewöhnlich sind. Die Behauptung des deutschen Arbeitskreises Jodmangel, man könne durch unsere flächendeckende Jodierung auf keinen Fall

157 „Iodine", www.inchem.org/documents/jecfa/jecmono/v024je11.htm

mehr als 150 mcg zuführen, ist vor diesem Hintergrund sehr fragwürdig. *„Zusätzlich zur Ernährung können auch eine Reihe von Mineralpräparaten und Medikamenten die Jodaufnahme auf eine bedeutende Höhe anheben."*[158] Das JECFA schenkt den realen Gepflogenheiten durchaus Beachtung, denn ein Mensch muss gegebenenfalls tatsächlich mit jodhaltigen Medikamenten oder Jodkontrastmitteln fertig werden. Deutsche Stellen haben beim Monitoring, bei der Erhebung über den Jodpegel in der Bevölkerung, diesen Faktor jedoch gestrichen. Personen, die bei der Urinuntersuchung erhöhte Jodwerte erzielten, wurden einfach aus der Statistik entfernt. Außerdem berichtet das JECFA, den endemischen Kropf gewöhnlich eher in Entwicklungsländern zu beobachten, zudem typischerweise in gebirgigen Landstrichen. Auch dem weiß der deutsche Arbeitskreis Jodmangel zu widersprechen. Gesamt-Deutschland soll verkropft sein, denn neben dem bergigen Süden soll auch die Küste an Jodmangel leiden.

Laut JECFA gibt es neben Jodsalz und Jodbrot noch Versuche, mit Jodinjektionen, wobei Personen der gesamte Jodvorrat für 1–3 Jahre gespritzt wird. *„Nachteilige Effekte von Jod im Menschen wurden ausgelöst durch Jod, das eingenommen, injiziert oder örtlich auf die Haut oder Schleimhaut aufgetragen wurde. Jodnahrungsquellen, die nachteilige Effekte verursacht haben, umfassen natürliches Jod in Trinkwasser, Algen und Hackfleisch, das Schilddrüsengewebe enthielt. Andere Jodnahrungsquellen, die nachteilige Effekte erzeugt haben, beinhalten die Nahrungsmittel, denen Jod als Teil eines Ergänzungsprogrammes zugefügt wurde (z.B. jodiertes Wasser, Brot oder Salz) und Milch, die Jod enthielt, das von Futterzusätzen und Iodophor Desinfektionsmittel stamm-*

158 Ebenda

te. Nachteilige Effekte wurden auch berichtet von Nahrungsergänzungsmitteln."[159] Dass es die von den Opfern beklagten Erscheinungen gibt, ist also offiziell bekannt. Leider wird das von den verantwortlichen Stellen abgestritten und von den Medien vertuscht. Da die Informationen den Experten vorliegen, sind sie selbstverständlich den Regierungen, dem Gesundheitsministerium, UNICEF, der WHO und anderen Organisationen, die die Zwangsjodierung fördern, bekannt.

Laut JECFA ist es besonders bei jodhaltigen Medikamenten zu Problemen gekommen, wie z. B. bei Kaliumjodid und anderen Lösungen, die gegen Kropf **und** Überfunktion verschrieben wurden. Auch jodhaltige Kontrastmittel, Mundspülungen und Algenpräparate bergen Gefahren. Jod, das der Mutter gegen Schilddrüsenerkrankungen oder Asthma verschrieben wird, kann die Gesundheit des Ungeborenen beeinträchtigen, auch wenn die Gesundheit der Frau nicht leidet. Die Reaktionen auf Jodexzess teilt das JECFA in 3 Klassen: 1. Störungen der Schilddrüsentätigkeit, die ihre Größe verändern und/oder die Hormonproduktion beeinträchtigen können. Jod beeinflusst zudem Schilddrüsenkrebs. 2. Empfindlichkeitsreaktionen. 3. Jodvergiftungen bei Aufnahme sehr großer Jodmengen.

Zu Punkt 1 bemerkt das JECFA, dass überhöhte Jodaufnahme zu Kropf, Unter- und Überfunktion führen kann. Ältere Menschen, die viele Jahre in Jodmangelgebieten gelebt haben, seien von Schilddrüsenreaktionen auf jodierte Nahrung besonders gefährdet. Außerdem: „*Solche mit zugrunde liegender Schilddrüsenerkrankung reagieren auch heftiger auf erhöhte Jodaufnahme*" Frauen sind hierbei stärker gefährdet als Männer. Laut JECFA sind zahlreiche Berichte über Kropf und/oder

159 „Iodine", www.inchem.org/documents/jecfa/jecmono/v024je11.htm

Hypothyreose durch exzessive Jodaufnahme bekannt. Auch wurde eine Verbindung zwischen der Kropfhäufigkeit und hoher Jodausscheidung im Urin vermerkt. Diese Erkrankung kann beim Patienten sowohl vorübergehend als auch bleibend sein. *„Anfällige Individuen, die dem nicht entgehen, entwickeln einen Kropf (den Wolff-Chaikoff-Effekt) und können eine Unterfunktion bekommen."*[160] Das JECFA berichtet, dass von Ärzten versucht wurde, diesen Umstand zur Behandlung bei Überfunktionen zu nutzen. Diese haben dabei wohl nicht bedacht, dass es durch gesteigerte Jodgabe bei Hyperthyreosen zu vermehrter Hormonproduktion kommt, die der Patient aushalten können muss, ohne den Auswirkungen zu erliegen.

Das JECFA warnt: *„Bei einer schwangeren Frau ist exzessive Jodaufnahme besonders riskant, da die Schilddrüse des Fötus weniger in der Lage ist, den hemmenden Wirkungen von Jod* [...] *zu entgehen."*[161] Jodkröpfe und Hypothyreose vermerkt das JECFA auch bei Kindern, deren Mütter in der Schwangerschaft Jod eingenommen hatten. Ihre Kröpfe können zum Teil nach einigen Monaten wieder zurückgehen, aber auch zu Todesfällen führen.

„Exzessive Jodaufnahme kann eine Überstimulation der Schilddrüse bewirken, die einen Hormonexzess produziert und zur Hyperthyreose führt."[162] Auch Jodbasedow genannt. *„Dies kann von Lebensmitteln, Ergänzungsmitteln oder medikamentösen Jodquellen kommen. Ein Anstieg des Vorkommens von Thyrotoxicosis wurde in Wohnorten eines endemischen Kropfgebietes (oder mildem Jodmangelgebiet) beobachtet, wenn sie einer erhöhten Jodaufnahme durch Ergänzungsprogramme oder Milchkontaminierung ausgesetzt werden. Diese Berichte sind von besonderem Interesse,*

160, 161, 162 Ebenda

weil der Jodbasedow gewöhnlich bei Jodpegeln eintritt, die innerhalb der normalen Menge liegen.“[163] Wenn das Ministerium und UNICEF besorgten Bürgern trotzdem schreibt, es gäbe keine Schäden, da der Jodpegel normal sei, dann handelt es sich in meinen Augen um eine bewusste Vertuschung. Den Zuständigen muss klar sein, dass es durch unsere Jodprogramme zu Schäden kommt und dass es Opfer gibt. Das JECFA bestätigt das Auftreten von Jodbasedow durch Salz-, Brot- und/oder Milchjodierung in den USA, Tasmanien und Holland. Ärzte, die in den Medien der Bevölkerung immer wieder werbewirksam versichern, dass alle Länder nur großartige Erfolge und keinerlei Nebenwirkungen mit Jodprogrammen erzielt haben, scheinen diesen Teil der zugänglichen Fachliteratur immer zu übersehen.

Das JECFA bemerkt, dass es eine Wechselbeziehung zwischen endemischen Kröpfen und dem Auftreten von Jodbasedow gebe. Dies hätten Fälle in England und Wales gezeigt, bei denen es durch jodierte Milch zu Jodbasedow in der Bevölkerung gekommen sei. Auch eine Untersuchung über die Todesfälle der daran verstorbenen Frauen lege diese Vermutung nahe. Typisch sei auch gewesen, dass nur über 30-Jährige erkrankten. Dieses Wissen müsste auch dem ICCIDD bekannt sein, der dennoch die Unbedenklichkeit jodierten Wassers nur an Schulkindern testet. Eine Kropferkrankung soll das Krebsrisiko erhöhen, ebenso die Aufnahme kropfbildender Substanzen (wie über Kohl, Zigaretten, Zahnpatsa etc.). Die Jodeinnahme hat auch Auswirkungen auf andere Hormone, weshalb sie bei anderen Krebsarten, z. B. Brustkrebs, eine Rolle spielen kann.

---

163 „Iodine", www.inchem.org/documents/jecfa/jecmono/v024je11.htm

Bis heute haben weder ICCIDD noch der Arbeitskreis Jodmangel zu den bisher durchgeführten Massenjodierungen Studien über Jodbasedow und andere Nebenwirkungen erstellt. Das JECFA verfügt jedoch über Untersuchungen an begrenzten Bevölkerungsgruppen, bei denen in Deutschland Hyperthyreoseraten von bis zu 8 % nach Jodprophylaxe auftraten. Zu diesen Ergebnissen kam es, bevor unsere Massenjodierung anrollte.

Das JECFA gibt sich Mühe, die vorliegenden Informationen über die Joddosierung auszuwerten, muss jedoch ausdrücklich darauf hinweisen, dass die Daten meist nicht aus kontrollierten Experimenten stammen und die Schätzungen über die tatsächliche Jodaufnahme oft sehr schwierig und daher ungenau seien. Die Daten beziehen sich auch auf unterschiedliche Zeitspannen, in denen Jod eingenommen wurde. Bei manchen Geschädigten kam es schnell zu Reaktionen, andere erkrankten erst Jahre nach dem ständigen Jodkonsum. Auch ist die Höhe der verträglichen Jodmenge von verschiedenen Faktoren abhängig: Alter, Geschlecht, Jodstatus, Schilddrüsenstatus und allgemeiner Gesundheitsverfassung. Ein weiteres Problem, genaue Angaben über die Höhe einer verträglichen Jodmenge zu geben, ist der Umstand, dass die täglichen Jodquellen vielfältig sind. Meist konzentriert man sich darauf, den Jodgehalt der Hauptquelle zu schätzen, wobei man jedoch bedenken müsste, dass einer Person neben der Jodaufnahme durch z. B. Jodsalz das Jod auch über Milch oder Geliermittel etc. zugeführt wird. Hier wird der AKJ auf ein Problem hingewiesen, auf das er bis heute (trotz zahlreicher Beschwerden) nicht eingeht und das von den Me-dien totgeschwiegen wird. Uneinig sind sich Experten, ob eine Jodempfindlichkeit besteht, sobald sich der Patient schlecht fühlt, oder erst wenn die Aussage durch Laborwerte belegt wird. Schilddrüsenkranke mussten jahrelang darum kämpfen, dass ihre Symptome anerkannt werden, auch wenn der Laborwert noch im Normbereich liegt (s. Kapitel „Normwerte").

Dem JECFA liegen zudem Berichte vor, nach denen man schätzt, dass Patienten mit autonomem Schilddrüsengewebe geringe Jodmengen von bis zu 100 mcg vielleicht tolerieren können. Die Brotjodierung in Tasmanien führte bei einem Jodpegel von 200 mcg/Tag zu Jodbasedow, die Brotjodierung der Niederlande schon bei einem Pegel von 100 mcg/Tag. Die National Academy of Science hat eine tägliche Jodeinnahme von bis zu 1 mg für sicher erklärt und so den US-Level (schätzungsweise 200–710 mcg) in Schutz genommen. Das JECFA kritisiert jedoch, dass es keinerlei Untersuchungen gibt, die diese These belegen. Auch in Deutschland finden solche Studien nicht statt. *„Die menschliche Reaktion auf Jodexzess ist unterschiedlich. Manche Menschen tolerieren hohe Einnahmen ohne Nebenwirkungen, während andere nachteilig auf Mengen reagieren, die dicht an den empfohlenen Aufnahmen liegen. Basierend auf den hier besprochenen Studien wird geschlossen, dass eine Jodaufnahme von einem mg pro Tag oder weniger [...] wahrscheinlich sicher ist für die Mehrheit der Bevölkerung, aber nachteilige Effekte auf einige Individuen verursachen wird."*[164]

Für **gefährdet** hält das JECFA folgende Gruppen:
– Menschen mit Schilddrüsenerkrankungen und
– jodempfindliche Menschen.

Es wird betont, dass durch die Jodierung so hohe Jodmengen zustande kommen können, die sich an 1 mg annähern oder diesen Wert überschreiten. *„Solche Pegel sind möglich durch eine Ernährung, die Milch, Jodsalz und/oder Lebensmittel mit dem roten Farbstoff Erythrosin umfasst."*[165] Das JECFA über Milch-

---

164, 165 „Iodine", www.inchem.org/documents/jecfa/jecmono/v024je11.htm

untersuchungen: „*Durchschnittswerte reichen von 0,100 bis 0,770 mg Jod pro Liter mit einigen Extremwerten von über 4 mg pro Liter.*“ Dadurch könne, so das JECFA, schon der Genuss eines Liters Milch Jodbasedow auslösen.

Das Expertenteam prophezeit weitere Probleme, die durch Jodierungsprogramme entstehen: Größere Schwierigkeiten bei der Behandlung von Morbus Basedow und eine Senkung der Remissionsrate bei Schilddrüsenpatienten, eine Erhöhung der erforderlichen Dosis bei Radiojodtherapie und eine Veränderung im Muster von Schilddrüsenkrebs. Und empfiehlt: „*In einigen Fällen, in denen Jodierungsprogramme für endemische Gebiete in Betracht gezogen werden, könnte es vorteilhaft sein, sie besser auf die Bevölkerungsgruppen zu richten, die den größten Nutzen von ihnen haben (z. B. Kinder, junge Kinder, Jugendliche) anstatt auf die gesamte Bevölkerung.*“ Solchen Überlegungen steht der deutsche Arbeitskreis Jodmangel bisher ablehnend gegenüber. Man fordert vielmehr von Ärzten, solche vom Arbeitskreis als Vorurteil bezeichneten Einwände abzubauen und Gegnern und Kritikern der Massenjodierung entschieden zu begegnen. Das Expertenteam des JECFA hingegen plädiert außerdem für Vorsicht beim Gebrauch von Jodnahrungsergänzungsmitteln, Medikamenten und Kontrastmitteln. Ärzten, die diese Mittel verschreiben, rät es, die Patienten sorgfältig auf nachteilige Wirkungen zu untersuchen. Der Regierung wird außerdem empfohlen, kommerzielle Produkte mit hohem Jodgehalt zu kontrollieren und mit Warnaufklebern zu versehen.

UNICEF und die Kirchen

UNICEF, die Weltbank und verschiedene UN-Organisationen unterstützen die Arbeit des ICCIDD. Das deutsche UNICEF-Büro in Köln erklärt: *„UNICEF ist bei der Planung von Programmen auf den Rat von Experten angewiesen und wird auch durch den ICCIDD beraten."* Mit einem „Jodmangel"-Plakat wirbt man um Spenden für Jodierungsmaschinen.

Mangelernährung, die stille Katastrophe ... UNICEF beklagt, dass sich viele Menschen, auch in den USA, Mittel- und Osteuropa, durch ihre Armut bedingt nicht gut ernähren könnten. Das bedeutet nicht nur, dass Menschen nicht satt werden, sondern auch, dass sie zwar ihren Hunger stillen können, aber keine ausgewogene Ernährung haben. UNICEF sieht hier Defizite an Eisen, weswegen Frauen und Kinder anämisch seien, an Jod, weswegen Kinder an geistigen und körperlichen Behinderungen erkranken können und an Vitamin A, weswegen Kinder an Durchfällen und an Masern sterben. Der Intelligenzquotient untergewichtig geborener Kinder läge 5 Punkte unter dem Durchschnitt. (Die Fluor-Jod-Kommission der Schweizerischen Akademie der Medizinischen Wissenschaften bemisst in einem Zeitungsbericht die IQ-Senkung bei Jodmangel mit 10 Punkten.) In einer Grafik beziffert UNICEF die Zahl der jodmangelgefährdeten Menschen auf 1,6 Milliarden, fast 30 % der Weltbevölkerung, die etwa 60 000 Fehl- und Totgeburten nicht einbezogen. Über dem Schaubild wird erklärt: *„Schon schwache Formen von Kropfbildung (Vergrößerung der Thymusdrüse)* [!] *können die geistigen Fähigkeiten beeinträchtigen."* In einem anderen Faltblatt räumt UNICEF jedoch ein, dass für die Entwicklung eines Kindes auch andere Faktoren eine Rolle spielen. Z. B. wird inzwischen wissenschaftlich anerkannt, dass Kinder *„Zuwendung und geistige Anregung"* brauchen.

Dank UNICEF wird in vielen Ländern dem Salz Jod, dem Mehl Eisen und dem Zucker Vitamin A zugesetzt. Die Verabreichung von Medikamenten über die Nahrung ist medizinischer Alltag. Auch für genmanipuliertes Hightech-Food werden die Menschen in Dritte-Welt-Ländern als Versuchskaninchen benutzt. Die Industrie hat beispielsweise mit Bakterien- und Narzissengenen einen gelben Reis entwickelt, der Vitamin-A-Mangel ausrotten soll.[166] Allein in den USA werden pro Jahr Unsummen in solche Projekte gepumpt (in 2001: 10 Milliarden Dollar). Die Wissenschaftler versprechen dem Verbraucher jedes Mal die Ausrottung verschiedener Krankheiten. In Wirklichkeit dürften die Motive weit weniger wohltätig sein: die Industrie lässt sich die Lebensmittel patentieren und sterilisiert die Pflanzen. So treibt sie die Saatgutpreise in die Höhe und sichert sich die Abhängigkeit der Landwirtschaft. Greenpeace wies übrigens darauf hin, dass der Vitamin-A-Mangel wesentlich einfacher zu beheben sei, nämlich indem man den Reis nicht schälen und polieren würde. Normaler Reis enthält in seiner Schale natürliche Mineralien, Vitamine und Fette. Ebenso wie naturbelassenes Salz z. B. auch natürliches Jod enthält. Im Sommer 2004 berichtete die Gentechnik-Expertin von Greenpeace, ULRIKE BRENDEL, übrigens, dass einige Beteiligten inzwischen sogar zugegeben hätten, dass die Werbeversprechen für „Golden Rice“ übertrieben waren. Es hätte sich herausgestellt, dass der manipulierte Vitamin-A-Gehalt erstaunlich spärlich sei. Zudem hätte es noch andere Pannen in der Manipulation der Pflanze gegeben.

Neben der Verbindung zwischen Gen-Technik und Pestizid-Industrie beklagt Greenpeace auch das Vorgehen der US-Regie-

166 Marion Grillparzer: „Goldener Reis mit goldenen Genen“, Bunte, 6/2001

rung, die im Mai 2003 ein Gesetz verfasste, wonach man Afrika Medikamente verweigern könne, wenn sich diese Ländern der Gen-Technologie verweigern sollten.

In puncto Jodierung begrüßt das Kinderhilfswerk der Vereinten Nationen Gesetzesbeschlüsse, die die Herstellung sowie den Im- und Export von unjodiertem Salz verbieten. Dank solch drastischer Maßnahmen verspricht man: *„Kretinismus und schwere geistige und körperliche Behinderungen infolge von Jodmangel werden dann der Vergangenheit angehören."* Befragt man UNICEF nach Nebenwirkungen, so bekommt man folgendes Standardschreiben: *„Selbstverständlich müssen bei der Bekämpfung des Jodmangels geeignete Maßnahmen ergriffen werden. UNICEF empfiehlt die Jodierung von Speisesalz. Man müsste 10 g jodiertes Kochsalz zu sich nehmen, um den täglichen Bedarf an Jod zu decken. Die wenigsten Menschen verwenden so viel Salz. Deshalb wird der Tagesbedarf an Jod ohnehin nur anteilsmäßig auf diesem Weg abgedeckt. Nach Auffassung von UNICEF gibt es genügend Indizien für die Existenz von Jodmangelgebieten."* Die dem ICCIDD und damit auch UNICEF bekannten Todesfälle und Jodbasedow-Epidemien werden dem potenziellen Geldspender verschwiegen. Man habe davon noch nie gehört, wie man mir in einem Schreiben vom 2. Oktober 2002 mitteilte. Das ist besonders bemerkenswert, denn die Ärztekonferenz, in der das Thema diskutiert wurde, wurde gemeinsam mit UNICEF veranstaltet.

Die Beschwichtigung, es gäbe keine Überdosierung, ist völlig irrelevant, da der ICCIDD bestätigt, dass es auch innerhalb der akzeptierbaren Jodmengen zu Schäden kommt, denn einen sicheren Jodwert gibt es für die Risikogruppen nicht. Die Versicherungen UNICEFs, es könne zu keiner Überjodierung kommen, bezieht sich immer nur auf gesunde Menschen, die keine Veranlagung zu Schilddrüsenkrankheiten oder Unverträglichkeiten haben. Aber auch bei Robusten könnte es zu Schäden gekommen sein, denn die von UNICEF ausgeschlossene Möglichkeit einer Überjodierung ist in verschiedenen Ländern gegeben, wo die Jodwerte als exzessiv oder toxisch beschrieben werden. Da ich aus eigener Erfahrung wusste, dass es zu Schäden kommen kann und das UNICEF schrieb, antwortete man mir: *„Es ist sehr nachvollziehbar, dass Sie aufgrund Ihrer persönlichen Erfahrung große Vorbehalte gegen die Jodierung von Lebensmitteln haben. Wir geben jedoch zu bedenken, dass durch die Jodierungsprogramme in Gebieten mit nachgewiesenem Jodmangel viele Kinder vor Krankheiten oder Behinderungen geschützt werden.“*

Schließlich kam es zu einer merkwürdigen Werbeaktion mit dem Schauspieler ROGER MOORE: In dieser Anzeige entstand der Eindruck, Japan leide unter Jodmangel. Dabei ist Japan unumstritten das Land mit dem weltweit höchsten Jodkonsum. Der ICCIDD bezeichnet die Jodwerte als exzessiv. Auf Anfrage erklärt UNICEF: *„Wir können ausschließen, dass UNICEF in Japan Jodierungsprogramme durchführt.“* Man vermutet: *„Möglicherweise hat ROGER MOORE als UNICEF-Botschafter in Japan für Jodierungsprogramme in Dritte-Welt-Ländern geworben.“* Schon andere Werbekampagnen der UNICEF waren in die Kritik geraten: Es wurde bemängelt, dass die von UNICEF angegebenen Kosten für Impfungen nicht der Wahrheit entsprächen. So hatte UNICEF in Werbeanzeigen behauptet, der Impfstoff für die Dreierkombination Wundstarrkrampf, Diphtherie und Keuchhusten würde nur 18 Pfenninge kosten.

Ein weiteres Beispiel für die Fehlentscheidungen von UNICEF ist das umstrittene Eisenprogramm: So gibt eine Studie Anlass zu der Vermutung, ein hoher Eisengehalt im Blut erhöhe auch das Herzschlagrisiko und vermindere das Wachstum von Kindern. Außerdem hatte ein englisches Ärzteteam bei Untersuchungen zum plötzlichen Kindstod festgestellt, dass bei allen betroffenen Kindern die Leber 2- bis 9-mal so viel Eisen als normal enthielt. Gleichzeitig fiel ihnen auf, dass die Säuglingsmilch-Präparate in Ländern, in denen plötzlicher Kindstod seltener vorkommt, weniger Eisen enthalten als in den Ländern, wo er häufiger ist. *Plusminus* berichtete in einer Sendung vom April 2001 über das Einfuhrverbot von Cornflakes, denen Eisen zugesetzt worden war. Norwegen berief sich auf mehrere Studien, die Herzinfarkt- und Krebsrisiken bestätigten, während die Nahrungsindustrie mit Gesundheitsversprechen warb. Dänemark und Holland schlossen sich dem Verbot an.

Mediziner favorisieren die Meinung, dass Frauen dringend mit Eisen substituiert werden müssen, weil sie mit ihrer Periode Blut verlieren. Die Medikamente werden zu 2/3 an Männern erprobt, an speziellen geschlechtsspezifischen Studien besteht kein Interesse. Man nimmt einfach an, dass ein weiblicher Körper sich verhält wie der eines zu klein geratenen Mannes. Erst in neuster Zeit beschäftigen sich die Medien verhalten mit der Tatsache, dass Frauen in der Medizin benachteiligt werden. Die anerkannte amerikanische Forscherin PROF. DR. MARIANNE LEGATO weist darauf hin, dass Medikamente bei Frauen meist stärker wirken, weshalb sie auch doppelt so häufig an Nebenwirkungen leiden.

In ihrem Bestseller „Was Ärzte Ihnen nicht erzählen" berichtet die preisgekrönte Journalistin LYNNE MCTAGGART: *„Niedrige Eisenwerte während der Schwangerschaft bilden einen weiteren Bereich, bei dem Forscher festgestellt haben, dass der Natur nicht, wie zunächst angenommen, ein großer Fehler unterlaufen ist. Neue Beweise zeigen, dass es sich hierbei um kein Anzeichen einer Erkrankung handelt, sondern um ein Symptom der Gesundheit. Es ist ein Zeichen dafür, dass eine gute Ausdehnung des Blutvolumens vorhanden ist. Das Ergebnis hiervon sind größere Babys. All die Eisenpillen und Transfusionen, die anämischen schwangeren Frau-*

en über die Jahre hinweg gegeben wurden, könnten zu vielen Frühgeburten und zu kleinen Babys beigetragen haben." Und der Ernährungsexperte UDO POLLMER schreibt: *„Der Eisenmangel sichert vielen Völkern der Entwicklungsländer wahrscheinlich sogar das Überleben. Diese Menschen sind dort vielen Krankheitserregern ausgesetzt, ohne dass ihnen Antibiotika zur Verfügung stehen. Bei den Versuchen, diese „Krankheit" zu beheben, erlebten die Ärzte unangenehme Überraschungen. Die Erreger von Ruhr und Malaria, die der Körper mithilfe des Eisenmangels unter Kontrolle gehalten hatte, gewannen die Oberhand und es kam zu Massenerkrankungen. Wer nun glaubt, dass derartige Vorkommnisse auf Entwicklungsländer beschränkt sind, irrt. In unseren Breitengraden wurden derartige Reaktionen auf Eisenzufuhr ebenfalls beobachtet. Es sind Todesfälle von Säuglingen durch Meningitis und Sepsis nach Eisengaben bekannt. Unter diesen Aspekten muss dann auch die Empfehlung, zur Stärkung der Immunkräfte auf Fernreisen prophylaktisch Eisenpräparate zu nehmen, gesehen werden. Besser nicht, denn im Fall einer Infektion gedeihen die Erreger auf dem „Eisendünger" bestens."*

Partner der UNICEF

Mit UNICEF arbeiten verschiedene Organisationen zusammen. Unter anderem auch die Kirchen. Die katholische Kirche hat bis heute auf keinerlei Anfragen reagiert. Die evangelische Kirche gab über ihr Umweltreferat jedoch eine Stellungnahme zur Jodierung ab und schrieb uns im August 2000: *„Da große Anteile der Bevölkerung in Deutschland Jodmangelerscheinungen aufweisen, die auch zu Erkrankungen führen können, erscheint die Ergänzung der Nahrung mit Jodsalz für die breite Bevölkerung in Deutschland durchaus als sinnvoll. Problematisch erscheint mir jedoch zu sein, wenn die Jodierung von Speisen im Übermaß* *geschieht. Dieses Übermaß ist bei einem Teil der Bevölkerung, dessen Größe mir derzeit leider nicht bekannt ist, bereits heute erreicht und führt bei ihnen zu Gesundheitsstörungen, die Sie in Ihrem Brief ausführlich beschreiben.* [...] *Meiner Ansicht nach ist es unbedingt notwendig, dass die Jodierung von Lebensmittelzutaten sowie von zubereiteten Lebensmitteln durch den Einzelhandel als auch durch Restaurants, Kantinen etc. deutlich sichtbar gekennzeichnet wird, damit Menschen, die auf die Jodierung heftig reagieren, diese Produkte meiden können. Auch muss gewährleistet sein, dass für die betroffenen Menschen eine alternative, d. h. jodarme Ernährung weiterhin möglich ist.*"

Auch das regionale Umweltreferat vor Ort, das die Problematik mit einem Apotheker besprach, stimmte dem Anliegen unserer Selbsthilfegruppe zu. Umso überraschender war dann, dass uns keinerlei Unterstützung angeboten wurde und man uns verbot, Flugblätter über unsere Gruppe auszulegen. Eine weitere Überraschung erwartete mich mit dem nächsten Brief aus dem Umweltreferat der evangelischen Kirche: *„Im Falle einer aktiven so genannten Autoimmunthyreopathie können Patienten tatsächlich Probleme auch mit kleinsten Jodmengen bekommen.* [...] *Nach Aussagen von* PROF. DR. BRABANT, *Sprecher der Sektion Schilddrüse der Deutschen Gesellschaft für Endokrinologie, können diese Patienten jedoch durch entsprechende Therapien sehr gut behandelt werden.* [...] *Alle Ansprechpartner betonten die einhellige Meinung, wie wichtig die Jodierung von Lebensmitteln für die große Mehrheit der Bevölkerung ist.* [...] *Meine Frage, ob es in Bezug auf die Jodierung von Lebensmitteln für bestimmte Personengruppen einen Handlungsbedarf gibt, wurde von allen kontaktierten Personen und Institutionen verneint.* [...] *Ich wünsche Ihnen für die Zukunft alles Gute...*" Nur einen Monat nach ihrem ersten Brief schien es mit der Nächstenliebe für Schilddrüsenkranke schon vorbei. Unser Pfarrer der Studentengemeinde vor Ort ging sogar noch weiter. Mein Anliegen, auch unjodierte Lebensmittel in der Mensa anzubieten, bewertete er als „fordernd“. Dann erklärte er mir, die Jodierung würde niemanden interessieren und ich solle mir besser ein hübsches Hobby suchen. Auf Hinweise über Parallelen zum 3. Reich reagierte er gereizt. Schließlich habe es im 3. Reich viele gute Menschen gegeben, die Gutes getan hätten. Er riet mir davon ab, öffentlich zuzugeben, dass ich keine jodierten Lebensmittel essen könne. Vielmehr wäre es für meine Mitmenschen leichter zu akzeptieren, wenn ich mir irgendeine andere Geschichte ausdenken würde, um zu erklären, warum ich nicht esse.

Das Umweltreferat der Evangelischen Kirche riet den Opfern in ihrem Schreiben, *„durch ärztliche Unterstützung“* die entstandenen *„Gesundheitsbelastungen zu meistern“* und nannte uns als Kontakt PROF. DR. MED. BRABANT. Der Sprecher der Sektion Schilddrüse argumentierte so: *„Da wir uns ja nicht jodfrei ernähren können, müsste es möglich sein, dass Sie Jod in der Nahrung in der Regel vertragen.“* Diese Aussage wundert uns, denn einerseits soll Deutschland unter gefährlichem Jodmangel leiden, weil alles Jod in der Eiszeit ausgewaschen wurde, andererseits sei das Jod aber in der Nahrung gegenwärtig. Außerdem wird dem Patienten aberkannt, auf künstliche Zusätze zu reagieren. Wie jeder weiß, brauchen wir alle Eisen, das auch in der Nahrung vorhanden ist. Trotzdem wird fast jede Frau bestätigen können, dass Eisenpräparate Magenkrämpfe verursachen und häufig nur schwer vertragen werden. Diese Problematik ist zum Glück anerkannt und man belehrt die Patienten nicht damit, dass sie gar keine Bauschmerzen bekommen könnten, weil Eisen in allen Lebensmitteln ist und vom Körper benötigt wird. Ähnlich verhält es sich mit Hormonen. Sicher braucht unser Körper sie. Trotzdem kann es zu Beschwerden kommen, wenn ein Ungleichgewicht vorliegt. Kein Arzt behauptet, das gäbe es nicht, bloß weil der Körper die Hormone an sich braucht.

Es scheint Methode zu haben, dass hartnäckige Patienten von einigen Ärzten abgewimmelt werden. In ihrem Buch „Das Medizin-Kartell" berichten KURT LANGBEIN und BERT EHGARTNER unter anderem sogar von folgender Begebenheit: Aufgrund der Erfolg versprechenden Studien WERNER BEZWODAS, Professor für Hämatologie und Onkologie an der Universität von Witwatersrand in Johannesburg, boomte weltweit die hoch dosierte Chemotherapie bei der Behandlung von metastasiertem Brustkrebs in den 90ern – trotz der hohen unmittelbaren Sterblichkeit. Kritik aus der Ärzteschaft gab es kaum, obwohl gegenteilige Studien erschienen. Als ein US-Ärzteteam den Professor besuchte, um eine Metastudie durchzuführen, stellten sie fest, dass seine Untersuchungen gefälscht waren. *„Manche der in der Studie beschriebenen Patientinnen existierten gar nicht, andere bekamen nicht die Behandlung, die im Protokoll vermerkt war, wieder andere wussten überhaupt nicht, dass BEZWODA sie als Studienteilnehmerinnen führte. „Es hat sich alles als ein einziger Mythos herausgestellt", erzählt RAYMOND WEISS, ein Mitglied der Untersuchungsgruppe."* Trotzdem wird diese Therapie Patienten bei verschiedenen Krebsarten noch immer vorgeschlagen und kein Spruch scheint einem Arzt zu blöd, um Einwände der Patienten lächerlich zu machen: *„Martin hatte gelesen, dass ein großer Betrugsskandal aufgeflogen war. Ein südafrikanischer Arzt hatte seit Jahren Studien zur Hochdosistherapie bei Brustkrebs gefälscht. In Wahrheit, kam nun heraus, schadet diese Chemotherapie mehr, als sie nützt. ‚Was sagen Sie dazu?', fragte er Heinrich* [seinen Arzt]. *Der antwortete: ‚Haben Sie Brustkrebs? – Na also!'."*

Das Kirchenamt Hannover bestätigte, mit „Brot für die Welt" auch Jodierungsprogramme zu unterstützen. In einem Brief von JOACHIM LINDAU, Leiter der Abteilung Projekte/Programme

Brot für die Welt, heißt es: *„Es ist zutreffend, dass sich die evangelische Kirche an Jodierungsprojekten beteiligt.* [...] *Ein Beispiel aus der Praxis: Im Kongo/Zaire war jodiertes Speisesalz ein wichtiger Aspekt eines oft funktionierenden landesweiten Präventionsprogramms. In den ihnen anvertrauten Gesundheitszonen waren die Kirchen in leitender Weise tätig."* Für den Kongo gibt der ICCIDD Hyperthyreose-Epidemien ebenso zu wie für Zimbabwe, wo die Untersuchungen über die Todesfälle stattfanden.

Die katholische Kirche gab keinerlei Stellungnahme ab, weder aus Deutschland noch aus dem Vatikan. Lediglich DR. ELKE HÜMMELER vom Referat für caritative und soziale Aufgaben (Erzbischöfliches Ordinat München) wies in einem Brief darauf hin, *„dass Ihnen in unserem Rechtsstaat jederzeit der Rechtsweg offen steht, um Ihre Interessen durchzusetzen."*

Es bleibt zu hoffen, dass die Kirchen ihre Einstellung überdenken. Im Januar 2004 kritisierte der Vatikan das *„Völkermord-Verhalten der Pharma-Kartelle"* und stellte fest, dass es diesem Industriezweig an *„sozialem Gewissen"* mangele. Der deutsche Kurien-Erzbischof PAUL JOSEF CORDES forderte, dass mehr Druck auf die Pharmaunternehmen ausgeübt werden solle. Diese Kritik am Preisverhalten der Pharmakonzerne – auch die Hersteller von Schilddrüsenmedikamenten sind immer wieder in Gerichtsverfahren verwickelt – müsste dringend auf weitere Bereiche ausgeweitet werden, wie das Beispiel der Jodierung zeigt.

Um mehr Menschen anzuziehen, verbünden sich die Kirchen zuweilen mit zweifelhaften Partnern. Obwohl die enormen Gesundheitsschäden, die von den Produkten der Zuckerindustrie angerichtet werden, bekannt sind, gab die Kirche den Konzernen gern ihren Segen. Auf Zuckertütchen ließ man Bibelsprüche drucken. *„Zucker ist für Speisen gut, Gottes Wort gibt Lebensmut."*

Als Bürger unterstützt man die Massenenttarnung nicht nur unweigerlich mit den Steuergeldern, sondern auch beim Kauf vieler Waren, denn viele Konzerne oder Kaufhäuser sponsern so genannte Hilfsorganisationen. Am Beispiel „Menschen für Menschen“, das die Salzjodierung in Assab finanzierte, erkennt man die heutigen Ausmaße. Ob man einen Porsche fährt, bei Quelle bestellt oder seine Möbel bei IKEA kauft, man läuft Gefahr, solche Programme auch noch zu bezahlen!

Auch der Kiwanis-Club hat sich der Jodierung verschrieben. Mehr als 13 000 Clubs in 79 Ländern, auch in Deutschland, veranstalten Bürgerfeste und sammeln, z. B. durch den Verkauf von Büchern, Geld für Jodierungsprogramme. Es werden Hunderttausende von Dollars mit Spielen, Sport und an Universitäten gesammelt. Kiwanis ist ein indianischer Ausdruck für „Entfaltung der Persönlichkeit“. Worte, die in diesen Clubs groß geschrieben werden sind laut Werbung: Freundschaft, Toleranz und die Verwirklichung ethnisch-moralischer Grundsätze. Eine Stellungnahme zu den Jodbasedow-Opfern wurde uns sowohl von der Hauptzentrale in den USA als auch vom hiesigen Club in Kassel nicht gewährt.

Die nach unseren Recherchen einzige Organisation, die auch Schilddrüsenkranke speist, ist die Quäker-Hilfe-Stiftung. Die Organisation lehnt es ab, den Lebensmitteln, die sie verteilen, Medikamente zuzusetzen. *„Es ist Teil der Quäker-Philosophie, den Wert eines jeden Menschen anzuerkennen und eine Gabe von Medikamenten ohne Aufklärung wäre daher respektlos.“* Man möchte auch die Freiheit der Entscheidung eines jeden Einzelnen nicht abschaffen: *„Ich möchte Ihnen nochmals versichern, dass wir jeden Menschen immer im Mittelpunkt unserer Arbeit sehen und ihm mit Respekt und Würde begegnen. Dazu gehört auch, ihn aufzuklären, um ihm die eigene Entscheidungsfreiheit zu lassen.“*

Wie öffentliche Meinung geprägt wird: Medien und Schulen

Die Informationsverbreitung der Medien über Krankheiten bzw. Medizin zielt heute meist ganz bewusst darauf ab, den Bürger zu manipulieren, damit die Industrie Gewinne machen kann. Die Berichterstattung über Schilddrüsenkrankheiten besteht hauptsächlich aus Jodwerbung: „Viel Jod = gesunde Schilddrüse“ und „Deutschland ist Jodmangelgebiet“ kam beim Verbraucher an und so war es von der Industrie vermutlich auch beabsichtigt. Zu diesem Zweck werden Zusammenhänge verdreht und vereinfacht sowie Personengruppen diffamiert. Da es zu wenig Spezialisten gibt, die Schilddrüsenkranke kompetent betreuen, herrscht ein großes Informationsdefizit. Anfangs verschwiegen auch die wenigen Spezialisten ihren Patienten, dass Jod ihre Krankheit verschlechtert, weil man offensichtlich höhere politische Ziele verfolgte. Die Jodierung sollte nicht gefährdet werden, eher das Leben der Patienten. Obwohl also wissenschaftlich bekannt ist, dass jodierte Lebensmittel bei den Autoimmunerkrankungen der Schilddrüse (Morbus Basedow, Hashimoto) und bei einer Überfunktion schaden, erfuhr der Patient vom Arzt nichts darüber.

Diese Wissenslücke wird über Massenmedien mit einer enormen Jodkampagne gefüllt. Fast alle Patienten erinnern sich sofort an Medienberichte, die Erkrankungen der Schilddrüse mit Jodgabe bekämpfen wollen. Ein Großteil der Kranken isst daraufhin erst recht jodreich, was zu lebensbedrohlichen Krankheitskrisen, Verschlimmerungen oder Rückfällen führt. Die gezielte Desinformation durch Medien hat deutlich zur heutigen dramatischen Lage und zu einer Kostenexplosion für das Gesundheitswesen beigetragen. Sieger ist die Pharmaindustrie.

Häufig wird PR bzw. Werbung in den Medien als (Pseudo-) Wissenschaft veröffentlicht. Da die Medien über die Werbeeinnahmen von der Industrie finanziert werden, scheint ihr Ziel oft weniger die Information des Bürgers als vielmehr seine Manipulation. Als besonders aufdringlich entpuppt sich das Gesundheitsmagazin VITAL. *„Ein wichtiges Thema in Leserbriefen an uns: Warum wird in VITAL-Rezepten grundsätzlich Jodsalz verwendet und empfohlen? Die einfache Antwort lautet: In Deutschland sind die Böden generell jodarm* [...]" Eine andere einfache Antwort: Weil VITAL und Bad Reichenhaller Markenjodsalz Partner sind. VITAL preist in seinen Artikeln Jodsalz an und Bad Reichenhaller Markenjodsalz preist in seinen Broschüren VITAL-Abos an. In dem Bericht „Da fehlt doch was!" lehnt sich die Redaktion des Gesundheitsmagazins für seinen Partner weit aus dem Fenster. Man lässt PROF. ROLF GROẞKLAUS vom Bundesinstitut für Risikobewertung, einen aktiven Jod- und Fluorverfechter, auf die Frage „Kann Jodsalz schaden?" erklären, dass Jodsalz auch bei Morbus Basedow keinen negativen Einfluss habe! Zudem berichtet man dem Leser von Bemühungen, Milch als Jodträger zu verwenden, indem man den Tieren Jod gebe. Dass dies schon seit Jahren Praxis ist und dass Milch zusätzlich durch jodhaltige Desinfektionsmittel belastet ist, scheint man in dieser Redaktion nicht zu wissen.

DR. JOSEPH MERCOLA vom Optimal Wellness Center in Schaumburg (bei Chicago) beschäftigt sich auf seiner Website mit der Beeinflussung des Patienten durch die Medien. Er versucht, den Menschen bewusst zu machen, dass vieles, was wir als Allgemeinwissen angenommen haben, uns mit wissenschaftlichen PR-Strategien in Tausenden von Werbespots eingetrichtert wurde. Wenn etwas so ausgiebig verbreitet wurde, dass es jeder weiß, hat mit Sicherheit eine Interessengruppe viel Geld genau dafür ausgegeben. Das gilt selbstverständlich auch für die

Medizin. Durch aggressive PR-Kampagnen kommt es dazu, dass die meisten Menschen über ein bestimmtes Thema dasselbe denken. DR. MERCOLA geht zurück zu den Wurzeln modernenr PR, die ein Neffe von SIGMUND FREUD, EDWARD L. BERNAYS, entscheidend prägte, indem er Freuds Wissen über das Unterbewusstsein des Menschen anwandte, um Massen zu beeinflussen. Er kreierte Illusionen und maskierte damit die wahren Ziele. Den 1. Weltkrieg bewarb er mit dem Slogan: *„Macht die Welt sicher für die Demokratie."* Das kommt Ihnen bekannt vor? Er wird noch heute gern für jeden Krieg benutzt: *„Die Welt sicher machen für die Demokratie"*, schrieb *Die Welt* vom 26. Juli 2003. Auch Zigaretten verkaufte BERNAYS unter dem Banner von Freiheit, für Frauen pries er Zigaretten als Zeichen der Emanzipation an. BERNAYS verfolgte den Grundsatz, die Massen zu kontrollieren, ohne dass sie es merken. Ohne Manipulation würde es in einer Demokratie zu Chaos kommen. PR-Firmen bezeichnete er als unsichtbare Regierung, die Gedanken, Ideen und Geschmack der Bevölkerung formen. Auch das Bild, das wir von Medizin, Medikamenten, Nahrung und Wasser haben, wurde von PR-Firmen geprägt. Sie „informieren" uns über Wasserfluoridierung, Chlor, Dioxin, Impfungen, Genmanipulation, Amalgam, Aspartam, Krebs und Tabak. Als wichtiges Mittel, um Dinge zu verkaufen, setzen PR-Firmen „unabhängige Dritte" ein. BERNAYS gründete mehr Institute als jemals zuvor. Diese von der Industrie bezahlten Institute helfen als „unabhängige Wissenschaft", die Produkte der Konzerne zu verkaufen. Gesponserte Wissenschaft kommt z. B. vom International Food Information Council, von der Air Hygiene Foundation, vom International Food Information Council, Manhattan Institute, Tobacco Institute Research Council, American Council in Science and Health oder von der Alliance for Better Foods.

Zu diesem Zwecke versorgen diese Institute die Medien mit Pressemitteilungen, die schon im Presseformat aufgemacht sind, sodass Journalisten die PR-Texte und Videoaufnahmen nicht mehr bearbeiten müssen. So kommt es, dass Nachrichten z. T. von PR-Firmen verfasst werden. Unsere Selbsthilfegruppen können das nur bestätigen. Journalisten gaben offen zu, dass sie Infos über Jodprogramme einfach aus Werbematerial abschreiben. Für von Selbsthilfegruppen eingebrachte Gesichtspunkte sei da kein Platz, Recherche sei zu kompliziert und teuer. DR. MERCOLA berichtet, dass manchmal die Hälfte (!) der Artikel im *Wall Street Journal* auf solchen PR-Texten basiere. Für den Leser ist nicht zu erkennen, welche Aussagen von den PR-Firmen stammen.

BERNAYS entwickelte sogar Regeln und Richtlinien zur Formung der öffentlichen Meinung. Massenkontrolle ziele auf Emotionen ab, nicht auf Fakten, Motivation der Bevölkerung basiere auf Präsentation, nicht auf Logik. Ein Mantra der PR-Maschinerie lautet: Wichtige Entscheidungen sollten den Experten überlassen werden. Diese Regel wird auch bei der Jodierung angewandt. Ob Sie und ich Jod und Fluor verabreicht bekommen, entscheiden Ärzte. Wir Betroffenen sind anscheinend zu dumm, um über unseren eigenen Körper zu entscheiden. Darum äußern sich in den Medien auch nur Ärzte zu dem Thema. Selbsthilfegruppen bleibt der Zugang zu den Medien in der Regel verwehrt. Was könnten schließlich Patienten schon zu ihrer Krankheit oder Behandlung sagen?

DR. MERCOLA zeigt auf, wie PR-Firmen sich Wortassoziationen bedienen, um uns zu beeinflussen. Z. B. untersucht er die Wortwahl, mit der der International Food Information Council mit der Abneigung der Bevölkerung gegen genmanipulierte Lebensmittel umgeht. Die PR-Texte arbeiten mit Worten wie Hybride, Wahl, organisch, Erde, Schönheit und Bauer. Wörter wie chemisch, Biotech, Experimente, Sicherheit, Bestrahlung, Geld, DNA, manipulieren oder Hitler kommen in diesen Texten nicht vor. Eine genmanipulierte Pflanze ist zwar gar kein Hybride, aber mit solchen Genauigkeiten wollen wir das Bild nicht stören, das die Industrie von unserer Zukunft zeichnet.

Weitere Regeln: Entmenschliche die attackierte Partei durch Etiketten und Beschimpfungen. Suche die Unterstützung von Prominenten, Kirchen, Sportlern, Leuten auf der Staße – von jedem, der über keine Fachkenntnisse auf dem Gebiet verfügt. Wenn du Verbrechen bagatellisierst, sag' nichts Denkwürdiges, betone den Nutzen und vermeide moralische Punkte. In der Tat werden Patienten oder andere Leute, die die Zwangsjodierung kritisieren, als Hysteriker, Angsthasen und religiöse Fanatiker hingestellt. *„Manche Hashimoto-Patienten glauben, zu viel Jod könne ihnen schaden – aber wer kein Jodsalz möchte, kauft eben unjodiert...“* Solche Kommentare von Fernseh-Doktoren spotten der Wirklichkeit. Der AKJ wird deutlicher: DR. MENG und DR. SCRIBA empfehlen *„Abbau von Ängsten und Vorurteilen sowie entschiedene Begegnung von Jodgegnern“.*[167]

Im Zuge der Jodierung kommt es in den Medien sogar zu rassistischen Ausbrüchen: Unter dem Titel „Sieg des Aberglaubens“ berichtete der *Spiegel* über erfolgreiche Proteste gegen das Verbotsgesetz für unjodiertes Salz in Indien. Der *Spiegel* berichtet, dass nun eine *„große Tragödie“* über Indien hereinbrechen würde, weil normales Salz wieder verkauft werden dürfe. Der *Spiegel: „Jodsalz sei giftig, es mache anfällig für „Krebs, Diabetes und Depression“ hatten Hindu-Nationalisten und Salzhersteller behauptet.“* Der *Spiegel* erwähnte nicht, dass es zu diesen Be-

---

167 Dr. Meng und Dr. Scriba: „Jodversorgung in Deutschland“, Deutsches Ärzteblatt, 39/27.9.02

hauptungen auch Studien gibt. Der Verweis auf Hindus soll den Leser auf religiöse Verblendung schließen lassen. Am Ende des Artikels wird Jodkritik auch als *„wissenschaftsfremd“* bewertet. Die indische Bevölkerung, die von den Medien gern abwertend dargestellt wird, hat sich übrigens als einzige McDonald's verweigert. Nirgendwo sonst musste der Junk-Food-Gigant seine Küche radikal ändern, er bietet Ziegenfleisch und indische Gewürze an. Trotzdem ist dieses Fast Food dort nicht so erfolgreich, denn die Tradition der ausgedehnten Mahlzeiten im Familienkreise ist zu stark. Der Inder legt Wert auf Slow Food, auch weil dies eine gesellschaftliche Bedeutung hat. Wer Indien nur aus den Medien kennt, war vielleicht überrascht, als GERHARD SCHRÖDER von dort Computerspezialisten holen ließ.

Der *Spiegel* stellt Pharma-Kritiker gern als religiös oder abergläubisch – also nicht ernst zu nehmend – hin. Als Pfizer 1996 in Nigeria unerlaubt Menschenversuche machte, bei denen elf Kinder getötet wurden, berichtete die Zeitschrift unter dem Titel „Kampagne gegen Impfungen“ über *„islamische Eiferer“*, die die *„analphabetische Landbevölkerung“* mit *„Schauergeschichten“* vom Impfen abhielten. Die Impfverweigerung stellte für die Medien ein empörenderes Geschehen dar, als das Verhalten der Pharmakonzerne.

Um religiöse Eiferer handelt es sich auch bei Kritikern genmanipulierter Lebensmittel, wenn man den Medien glaubt. 1998 reichten in den USA zwei Verbraucherorganisationen, führende Persönlichkeiten aus Gesellschaft und Religion sowie neun hochrangige Wissenschaftler Klage gegen die FDA (Food and Drug Administration) ein, die auch für die Jodierung und Schilddrüsenmedikamente zuständig ist. Die staatliche Behörde hatte Warnungen von Wissenschaftlern über die Sicherheit genmanipulierter Nahrung unterdrückt und trotz gegenteiliger Ergebnisse der Wissenschaft genmanipulierte Lebensmittel für sicher erklärt und bestimmt, dass Untersuchungen unnötig seien. Doch die Massenmedien schwiegen sich über den gesamten Vorfall aus. Kaum ein Bürger erfuhr, dass die Behörde in eine Betrugsaffäre verwickelt war. Da die Kläger versuchten, die Angelegenheit publik zu machen, reagierten viele Medien mit Diffamierung. Weil unter den Klägern Vertreter der christlichen Kirchen und Rabbis waren, berichteten sie über religiöse Bedenken gegen genmanipulierte Nahrung, was mit der tatsächlichen Geschichte kaum noch etwas zu tun hatte. Klägeranwalt STEVEN DRUKER: *„Es ist unglaublich! Bis heute weigern sich die Mainstream-Medien, die Öffentlichkeit wissen zu lassen, dass erfahrene Wissenschaftler – tief beunruhigt über die Novel-Food-Politik der FDA – sich zu dem bis jetzt einmaligen Schritt entschlossen hatten, als Kläger gegen die FDA und die Regierung aufzutreten. Ich denke, das zeigt deutlich, in welchem Ausmaß die Presse im Grunde Propaganda für die Biotech-Industrie betreibt. Wir sind mit einem massiven Vertuschungsmanöver der Regierung und ihrer Komplizen, den Massenmedien, konfrontiert.“*[168] Der Anwalt berichtet weiter, wie wissenschaftliche Institute Druck auf die Wissenschaftler ausgeübt hätten, um sie dazu zu bringen, sich nicht mehr negativ über Genmanipulation zu äußern. Ursprünglich hatten viel mehr Wissenschaftler gegen die Regierung klagen wollen, dann aber geschwiegen, denn wissenschaftliche Forschung wird mit Fördergeldern der Regierung finanziert. Welcher Wissenschaftler möchte riskieren, dass man ihm wegen Ungezogenheit den Geldhahn zudreht? Die Allianz für Bio-Integrität 2000 schreibt dazu: *„Die FDA hat ohne jeden Zweifel auf schlimme Weise US-Gesetze gebrochen und die Öffentlichkeit während mindestens acht Jahren belogen!“*

168 „Die Tücken des Novel Food“, ZeitenSchrift, 28/2000

Sicher erinnern Sie sich noch an die maßlosen Attacken, die Präsident BUSH gegen Kritiker losließ. Weil Europa die Genmanipulation nicht unterstützte und über eine Kennzeichung nachdachte, sollte es am Hunger in der Welt schuld sein. Die Produktion genetisch veränderter Pflanzen wird hauptsächlich von Pestizid- und Herbizid-Konzernen finanziert. Darum legt man großen Wert darauf, die Organismen so zu manipulieren, dass sie immer größere Mengen an Giften vertragen ohne einzugehen. Ob vergiftete Nahrung jedoch den Welthunger bekämpft, sei hier angezweifelt. Der Mensch kann auch nur eine bestimmte Menge an Umweltgiften ertragen. Mehr Pestizide und Herbizide werden auch mehr Schilddrüsenerkrankungen hervorbringen, denn vergiftete Nahrung kann tödlich wirken.

Durch Werbegelder (McDonald's gab allein in Deutschland 2002 über 100 Mio. Euro aus) haben sich Konzerne praktisch in die Medien eingekauft. Der Journalist SIEGFRIED PATER, der verschiedene Bücher über McDonald's und Coca Cola veröffentlicht hat: *„Diese Konzerne binden private Radio- und Fernsehsender mit Beteiligungen und Werbeverträgen an sich, sodass sie immer wieder Einfluss auf das Programm nehmen können. Sendungen mit meinen Themen werden beispielsweise nicht ausgestrahlt. Nicht anders sieht es bei der Berichterstattung in Tageszeitungen aus. Die Lokalredaktionen dürfen in der Regel nicht über meine zahlreichen Vorträge über den Big-Mac und die braune Brause berichten, sonst droht ihnen der Verlust von Anzeigen aus der Fast-Food- und Softdrink-Branche."*[169]

Ich selbst brauchte fast zwei Jahre, um einen jodkritischen Beitrag in der Tagespresse zu erwirken, da die zuständige Redakteurin aktive Jodiererin war, die dafür gesorgt hatte, dass in

169 „Ausgemästet!", raum & zeit, Mai/Juni 2003, S. 30

der Kantine der Zeitung jodiert wurde. Viele Selbsthilfegruppen bekommen von Journalisten keine Unterstützung mehr, da diese keinerlei Kritik dulden, die den Werbekunden angreifen könnte. Erst als die Redakteurin wechselte, konnte unsere Selbsthilfegruppe vorgestellt werden. Andere Journalisten berichten, dass ihnen z. B. untersagt wurde, sich negativ über Zucker zu äußern. Fast Food enthält neben viel Zucker, viel Fett und 32 % mehr Natrium, als ein vergleichbares, selbst hergestelltes Gericht – auch besonders viel Jod.

Als die NDR-Sendung Visite (13.04.2004) Schilddrüsenpatienten das vorliegende Buch „Risiko Jod" in ihrer Literaturliste empfehlen wollte, intervenierte der als Studiogast eingeladene Nuklearmediziner und mein Buch wurde daraufhin wieder von der Liste gestrichen. In einem mir vorliegenden Schreiben erklärte der Mediziner, das Manuskript zwar nicht zu kennen, meine Einstellung sei ihm aber bekannt. *„Ich wies die Mitarbeiterin des NDR darauf hin, dass die kontroverse Darstellung der Jodmangel- und -substitutionsproblematik die Zuschauer dieser Sendeung verunsichern könnte."* Merke: Die Jodierung ist selbstverständlich völlig freiwillig, Risiken und Nebenwirkungen können Ihnen jedoch vorenhalten werden.

Während Selbsthilfegruppen in USA und Deutschland Patienten vor dem hohen Jodgehalt des Junk Food warnen, strebt der AKJ anscheinend eine Erhöhung der Belastung an. Dr. Scriba appellierte über die Fortschritte der Jodierung an die Fast-Food-Industrie: *„Es gilt nun, die bisher erzielten Erfolge zu sichern und konsequent weiter auszubauen".*[170] In den USA können sich arme und alte Menschen kaum andere Lebensmittel als Junk Food leisten, darum erkranken sie. *„Der Mensch,*

170 „Vom Kropfland zum Jodland", www.jodmangel.de

der hauptsächlich von Fast Food lebt, wird krank und fett. Er ist ein blasser Dicker, der von nervösen Erscheinungen wie Schlaflosigkeit, Angstträumen, aber auch gesteigerter Aggressivität und Hyperaktivität geplagt wird."[171] Gleiche Beobachtungen machte eine Studie des *American Journal of Clinical Nutrition.* Dort berichtete man von tief greifenden Persönlichkeitsveränderungen, Aggressivität, Schlaflosigkeit und Angstträumen. Neben Schilddrüsenerkrankungen enttarnt die Lebensmittelindustrie hier auch noch die Veranlagung zu Diabetes.

Aber auch Kinder müssen unter Fast-Food-Schäden leiden, denn Schulpflicht wird zunehmend Fast-Food-Pflicht. In den USA sind Fast-Food-Konzerne und Coca Cola an 30 % der öffentlichen Schulen. Der US-Journalist ERIC SCHLOSSER dazu: „*Die Gemeinden haben nicht genug Geld für die Bildung, und wenn die Fast-Food-Ketten dann aus der finanziellen Misere helfen, dürfen sie mit ins Klassenzimmer.*"[172]

Neben den Medien transportieren auch Schulen Informationen. Dass sich die Industrie hier einkauft und beeinflusst, was die Kinder lernen, ist bedenklich. So wie zufällig negative Jodstichworte aus dem Pschyrembel (Nachschlagewerk für Mediziner) verschwinden, während Ärzte des AKJ an der Überarbeitung der Neuauflage beteiligt sind, werden auch Schulstoff und Lehrbücher „verbessert" werden. In den USA mussten sich Schüler mit Coca-Cola-Shirts fotografieren lassen. Als einer der Jungen mit einem Pepsi-Shirt auftauchte, bekam er einen Tadel in seine Schulakte. Er erregte solches Aufsehen, dass er in zahlreiche Talk-Shows eingeladen wurde. Erst der öffentliche Druck veranlasste die Direktorin, den Tadel wieder zu streichen. Nicht

171 „Ausgemästet", raum & zeit, Mai/Juni 2003, S. 31

172 „Schulpflicht ist Fast-Food-Pflicht", natur & kosmos, Mai 2002

nur die Medien, sondern auch die Schulen stellen also ein Forum dar, auf das die Industrie Zugriff hat. SCHLOSSER: *„Die Schulpflicht wird missbraucht."*

Immer mehr Konzerne nutzen diese Möglichkeit der Informationspolitik. Auch Kellogg's mit seinem Partner, der UNESCO, verbreitet inzwischen Bildung. In ihrem Papier „Welche Strategien sind effektiv?" lobt die UNESCO die Verquickung von Schule, Schulspeisung und Behandlung. Die hungrigen Kinder werden mit Mahlzeiten in die Schulen gelockt, wo sie der Pharmaindustrie als Material dienen. Es werden Versuche durchgeführt, Impfungen vorgenommen und Medikamente gegeben. Auch die ausgegebenen Lebensmittel sind präpariert; Jod stellt nur eines der zahlreichen Medikamente dar. Angeblich hebt es zusammen mit Eisenpräparaten den IQ der Kinder. Wenn in Deutschland jetzt Ernährungserziehung gefordert wird, dürften die Kinder zu Risiken und Nebenwirkungen der Zwangsjodierung vermutlich nichts zu hören bekommen.

Besondere Aufmerksamkeit ist dem Umstand zu widmen, dass die UNO auch Druck auf Ärzte ausübt. Die katholische Kirche versuchte, eine „Gewissensklausel" für medizinisches Personal zu erwirken, wonach es Ärzte hätten ablehnen können, eine Abtreibung vorzunehmen. Tatsächlich beklagen deutsche Ärzte sich darüber, dass sie abtreiben müssen, selbst wenn sie seelisch darunter leiden. Die Idee einer „Gewissensklausel" wurde jedoch abgelehnt und die Politiker erklärten, Entscheidungen müssten aufgrund von „Public Health" und nie auf moralischen Kriterien basieren. Das ist ein sehr bedeutender Punkt, denn nach der Katastrophe im Medizinbereich während des 3. Reichs müssten Gewissenseinwände eines Arztes Raum im Gesundheitswesen haben. So jedoch werden Ärzte wieder zu Robotern erzogen, die dem Zeitgeist bedingungslos zu folgen haben, geht es in ihrem Beruf auch um Leben und Tod. Es gibt durchaus Ärzte, die die Zwangsjodierung kritisierten und die bei der Massenenttarnung in Gewissenskonflikte gerieten. Aber diese Mediziner werden weder von der Regierung noch von der Pharmaindustrie oder den Medien unterstützt. Intoleranz und Drohgebärden sind auch unter Ärzten an der Tagesordnung; Ärzte, die Methoden hinterfragen, berichten alle von dem unglaublichen Druck, den man auf sie ausübt.

Dr. Robert S. Mendelsohn schreibt über die medizinische Ausbildung: *„Der Medizinstudent, der infrage stellt, was ihm da beigebracht wird, hat keine guten Chancen in dem Rennen, das Studium abzuschließen, einen Krankenhausplatz und schließlich die Approbation zu erhalten.* [...] *Ich werde nie einen meiner Studenten vergessen, der sich auf Geburtshilfe spezialisieren wollte, aber nicht all die lächerlichen geburtshilflichen Eingriffe gelten ließ, die man ihn gelehrt hatte. Er fing an, den Frauenärzten unbequeme Fragen zu stellen: Warum werden die Füße der Gebärenden in Schlingen gesteckt? Warum werden Frauen Schmerz- und Betäubungsmittel gegeben? Warum in solch frühem Stadium die Wehen eingeleitet? Warum Kaiserschnitt ohne klare Indikation, dass er unbedingt erforderlich ist? Erhielt er Antworten? Nein, aber er bekam Ärger. Er wurde vom Vorsitzenden der Abteilung zur psychiatrischen Untersuchung geschickt; denn jeder Medizinstudent, der solch feindselige Fragen stellt, gilt als „gestört". Das Tragische an diesem dogmatischen Zugang zur medizinischen Ausbildung liegt nicht nur darin, dass er die besten – die nachdenklichen, intelligenten und moralischen – Studenten ausschließt oder dass er traditionellen Schwachsinn verewigt, sondern dass er im Grunde auch allen Anwendungen schöpferischer Nichteinmischung von vornherein jeden Zugang zur medizinischen Praxis versperrt."*[173]

---

173 R. Mendelsohn: „Männermacht Medizin", Mahajiva, Holthausen, 1989, S. 29 f.

MENDELSOHN stimmt einem Kollegen zu, der von einer Vereinheitlichung, wenn nicht sogar Gleichschaltung der Hochschulen spricht.

„Wer nicht fragt, bleibt dumm!" lernen wir schon in der Sesamstraße. Aber jeder Patient, der schon mal bei einem Arztbesuch versucht hat, ein bisschen mehr zu erfahren oder dem Arzt von anderen Möglichkeiten zu erzählen, der weiß, dass dies meist überhaupt nicht erwünscht ist. Anflüge von selbstständigem Denken werden anscheinend nicht geduldet.

MENDELSOHN erklärt übrigens noch, wie es zur Rückenlage der Gebärenden kam: *„Was nun den radikalen Wandel vom Geburtsstuhl zur flachen Rückenlage betrifft, so möchte man doch annehmen, dass solches aus sorgfältigem wissenschaftlichem Forschen erwuchs. Weit gefehlt.* [...] *Ludwig, so scheint es, fand besonderes Vergnügen daran, hinter einem Vorhang verborgen zuzusehen, wie seine zahlreichen Geliebten ihre Kinder gebaren. Aber er kam wohl nicht recht auf seine Kosten, weil seine Sicht behindert wurde, sobald sich die Frauen auf den Geburtsstuhl setzten. Eines Tages hatte er einen Einfall und überredete mit königlicher Macht eine männliche Hebamme, seine Aussicht zu verbessern. Die Gebärende wurde mit hochgezogenen Knien auf einen hohen, flachen Tisch gelegt, und der König war sehr zufrieden. Wen wundert's, dass Ärzte bald folgerten, was gut genug für ein Königshaus sei, müsse auch gut für jedermann sonst sein. Sie übernahmen also die Lithotomie-Position – anscheinend in der Überzeugung, dass Newton und Kepler sich geirrt hätten und dass das Gesetz der Schwerkraft durch königlichen Erlass aufgehoben sei."*[174]

Mit der Bildung, die IPPF (International Planned Parenthood Federation) mit ihrem Partner, der UNO, den Kindern an

174 Ebenda. S. 171

Schulen vermittelt, haben nicht nur abergläubische Eltern aus Dritte-Welt-Ländern Probleme, sondern auch Eltern in Europa und den USA. Denn die UNO erklärte Eltern für nicht qualifiziert, ihre Kinder über „sexuelle und reproduktive Gesundheit" aufzuklären, sondern begrüßt Experten, die an den Schulen die veralteten Vorstellungen der Eltern ausmerzen. LADY HELEN BROOK, die Gründerin der Brook-Gesundheitszentren: *„Von der Geburt bis zum Tod ist es das Vorrecht von Vater Staat, größere Entscheidungen zu treffen – objektiv und emotionsfrei; der Staat bestimmt, was das Beste für das Kind ist."*[175] Die so genannten Experten arbeiten eng mit der Industrie zusammen und ihre Sexualerziehung steigert den Umsatz von Kondom, Pille und Abtreibung. Alternativen vorzustellen wird z. T. von Regierungen schon verboten. Erziehungsmaterialien, die aufklären, ohne z. B. für Kondome zu werben, werden nicht zugelassen.

Das Spiel wird übrigens auch andersrum gespielt: Nicht nur die Industrie nutzt die Medien aus, um Profit zu machen, sondern Journalisten benutzen die Berichterstattung, um etwas zu bekommen. Wussten Sie, dass Journalisten bei vielen Firmen Presse-Rabatte bekommen? *„Der Staubsauger ist 20 Prozent billiger, der Flug nach Mallorca kostet nur die Hälfte und auch das Fitness-Center gewährt 50 Prozent Rabatt: Die Vorlage des Presseausweises genügt, und schon sparen Journalisten bares Geld. Und die greifen massenweise zu und zeigen, wie gut sie recherchieren können – zumindest nach Rabatten.* [...] *Und die Firmen? Von AOL bis Toyota, die Liste der betroffenen Marken ist lang. Und wenn die Firmen die Vergünstigung verweigern, drohen einige*

175 Carol Everett und Valerie Riches: „Die Drahtzieher hinter der Schulsexualerziehung", Aktion Leben e. V., 2000, S. 12
(Brief von Helen Brook an *The Times* vom 16.2.1980)

Journalisten offenbar mit schlechter Presse. Das jedenfalls berichten uns die Firmensprecher und verweigern gleichzeitig das Interview – aus Angst vor weiterer Erpressung.“[176] Ob die Medien gut oder schlecht von einem Produkt bzw. Sachverhalt berichten, hängt also davon ab, was sie bei den betroffenen Firmen bekommen können. Firmen, die keine Geschenke machen können, werden von Journalisten dann öffentlich diskreditiert. Eine Selbsthilfegruppe verkauft nichts und hat finanziell nicht viel zu bieten. Echte Selbsthilfegruppen werden nicht von Konzernen unterstützt. Sie finanzieren sich aus Spenden und Zuschüssen der Krankenkassen, die meist gerade für Porto und Telefon reichen. Einzelne Projekte können extra beantragt werden, aber „Bestechungsgeld“ für Journalisten fällt nicht darunter.

Nachdem wir Hunderte von Zeitungen und Zeitschriften kontaktiert hatten, aber nur eine Hand voll auf das Thema eingegeangen waren, hatte ich das Verlangen, mich zu beschweren. Kaum eine Redaktion machte sich überhaupt die Mühe, unsere Post zu beantworten, wie etwa die *Emma,* die das Thema als für Frauen „zu speziell“ bewertete oder *Brigitte,* die sich offen als Jodierungsbefürworter outete und Kritik daran „nicht unterstützen“ konnte. Einmal bemühte sich sogar BARBARA RÜTTING darum, die Presse zu interessieren, da auch sie vom Jodskandal schockiert war – ohne Erfolg. Funk und Fernsehen ignorierten uns ebenso. Wöchentlich kamen Beiträge, die für die Massenjodierung warben, aber unsere Stellungnahmen wurden nie veröffentlicht. Das Funkhaus vor Ort wollte nicht über unsere Selbsthilfegruppe berichten, auch das Fernsehen nicht. Als ich beim Hessischen Rundfunk vorsprach, fand man

---

176 „Shoppen mit Presseausweis – Rabatte für raffgierige Journalisten“. Panorama, ARD. 12.6.2003

das Thema Schilddrüse bereits zu oft präsentiert und nicht neu. Ich durfte meine Unterlagen dalassen, falls doch noch einmal eine Sendung geplant wäre, wolle man sich das Material ansehen. Was staunte ich, als einige Monate später eine Sendung über Schilddrüsenerkrankungen gezeigt wurde. Man hatte mich nicht informiert und natürlich nicht eingeladen. Zwei Ärzte machten eine Art Dauerwerbesendung für Jod. Einwände unserer Selbsthilfegruppe wurden verschwiegen. Der Zuschauer erfuhr nicht einmal, dass es uns überhaupt gab. Obwohl wir die Medien über unsere Probleme und Nöte ausführlich informierten, wurden wir übergangen.

Ich beschwerte mich daraufhin beim Deutschen Presserat darüber. Man erklärte mir, dass ich mich darüber nicht beschweren könne. Beschwerden müssen sich auf einen konkreten Bericht beziehen. Der muss dann gegen einen der 16 Punkte des Pressekodex verstoßen (Apothekenzeitschriften gelten übrigens als Werbung und fallen nicht unter den Pressekodex). Alle meine Beschwerden wurden abgelehnt. Der Referent des Beschwerdeausschusses ARNO WEYAND riet mir: *„Bezüglich Ihrer Beschwerde möchten wir Sie generell darauf hinweisen, dass es angebracht wäre, seitens der Jodallergikergruppen eine stärkere Presse- und Öffentlichkeitsarbeit zu machen.* [...] *Es wäre deshalb durchaus sinnvoll, wenn Sie im Rahmen von Pressemitteilungen oder auch Einladungen zu Pressekonferenzen oder Hintergrundgesprächen die in den Redaktionen zuständigen Journalisten über die Problematik der Jodallergie informieren würden."* Das Gleiche riet uns auch *startsocial: „Sie sollten vielleicht auch versuchen, über entsprechende Presse- und Öffentlichkeitsarbeit, vielleicht in Vernetzung mit anderen Selbsthilfegruppen, Aufmerksamkeit herzustellen."*

Andere Selbsthilfegruppen fanden diesen Rat lachhaft: Wir fragten uns, was für eine Vorstellung Journalisten eigentlich von den Kräften ehrenamtlich tätiger Kranker hatten. Wir konnten ja schließlich keine PR-Agentur anheuern, um uns Gehör zu verschaffen. Auch die Deutsche Arbeitsgemeinschaft Selbsthilfegruppen e. V. sieht Öffentlichkeitsarbeit als Aufgabe der Selbsthilfegruppen, denn sie sind dafür verantwortlich, z. B. *„Ihr Anliegen bzw. das Thema Ihrer Selbsthilfegruppen-Arbeit bekannt zu machen, eine Kampagne für oder gegen bestimmte Zustände oder Maßnahmen in der Versorgung oder in der Politik durchzuführen, die Öffentlichkeit über bestimmte Probleme oder Missstände zu informieren"*[177]. Laut Regierung sollen Selbsthilfegruppen eine wichtige Kraft im Gesundheitssystem darstellen. Ich kann Politikern versichern, dass eine Selbsthilfegruppe nichts von sich aus an die Öffentlichkeit bringen kann. Es sei denn, sie wird von Konzernen finanziert.

Im Folgenden einige Kommentare des Deutschen Presserats zu den von uns beanstandeten Artikeln, die über Jod berichten: Zum Artikel „Frühchens Rettung": *„Schuld an einer Frühgeburt sind oft die werdenden Mütter... Sie nehmen mit der Nahrung zu wenig Jod... zu sich."* Der Presserat: *„Nach unserer Meinung ist der STERN-Artikel nicht zu kritisieren. Zwar ist die Formulierung ‚Schuld sind oft die werdenden Mütter' etwas unglücklich gewählt* [...] *Eine Verletzung der Menschenwürde von betroffenen Frauen oder eine Diskriminierung ist damit nicht verbunden."* Zu Iris Berben – „Erotische Szenen mit 50? Kein Problem!": Laut Presserat kann man in diesem Bericht keine Verharmlosung der Krankheit erkennen. Indien – „Sieg des Aberglaubens": Der Presserat: *„Eine wie auch geartete Diskriminierung liegt darin nicht vor."* Zu Jod-Diäten: Der Presserat: *„Jedem Leser muss klar*

177 Selbsthilfe zum Aufbau von Selbsthilfegruppen Deutsche Arbeitsgemeinschaft SHG e. V., NAKOS 2003

sein, dass eine Überdosierung von Jod selbstverständlich zu Schädigungen führen kann. Dies muss von der Zeitschrift nicht nochmals ausdrücklich erwähnt werden." Wenn die Zeitschrift also zu Jodsalz und Algen rät, müssen Sie als Leser wissen, dass Sie durch diese Überdosierung erkranken können. Die Medien gehen also nicht davon aus, dass sie Bürger informieren, sondern sie setzen voraus, dass der Verbraucher sich in der Fachliteratur bestens geschult hat, um zu erkennen, dass die Medienberichte Unsinn sind.

Die *Hessisch-Niedersächsische Allgemeine* berichtete vom Jodmangel und bezeichnete den Jodgehalt von Milch als gering. Tatsächlich ist der Gehalt laut JECFA hoch (jodierte Futtermittel und Desinfektionsmittel in der Milch) und gilt als Auslöser von Jodbasedow. Der Presserat auf meine Einwände: *„Dabei ist auch nicht zu kritisieren, wenn Deutschland als Jodmangelgebiet bezeichnet wird. Auch wenn, wie Sie anführen, möglicherweise mittlerweile alle Tiere mit Jodpräparaten versorgt werden.*" Merken Sie sich für den Fall, dass Sie wieder mal Zeitung lesen: Es ist nicht zu beanstanden, wenn der Jodgehalt als gering bezeichnet wird – auch wenn er hoch ist.

Natürlich schrieben wir nicht nur den Presserat, sondern auch die betroffenen Zeitungen an, die auch vom Presserat eine Kopie der Beschwerde bekommen. Niemand reagierte. Ich versuchte es weiter. Ich schrieb alle möglichen Medien an, dass der Presserat uns zu mehr PR geraten hätte und dass er versichert hatte, es würde über unser Problem berichtet werden, wenn wir nur Journalisten ansprechen würden. Wieder keine Reaktion. Lediglich die *Frankfurter Rundschau* entgegnete, sie würden sich nicht angesprochen fühlen.

Außer Ärzten, die die Werbetrommel für Jod rührten, durften sich auch andere Jodbefürworter in den Medien äußern wie z. B. ein Medizinjournalist, der gleichzeitig Diätberater ist.

Unjodierte Lebensmittel wurden öffentlich schlecht bewertet, fluoridiertes Jodsalz angepriesen – sogar Zusammenhänge von Salz und Blutdruck abgestritten. In seinem Kochbuch für Schilddrüsenpatienten wurden die Rezepte jodreich gestaltet und behauptet: *„Auch bei Schilddrüsenüberfunktion – Morbus Basedow oder heißen Knoten – dürfen Sie Jodsalz verwenden und Meeresfisch essen.*" Die Vorsitzende der Schilddrüsen-Liga, andere Selbsthilfegruppen und auch Patienten selber beschwerten sich daraufhin. Der Verlag reagierte gar nicht und besagter Medizinjournalist schob Morbus-Basedow-Patienten schnell in die Psycho-Ecke. Da dieser Autor sein Kochbuch mit dem Empfehlungssiegel eines Diät-Vereins, dessen Vorsitzender er war, ohne Absprache mit diesem Verein versehen hatte, musste er den Vorsitz wieder abgeben. Die Medien kümmerte das alles nicht. Der Mann warb für die Industrie und das belebte das Geschäft. Pech für die Schilddrüsenkranken, die durch die jodreichen Gerichte womöglich ihre Genesung verspielten oder in der Notaufnahme landeten. Die Schilddrüsen-Liga empfahl das Buch auf ihrer Website trotz Beschwerde mit dem Vermerk: *„Bitte beachten Sie bei Autoimmunerkrankungen der Schilddrüse: kein zusätzliches Jodsalz benutzen und sich bei Seefisch über den Jodgehalt informieren!"* Wozu empfiehlt man den Betroffenen ein jodreiches Kochbuch, wenn man weiß, dass dieses für die Zielgruppe nicht zu verwenden ist? Nach Hinweisen auf jodkritische Bücher sucht man auf dieser Internetseite hingegen vergebens.

Auch TV-Ärzte priesen die Jodierung in höchsten Tönen. Kaum einem Zuschauer ist dabei bewusst, dass es sich bei diesen Gesundheitssendungen nicht um Wissenschaft, sondern um Werbung handelt. Der Fernseh-Doktor hat nicht mehr Qualität als Dr. Best im Zahnbürsten-Werbespot. Laut *Spiegel* entstehen die Sendungen in Kooperation mit den entsprechenden Pharmaherstellern. Das ZDF behauptete zwar: *„Im Übrigen seien Kooperationen unentgeltliche fachliche Beistellungen von Informationen oder Gerätschaften."*, aber warum tauchen dann in den Listungen des Senders Spalten mit dem Vermerk „Kooperationssumme brutto" auf? Für eine so genannte „Enzymwoche" bekam der Sender z. B. 120 000 Mark, das Deutsche Grüne Kreuz vermittelt gern die passenden – von der Industrie empfohlenen – Experten oder verteilt von der Industrie gesponserte Broschüren an die Patienten. Ein ZDF-Redaktionsmitarbeiter: *„Redaktionell waren die Sachen zwar ordentlich verpackt, aber im Grunde war vieles reine Werbung."*

Und die Medien warten nicht etwa tatenlos, bis die Konzerne entsprechende Angebote machen, nein, der Leiter der Presse- und Öffentlichkeitsarbeit des Brillenherstellers Rodenstock berichtet, dass man an ihn herantrat und ihm vorschlug, in einer Sendung zum Thema „Sehen" Rodenstock zu präsentieren, wenn im Gegenzug 30 000 Mark fließen würden. Rodenstock lehnte dankend ab: *„Solch unlauterer Methoden bedienen wir uns nicht. Ich hätte nicht gedacht, dass man sich bei den Öffentlich-Rechtlichen einkaufen kann."*

Dass gegen einen Arzt ermittelt wird wegen Abrechnungsbetrug in Millionenhöhe, scheint auch kein Grund zum Zweifel an dessen Tauglichkeit zum Fernseh-Doktor zu sein, sondern stellt vielleicht eine Qualifikation dar, auf die hier Wert gelegt wird. Beide Seiten, Medien und Pharmaindustrie, versichern übrigens, dass das Fließen von Geldern selbstverständlich keinerlei Einfluss auf den redaktionellen Inhalt der Sendungen habe. Ich kann nicht bestätigen, dass diese Art der Werbung nicht ernst genommen würde. Gebe ich unter Deutschen das Stichwort „Jod", so schallt mir wie aus der Pistole geschossen gleich der Slogan vom Jodmangelgebiert entgegen. *„Jod ist doch so gesund, wir brauchen das!"* weiß jeder ganz unbeeinflusst.

Tatsächlich gibt die Pharmaindustrie schon lange mehr Geld für Werbung aus als für Forschung. Anfang der 80er-Jahre legte sie in den USA pro Arzt jährlich 5 000 Dollar an. Inzwischen ist allgemein bekannt, dass Mediziner allerlei Schnäppchen, wie z. B. Reisen, bekommen. Gerne ist auch so mancher Apotheker den Pharmavertretern behilflich. Er gibt darüber Auskunft, welcher Arzt von diesem oder jenem Medikament noch nicht genug verschreibt. Der Vertreter kann sich dann ganz auf die Überzeugung dieser noch uneinsichtigen Ärzte konzentrieren. Die Pharmaindustrie kontrolliert ihre Vertreter übrigens über manche Ärzte, um deren Leistung für das Unternehmen sicherzustellen. Bei vielen Ärzten handelt es sich um so genannte „Bericht erstattende Ärzte", die der Industrie Akten über den Fleiß der Vertreter anfertigen – natürlich gegen ein kleines Geschenk.

Eines Tages tauchte in den Medien ein „Beschwerde-Telefon für Patienten" auf. Man wollte dort Beschwerden notieren und sobald sich eine Häufung zeige, *„Zeitungen, Zeitschriften, Hörfunk und Fernsehen über die Vorfälle"* informieren. Mit Kosten von 3,60 Mark/Min. ließ man sich bei der Entgegennahme meiner Beschwerde ordentlich Zeit. Von Problemen bei der Therapie von Schilddrüsenerkrankungen hatte man noch nie gehört. Obwohl noch andere Betroffene dort anriefen, wurde nichts unternommen. Handelte es sich bei dieser Einrichtung um eine geschäftstüchtige Methode, mit dem Zusammenbruch des Gesundheitswesens und mit der Verzweiflung der Patienten Geld zu machen?

Die US-Selbsthilfegruppen haben ebenfalls Schwierigkeiten mit den Medien. Als die NBC eine Fernsehärztin über Schilddrüsenerkrankungen sprechen ließ, gab es zahlreiche Sachfehler, die auch auf die Internetseite übernommen wurden. Auf Einwände der Patientensprecherin MARY SHOMON wurden

Schreibfehler bei den Medikamentennamen korrigiert und man nahm die Behauptung zurück, natürliche Schilddrüsenhormone würden von Kühen gewonnen. Fehler und Versäumnisse bezüglich der Schilddrüsentests, ihrer Bedeutung und der Dosierung und Qualität von Medikamenten blieben jedoch stehen und tragen weiter zur Verwirrung der Patienten bei.

Nicht nur Patienten haben es schwer, Zugriff auf Medien zu bekommen. Auch Wissenschaftler, die die Konzerne kritisieren, werden geschnitten. Sogar der Arbeitskreis Jodmangel, dessen Werbung teilweise wöchentlich von allen Medien verbreitet wird, wird nicht gehört, sobald er zu Ergebnissen kommt, die für die Industrie weniger förderlich sind. Die Mitteilung „Mediziner: Jodaufnahme nicht nur positiv" verschwand in der Versenkung. Wir machten uns sogar noch die Mühe und wiesen die Medien auf diese Verlautbarung des AKJ hin. Aber die Meldung über den Anstieg von Autoimmunerkrankungen der Schilddrüse als Kehrseite der verbesserten Jodversorgung wurde konsequent ignoriert und den Verbrauchern verschwiegen. Machen Sie den Test in Ihrem Freundeskreis: Wie viele Personen kennen die Theorie vom Kropf durch Jodmangel und wie viele wissen von dem Anstieg der Autoimmunerkrankungen durch die Massenjodierung? Und machen Sie diesen Test einmal bei Bäckern, Metzgern oder Ärzten!

Erinnern Sie sich an den Film „Erin Brockovich" mit JULIA ROBERTS, der nach einer wahren Begebenheit gedreht wurde? Eine Firma lässt Chrom ins Trinkwasser laufen. Aber man verschweigt den Anwohnern das nicht etwa, nein, man lädt sie zu einem Infoabend ein, auf dem man den Bürgern erklärt, wie ungefährlich und sogar gesundheitsfördernd dieses Vorgehen sei. Die Anwohner glauben sich nun bestens informiert und forschen nicht weiter selber nach. Bis so auffallend viele Menschen erkrankt und gestorben sind, dass die Bevölkerung sich

Gedanken macht, sind verschiedene Fristen abgelaufen und die Firma wiegt sich in Sicherheit.

Jodbefürworter sind häufig auch Fluorbefürworter. Fluorkritik wird in den Medien ebenfalls so gut wie nicht verbreitet, wie besonders US-Fluor-Kritiker bedauern. Wer recherchiert schon selbst über Fluorzusätze, wenn die Medien uns so gut informieren: „*Fluor ist gesund und gegen Karies!*" Wer forscht noch über Jodrisiken nach, wenn wir rund um die Uhr über unseren Jodmangel und seine fatalen Folgen aufgeklärt werden? Und schon werben die Medien weiter: die Rettung im Zusammenbruch des Gesundheitssystems, das von der Industrie ausgesaugt wurde, ist, wen wundert's: die Industrie. Nur durch noch mehr Jodierung, Fluoridierung und andere Medikamente wie etwa Folsäure könne der Untergang verhindert werden. Ich kann das wirklich nicht mehr glauben!

Die Ministerien und Parteien

Bundesministerium für Gesundheit und Soziale Sicherung, Bonn, und Bundesministerium für Verbraucherschutz, Ernährung und Landwirtschaft, Bonn/Berlin

DR. RALPH BIRCHER beklagte schon vor langer Zeit den Niedergang der Ernährungsforschung. *„Heute ist dieses Fach also sozusagen abgerutscht von den Klinikern zu den Chemikern und Landwirten.“* Es scheint zunächst kurios, dass die Veterinärmedizin Gesundheits- und Ernährungsfragen von Menschen bespricht, aber tatsächlich erfährt man von Tierärzten einiges zum Thema Jod. In ihrer Dissertation beschreibt z. B. CLAUDIA BORGER von der Uni München, dass sehr wohl bekannt sei, dass die Schilddrüse über eine aktive Selbstregulation verfüge, womit bei geringerem Jodvorkommen in der Nahrung mehr Jod verwertet wird, während bei hohem Jodangebot mehr Jod ausgeschieden wird. Die angeblich geringe Jodausscheidung der deutschen Bevölkerung könne demnach ein Anzeichen sein, dass der Körper das natürlich vorhandene Jodangebot optimal nutzt. Unerklärlich scheint auch, dass sich die Jodversorgung in Ostdeutschland nach der Abschaffung der generellen Salzjodierung verbesserte! Hier erfährt der Verbraucher auch endlich etwas über die vertuschte Viehfutterjodierung. So kommt es bei den Jodgaben für Hühner durchaus zu *„für die menschliche Ernährung zu hohe Jodkonzentration von 700 mcg/100 g Ei“*.[178]

178 Claudia Borger: „Alternative Methoden in der Schweinemast: Untersuchungen zum leistungssteigernden Potential seltener Erden und zur Jodanreicherung im Gewebe durch die Verfütterung von Meeresalgen“, München, 2003

Auch der Milchgehalt ist nicht leicht zu kontrollieren. So kommt es durch die prophylaktische Gabe jodhaltiger Medikamente (zur Verhinderung von Klauenfäule) und durch die Verwendung von Desinfektionsmitteln zu Extremwerten. Es ist bekannt, dass Großbritannien die Jodaufnahme seiner Bvölkerung nur über die Milch verdreifachte. Ebenfalls sind Fleisch und Fisch über die Fütterung jodiert. Die jodierte Fütterung macht auch einige Probleme im Stoffwechsel der Tiere, es kann sich z. B. der Eisengehalt verringern. Versuche sollen den sicheren Jodpegel ermitteln. *„Die Bedarfsempfehlungen für die Jodversorgung variieren zwischen den verschiedenen Gesellschaften für Futternormierung stark."*[179]

Viele Jodierungsopfer schreiben seit den 90er-Jahren Briefe an die diversen Ministerien, um auf ihre massiven Probleme aufmerksam zu machen, die die Jodierung ihnen auferlegt. Sie fordern ihr Recht auf körperliche Unversehrtheit und Menschenwürde ein. Schilddrüsenkranke wollen ein Teil unserer Gesellschaft sein wie alle anderen auch. Sie wollen teilhaben an der Lebensmittelversorgung an sich aber auch an dem sozialen Ereignis, das gemeinsame Mahlzeiten darstellen. Die Politik der Regierung hat nicht nur ihre Gesundheit geschädigt, sondern auch viele ihrer sozialen Bande durchtrennt. Sie hat Schilddrüsenkranke zu Menschen 2. Klasse gemacht und sie ins Aus gedrängt. Die Jodierungspolitik schaffte eine ganz neue Art der Diskriminierung. Wurde zuvor Menschen der Zugang zu Restaurants und Cafes verweigert (z. B. Afro-Amerikanern), so haben Schilddrüsenpatienten heute freien Zugang, müssen jedoch für gemeinschaftliche Mahlzeiten mit ihrer Gesundheit und letzten Endes mit ihrem Leben bezahlen. Natürlich stellt die

---

179 Ebenda

Regierung es ihnen völlig frei, ihre Gesundheit fürs Teilhaben am gesellschaftlichen Leben zu opfern. Denn wer nicht jodiert essen will, der wird nicht gezwungen. Jeder kann freiwillig entscheiden, den Restaurants, den Partys, den Taufen, den Hochzeiten, den Weihnachtsfeiern und Geburtstagen fern zu bleiben oder sich ein selbst gebackenes Butterbrot mitzubringen – falls sie unjodierte Butter bekommen können. Die Diskriminierung ist heute subtiler geworden. Mir sind mehrere Fälle bekannt, in denen Schilddrüsenkranke zwar eingeladen wurden, man aber über deren Essverhalten so erbost war, dass man ihnen heimlich Jod unterschob. Die Partygäste wollten beweisen, dass der Kranke lügt und er gar nicht auf Jod reagiert – denn das ist es ja, was Politiker und Medien der Bevölkerung erzählen. Die Kranken mussten dann mit Herzbeschwerden und Stoffwechselstörungen fertig werden. Hier geht es schon lange nicht mehr um Spaß und Freiwilligkeit. Es kommt zu Zerwürfnissen zwischen Freunden, Mobbing am Arbeitsplatz und zur Zerrüttung von Ehen.

Politiker behaupten zwar, die Jodeinnahme sei freiwillig, es wäre dennoch interessant zu sehen, wie genau diese Personen nur 6 Monate versuchen unjodiert zu essen und dabei nicht abzumagern (Hyperthyreose-Kranke magern wesentlich schneller ab als Gesunde), nicht von Kollegen angegriffen werden, ihren Job problemlos weitermachen können, wie sie in Hotels zurechtkommen und vor allem, wo sie die Zeit hernehmen, nach unjodierten Nahrungsmitteln zu suchen. Für den normalen Bürger spielt zudem die Geldfrage eine Rolle, denn nicht jeder kann sich aus dem Ausland oder aus anderen Städten unjodierte Lebensmittel schicken lassen und in Delikatessen-Läden einkaufen. Wer freiwillig auf Jod verzichtet, macht auf offiziellen Anlässen keinen guten Eindruck. Oder können Sie sich vorstellen, wie es wirkt, wenn Politiker bei einem Gala-Diner das Butterbrot auspacken?

Das Bundesministerium für Verbraucherschutz behauptet: *„Durch Untersuchungen ist belegt, dass Deutschland Jodmangelgebiet ist."* So weit lehnt sich nicht einmal UNICEF aus dem Fenster, dort spricht man nur von Indizien für einen Jodmangel. In einem anderen Schreiben wird zugegeben, dass das so genannte Jodmangelland ein Problem mit Nitrat hat, wobei das Ministerium Umweltverschmutzungen mit keiner Silbe erwähnt. Es sei bekannt, dass bestimmte strumigene Noxen (das sind Stoffe, die Kropf auslösen) in der Nahrung und Umwelt die Entstehung von Jodmangelstrumen begünstigen können. *„Hierbei sind auch regionale Unterschiede zu beachten, u. a. auch bestimmte Verzehrsmuster (Gemüse mit natürlichem höherem Nitratgehalt wie z. B. Kohlarten). Diese Belastungen werden bei der Festlegung von nationalen Empfehlungen über die wünschenswerte Jodzufuhr von Bevölkerungsgruppen von der Deutschen Gesellschaft für Ernährung berücksichtigt, da diese Substanzen (z. B. Nitrat aus Nahrung und Trinkwasser, Rauchen) zu einer Abnahme der Jodreserve der Schilddrüse und damit zu einem erhöhten Jodbedarf führen."*[180] Die künstlich hohe Nitratbelastung der Böden spielt wohl sicher eine bedeutendere Rolle als der gelegentliche Kohlverzehr. Es ist zudem nicht einleuchtend, warum die gesamte Bevölkerung Jod einnehmen muss, weil manche rauchen.

Das Ministerium für Verbraucherschutz behauptet zudem, dass durch die festgelegte Höchstmenge für Jodzusätze sichergestellt würde, dass keinerlei Gesundheitsschäden entstünden. Der ICCIDD kam jedoch zu der Erkenntnis, dass es keinen sicheren Grenzwert gibt. Weiter wird behauptet, Morbus Basedow könne erst ab einer Jodaufnahme von über 1000 Mikro-

180 Bundesministerium für Verbraucherschutz, Ernährung und Landwirtschaft, Bonn/Berlin, Geschäftszeichen 221-7650-05/3 II

gramm entstehen. In Wahrheit ist die Toleranz gegen Jod individuell. Ebenso ist die Behauptung fraglich, dass der Verzehr von jodierter Milch und jodiertem Fleisch die Jodaufnahme pro Tag um 60 Mikrogramm erhöhe.

Das Bundesministerium für Gesundheit untergräbt außerdem die Therapiekonzepte von behandelnden Ärzten. *„Es ist deshalb bedauerlich, wenn gelegentlich von einigen Ärzten wie auch dem Betriebsarzt Ihres Sohnes immer noch die Auffassung vertreten wird, dass diese Kranken keine jodierten Lebensmittel essen dürfen."* Hier geht Politik vor Medizin und das Ministerium beachtet nicht objektiv die wissenschaftliche Diskussion aller Mediziner, sondern diffamiert die Ärzte, die nicht das politische Konzept unterstützen. *„Bei Patienten mit Morbus Basedow ist der Jodumsatz in der Schilddrüse derart hoch, dass Basedowschilddrüsen meist jodverarmt sind. Entgegen der Befürchtung von Ihnen hat das zusätzliche tägliche Jodangebot von 100 bis 200 Mikrogramm in Form von Jodsalz keinen Einfluss auf die überschießende Produktion der Basedowschilddrüse."*[181] Das hört sich fundiert an, hat aber leider mit der Realität von Tausenden von Kranken nichts zu tun.

Doch nicht nur die Wissenschaft wird zurechtgebogen, sondern auch das Grundgesetz: *„Der im Grundgesetz verankerte Anspruch auf Unversehrtheit von Leben und Gesundheit gilt selbstverständlich nicht nur für Ihren Sohn und andere Schilddrüsenkranke. Dabei sollte man nicht vergessen, dass ohne Jodprophylaxe in Deutschland die Folgen von Jodmangel wie Unfruchtbarkeit bei Frauen, erhöhte Fehl- und Totgeburtenzahl, erhöhte Sterblichkeit vor der Geburt und in der Neugeborenenzeit, Ge-*

181 Bundesministerium für Verbraucherschutz, Ernährung und Landwirtschaft, Bonn/Berlin, Geschäftszeichen 221-7650-05/3 II

burtsfehlern, Störungen des Wachstums und der Gehirnentwicklung sowie von Schilddrüsenvergrößerungen (Struma) und deren Komplikationen weitaus schwerwiegender wären, sodass es umgekehrt gesundheitspolitisch unverantwortlich wäre, Salzjodierung in Kantinen, Gaststätten, Krankenhäusern usw. zu verbieten." Die deutsche Regierung gesteht die Grundrechte also nicht allen Bürgern zu, sondern nur den von ihr formatierten Mehrheiten. Das Verletzen von Minderheiten ist üblich, wenn man dafür einen Nutzen kreieren kann. Entsprechend dem ICCIDD-Schema beruft man sich dabei auf die Rettung von Kindern bzw. Schwangeren. Auf Nachfragen stellt sich jedoch heraus: „*Für Deutschland gibt es keine repräsentativen Studien, die durch Jodmangel ausgelöste Unfruchtbarkeit, Fehlgeburten oder Behinderungen belegen. Viele individuelle Untersuchungen aufgrund einer bestehenden Hyperthyreose bei Frauen lassen jedoch den Schluss zu, dass diese sowohl der Grund für eine Unfruchtbarkeit als auch für eine Früh- oder Fehlgeburt bei einer Schwangerschaft sein können.*"

Gerade Hyperthyreosepatienten müssen Jod meiden. Die aufgezwungene Jodgabe dramatisiert ihren Zustand und führt zu Krisen. Dass man vorgibt, gerade den Gruppen zu helfen, denen man am meisten schadet, verschlägt einem die Sprache. Im Oktober 2003 lehnte der Petitionsausschuss des Deutschen Bundestags alle Beschwerden gegen die Massenjodierung und gegen die ungenügende Deklarationspflicht ab. Ihm lägen keine Anhaltspunkte vor, die Anlass gäben, an den vom Bundesministerium getroffenen Aussagen zu zweifeln, heißt es. Und weiter: „*Der Petitionsausschuss nimmt trotz dieser für ihn eindeutigen wissenschaftlichen Sachlage die Argumente und Befürchtungen der Patienten außerordentlich ernst. Einer noch so geringen Gesundheitsgefährdung durch jodierte Lebensmittel muss im Ansatz schon begegnet werden.*" Es könne nicht hingenommen werden, dass die Gesundheit Einzelner selbst aus Gründen der Volksgesundheit gefährdet oder gar geschädigt würde. Für solche Befürchtung sieht der Ausschuss allerdings nach dem derzeitigen Stand der Wissenschaft keinen begründeten Anlass. Dennoch empfiehlt er allen Betroffenen ausdrücklich, sich im Einzelfall mit dem Facharzt zu besprechen und gegebenenfalls die medizinische Hilfe des Bundesinstitutes für gesundheitlichen Verbraucherschutz und Veterinärmedizin in der Thielallee 88-92, 14195 Berlin (Tel. 030/84123230), in Anspruch zu nehmen.[182] Das Bundesministerium für Gesundheit stellte fest: *„Es wurde deutlich gemacht, dass es keine Risikogruppen in der Bevölkerung gibt, die aufgrund des Verzehrs von Lebensmitteln, die unter Verwendung von jodiertem Speisesalz hergestellt wurden, gesundheitliche Beeinträchtigungen befürchten müssen."* In einem anderen Schreiben gibt man jedoch zu, dass es zu Hyperthyreosen kommt, wofür der Betroffene aber dankbar sein soll, denn *„Die Experten des Arbeitskreises Jodmangel sind übereinstimmend der Meinung, dass mit physiologischen Jodmengen, wie sie mit dem Jodsalz oder mit Jodsalz hergestellten Nahrungsmitteln über die Nahrung aufgenommen werden, allenfalls eine kaum in Erscheinung tretende Überfunktion hervorgerufen werden kann. Das Risiko einer deutlich erkennbaren, krankhaften Überfunktion bei einer physiologisch sinnvollen Zufuhr von 200 Mikrogramm pro Tag ist äußerst gering und gegebenenfalls in gewissem Maße vorteilhaft für den Patienten und überdies gut beherrschbar.* [...] *Jodsalz bringt keine Schilddrüsenerkrankungen zum Ausbruch, sondern kann sie verhindern. Eine Ausnahme besteht nur bei Personen, die aufgrund eines lange bestehenden Jodmangels zu einer Überfunktion/Autonomie neigen. Hier kann*

182 Petitionsausschuss des Deutschen Bundestags: Pet 3-14-10-2128-038445

sich durch eine verbesserte Jodversorgung die Krankheit frühzeitiger bemerkbar machen, die dann aber auch früher und mit besseren Aussichten auf Erfolg behandelt werden kann." Schilddrüsenerkrankungen sind also leicht zu behandeln, verbreitet auch das Gesundheitsministerium. Das Ministerium für Verbraucherschutz findet, dass die Behauptung, die Jodierung würde einen Personenkreis in seinen Lebensmöglichkeiten einschränken oder sogar krank machen, jeder Grundlage entbehre. Und weiter: „*Obwohl zwischenzeitlich immer wieder Behauptungen an das bisher zuständige Bundesministerium für Gesundheit herangetragen wurden, dass es in Einzelfällen durch den Verzehr von Speisen mit jodiertem Speisesalz zu Jodvergiftungen o. Ä. gekommen sei, ist kein Fall bekannt, in dem diese Behauptungen einer wissenschaftlichen Nachprüfung standgehalten haben.*" Anfragen, wer welche Art von wissenschaftlichen Tests durchgeführt habe und an welchen und wie vielen Betroffenen, wurden nicht beantwortet. Keiner der Betroffenen, die ich kenne, wurden vom Ministerium getestet oder irgendwie beachtet.

Das Ministerium für Gesundheit verrät, dass die anfangs erforderliche Kennzeichnung jodierter Speisen – „mit Jodsalz hergestellt" – beim Verbraucher nicht gut ankam und deswegen abgeschafft wurde. Obwohl die Jodierung doch so ungeheuer freiwillig ist, stört es einfach, wenn sie abgelehnt wird und darum ist Kennzeichnung lästig. Ähnlich sieht es mit der Kennzeichnung von genmanipulierten Lebensmitteln aus. Sie sind so gut, aber ihre Kennzeichnung führt dazu, dass Verbraucher sie meiden. Darum verklagen die USA die EU, damit man auf eine Deklaration verzichten und den Verbraucher übertölpeln kann, der einfach nicht erkennt, wie gut „veredelte" Lebensmittel für ihn sind. „*Diese Kennzeichnungspflicht hat sich offenbar als Hemmnis für die breite Verwendung von jodiertem Speisesalz erwiesen. Sie wurde deshalb mit der Zweiten Verordnung zur*

Änderung der Vorschriften über jodiertes Speisesalz vom 14. Dezember 1993 aufgehoben." (Bundesministerium für Gesundheit). Hier wird der Freiwilligkeit der Bürger anscheinend nachgeholfen, wenn es nicht so läuft, wie die Regierung sich das vorstellt. Die Regierung weiß, dass die Deutschen gar keine Zwangsjodierung wollen. *„Gelegentlich erhobene Forderungen, der Gesetzgeber solle die ausschließliche Herstellung von jodiertem Speisesalz und dessen Verwendung vorschreiben, ist die Bundesregierung aus gutem Grunde nicht nachgekommen. Eine derartige Maßnahme würde von weiten Kreisen der Bevölkerung als Zwangsmedikation angesehen und nicht akzeptiert werden."* (Bundesministerium für Gesundheit). Auch der erfahrene Medizinjournalist KURT G. BLÜCHEL weist in seinem Buch „Heilen verboten – töten erlaubt" auf den Umstand hin, dass Jodierung, Fluoridierung und ähnliche Projekte bisher an den üblen Erinnerungen ans 3. Reich scheiterten und erst jetzt nach massivstem Wirken verschiedener Kreise und Lobbyisten durchgesetzt werden können. Wenn die Bevölkerung aus der Geschichte gelernt hat, dann muss man eben ein Hintertürchen finden und der Freiwilligkeit auf die Sprünge helfen.

Die Regierung hat sich mit riesigen Kampagnen an Hersteller gewandt, um ihre Wünsche durchzusetzen. Die Standpunkte der Geschädigten bekommen die meisten Produzenten gar nicht zu hören. Schließlich fließen die Steuergelder der Schilddrüsenkranken in Programme, die die Jodierung ankurbeln. Gleichwertige Kampagnen, die auf die Schattenseite dieser Programme hinweisen, sind von den Betroffenen nicht zu finanzieren. *„Deshalb ist durch die Bundeszentrale für gesundheitliche Aufklärung eine Aufklärungskampagne durchgeführt worden, mit der in erster Linie das Bäcker- und das Metzgereigewerbe motiviert wurden, ihre Erzeugnisse nur noch unter Verwendung von jodiertem Speisesalz herzustellen ..."*

Eines dieser Schreiben wurde uns von einem Lebensmittelproduzenten freundlicherweise zur Verfügung gestellt:

„Jodmangelprophylaxe

Verwendung von jodiertem Speisesalz bei der Herstellung, Produktion von Lebensmitteln – Bitte um Unterstützung der Kampagne

Sehr geehrte Damen und Herren,

seit einigen Jahren führt die Bundeszentrale für gesundheitliche Aufklärung gemeinsam mit dem Arbeitskreis Jodmangel, der Deutschen Gesellschaft für Ernährung und dem Bund für Lebensmittelrecht und Lebensmittelkunde mit Erfolg eine Kampagne zur Vorbeugung von Schilddrüsenerkrankungen durch, die vor allem durch Jodmangel hervorgerufen werden.

Durch die vermehrte Verwendung von jodiertem Speisesalz in den privaten Haushalten sowie im Bäcker- und Metzger-Handwerk konnte bereits eine erhebliche Verbesserung der Jodversorgung erzielt werden.

Dieser Erfolg ist aber nicht ausreichend. Bedingt durch die sich verändernden Ernährungsgewohnheiten und die fortschreitende Verwendung von vorbereiteten Produkten bzw. die Inanspruchnahme von Außer-Haus-Verpflegung kann die angestrebte Versorgung nur erreicht werden, wenn möglichst alle Lebensmittel mit jodiertem Speisesalz hergestellt werden.

Ich bitte daher um Unterstützung unserer Kampagne: ***Verwenden Sie bei der Herstellung Ihrer Produkte jodiertes Speisesalz*** *im Interesse der Gesundheit der Bürger.“*

Weitere Äußerungen der Bundeszentrale für gesundheitliche Aufklärung: *„Es ist wissenschaftlich erwiesen: Der Verzehr von Jodsalz in Speisen oder Lebensmitteln ist gesundheitlich unbedenklich.“* Und *„Gesundheitliche Risiken sind übrigens bei diesen vorbeugenden Maßnahmen nicht aufgetreten.“* Sie rät dem Bürger: *„Seien Sie hartnäckig! Nur wenn Sie stetig nachfragen, wird sich* *das Angebot an Produkten mit Jodsalz verbessern.*" Die Bundeszentrale für gesundheitliche Aufklärung bekam daraufhin empörte Briefe von Bürgern, deren Gesundheit durch die Jodierung erheblich litt.

Den Antwortschreiben der Ministerien für Verbraucherschutz und Gesundheit liegt oftmals ein „25-Fragen-und-Antworten"-Heft von PROF. HORSTER und PROF. PFANNENSTIEL bei. Dort wird dem Verbraucher die Harmlosigkeit der Jodierung erklärt. Die Ärzte, beide Mitglieder im AKJ, schreiben dort zur Frage „Darf Jodsalz bei einer Überfunktion der Schilddrüse verwendet werden?": *„Solange wir in Deutschland eine unzureichende Jodversorgung haben, ist auch die täglich mit Jodsalz aufgenommene Jodmenge zu gering, um die Überfunktion der Schilddrüse negativ zu beeinflussen.*" Weiter behaupten die Ärzte, dass auch Unterfunktionen nicht negativ beeinflusst würden. Um den wissenschaftlichen Ruf jedoch nicht zu gefährden, weist man in den Infoblättchen der von PROF. PFANNENSTIEL gegründeten Schilddrüsen-Liga inzwischen darauf hin, dass Patienten Jodsalz meiden sollten. Die Liga rühmt sich trotzdem, in Sachen Jodierung auf das Bundesministerium und den Bundesausschuss der Ärzte und Krankenkassen einzuwirken.

Auf die Problematik des Fluor-Jod-Stoffwechsels angesprochen, gibt sich das Ministerium für Verbraucherschutz ahnungslos. Zwar berichtet der ICCIDD über die kropfbildende Wirkung von Fluor und auch die Fachliteratur weiß davon, nicht so jedoch das deutsche Ministerium. Auf Anfragen, wie es zu der merkwürdigen Kombination von jodiertem Fluorsalz kommt, antwortet die Regierung: *„Jod und Fluorid heben sich in ihrer Wirkung nicht gegenseitig auf. Wie könnte man ein solches Produkt sonst auf den Markt bringen? [...] Es ist kaum vorstellbar, dass der ICCIDD über einen solch falschen Sachverhalt berichtet hat.*" Allein auf der US-Internetseite „History of Fluoride/Iodine Antagonism“ sind über 120 internationale Studien dazu aufgelistet. Die Regierung braucht jedoch keine wissenschaftlichen Belege, sondern verlässt sich blind auf die Industrie.

Auch zu den vom ICCIDD, UNICEF und der WHO besprochenen Basedow-Epidemien in Afrika hat die deutsche Regierung nichts zu sagen: *„Dass es in Afrika durch Jodsalz zu schweren Unregelmäßigkeiten gekommen sein soll, ist uns nicht bekannt.“* In einem anderen Schreiben des Bundesministeriums für Verbraucherschutz, Ernährung und Landwirtschaft legt man ein Papier des Bundesinstituts für gesundheitlichen Verbraucherschutz und Veterinärmedizin bei, das den Sicherheitswert von 1000 Mikrogramm schon einschränkt: *„Als oberer tolerabler Zufuhrwert werden von der WHO bei ausreichender Jodversorgung 1000 Mikrogramm Jod pro Tag benannt. In Deutschland ist jedoch, ebenso wie in anderen Ländern beobachtet, als Folge eines lange dauernden Jodmangels vielfach mit unerkannten funktionellen Autonomien der Schilddrüse zu rechnen, insbesondere bei älteren Menschen. Unter diesen Umständen sollte die Jodzufuhr aus der Nahrung bei Erwachsenen 500 Mikrogramm/Tag generell nicht überschreiten.“* Das Institut behauptet jedoch auch weiterhin: *„Bei allen Patienten besteht weder ein gesundheitliches Risiko durch den bestimmungsgemäßen Verzehr von jodiertem Speisesalz oder damit hergestellten Speisen und Lebensmitteln noch wird die Behandlung von Schilddrüsenkrankheiten durch diese Jodprophylaxemaßnahmen erschwert.“* Und weiter: *„Es gibt keine Veranlassung für eine jodarme Ernährung.“*

Eine komische Anekdote am Rande: Einige Jodierungsopfer, die sich an die Ministerien wandten, bekamen Standardantworten, die versicherten, man müsse sich keinerlei Sorgen um BSE machen. Anderen wurde erklärt, es hätte sich noch nie jemand über Jodschäden beschwert. Gut, dass wir das Gedächtnis des zuständigen Arztes mit Aktenzeichen auffrischen konnten.

Die deutschen Ministerien berufen sich häufig auf die Deutsche Gesellschaft für Ernährung (DGE). Zum Teil werden Briefe einfach dorthin weitergeleitet, um sie von der DGE beantworten zu lassen. Das Bundesministerium für Gesundheit: *„Bei der Deutschen Gesellschaft für Ernährung e. V. handelt es sich um eine wissenschaftliche Fachgesellschaft, deren satzungsgemäße Aufgabe u. a. in der Erfassung, Bewertung und Dokumentation wissenschaftlicher Erkenntnisse auf dem Gebiet der Ernährungsforschung, der ideellen Förderung sowie der Information der beteiligten Kreise besteht. Sie wird von mir institutionell gefördert.*" Die DGE wurde 1953 gegründet und verfügt über einen Jahresetat von 4 Mio. Euro, wovon 70 % von Bund und Ländern und öffentlichen Mitteln finanziert werden. Die DGE verbreitet mitunter erstaunliche Behauptungen. Zum Beispiel hat man in den USA die „Empfehlung", nur 30 % Fett zu essen (Anteil an der Gesamtkalorienmenge), schließlich zurücknehmen müssen. Die Formel war für Herzkranke entwickelt worden und galt plötzlich für die gesamte Bevölkerung. Auch Deutschland warb für Light-Produkte mit wenig Fett. In einer Überprüfungsstudie stellte sich jedoch heraus, dass die Diätgruppe mehr Schlaganfälle erlitt als die Gruppe, die normal aß. 1988 verkündete der US-Gesundheitsminister, man werde das vorhandene Wissen über Nahrungsfette zusammenfassen, was man nach elf Jahren jedoch aufgab. Begründung: „Zu kompliziert". Die DGE hält an der fragwürdigen und wissenschaftlich nicht belegbaren 30 %-Grenze jedoch heute noch fest. Die Produzenten von Light-Produkten dürften sich darüber freuen.

„Und Zucker macht doch nicht dick" – auch diese Weisheit kam von der DGE. So warb PROF. PUDEL von der DGE 1998 in Zeitschriften für Zucker: *„Die Lust* [auf Süßes] *wird nur dann zu einem Problem, wenn man das Süße mit schlechtem Gewissen verspeist.*" PROF. PUDEL behauptet dort, Zucker habe

keinen Einfluss auf den Blutzuckerspiegel. Und die DGE vertat sich auch mit Empfehlungen für Babys. DR. GUNTER FRANK: *„Studien ergaben, dass Säuglinge bis zu 25 Prozent weniger Kalorien benötigen, als die DGE bisher gefordert hatte."*

Übles weiß die DGE hingegen über Himalaya-Salz zu be-richten. Man beurteilt das „Fehlen künstlicher Fluor- und Jodzusätze als besonderen Nachteil". Denn Fluor wird von der DGE als Kariesprophylaxe gepriesen, Menschen sollen es ab der zweiten Lebenswoche einnehmen. Die DGE veröffentlichte mehrere Stellungnahmen, die eine Massenjodierung forcierten, zusammen mit Ärzten des Forums Schilddrüse und des AKJ sowie PROF. GROSSKLAUS. *Man rühmt sich damit, die Gesetzgebung der Politik beeinflusst zu haben. Kritik an der Massenjodierung bezeichtet die DGE als „unverantwortlich". Man befindet, dass das jetzige Ausmaß der Jodierung „noch nicht ausreichend ist" und meint, das „muss Motivation [...] für heftigen Widerspruch gegenüber den ewig Unbelehrbaren sein." Man klagt: „Es ist außerordentlich problematisch, wenn sogar durch Ärzte, aber auch durch Selbsthilfegruppen oder Laienpublikationen die Unbedenklichkeit von Jodsalz infrage gestellt wird. Lebensmittelhersteller, aber auch Verbraucher werden dadurch verunsichert.* PROF. PETER C. SCRIBA, *Direktor der Medizinischen Klinik der Ludwig-Maximilian-Universität, München, widerlegte die Argumente der Jodsalz-Gegner. Die Jodzufuhr in Prophylaxedosen von 200 Mikrogramm verschlechtert eine bestehende Schilddrüsenüberfunktion nicht und löst eine solche auch nicht aus. Sollte dennoch nach der Umstellung auf Jodsalz eine Schilddrüsenüberfunktion auftreten, so lag diese schon vorher unerkannt vor. Für den Patienten ist dies nicht unbedingt ein Nachteil, da die Erkrankung so frühzeitig erkannt und behandelbar wird." Auch die DGE vertritt die Meinung, es gäbe keine Schäden und wenn doch, dann dienen sie der Enttarnung von im Verborgenen schlummernden Krankheiten. Die DGE schimpft weiter: „Wer sich gegen den konsequenten Einsatz von Jodsalz ausspricht, gefährdet die Gesundheit breiter Bevölkerungskreise." Die Jodierung ist natürlich freiwillig – aber wer nicht freiwillig will, der ist eine Gefahr für Deutschland.*

Die DGE behauptet auch, es gäbe keine Übersäuerung des Körpers. In den Medien wurde inzwischen mehrfach das Thema Übersäuerung angesprochen und man diskutiert über eine mehr basisch ausgerichtete Ernährung. In Reformhäusern gibt es Mineralstoffmischungen, die dem Körper helfen sollen, einen Ausgleich zu finden. Manche Firmen werben auch mit der basischen Wirkung von Himalaya-Salz. Da die DGE jedoch Absatzeinbußen des von ihr unterstützten Jod-Fluor-Salzes befürchtet, kam es zu folgender Stellungnahme: *„Der Körper besitzt jedoch Puffersysteme, die einseitige oder auch extreme Nahrungseinflüsse selbstständig ausgleichen können. Zum Ausgleich des Säure-Basen-Haushaltes ist die Sole also nicht erforderlich."* Das würde bedeuten, dass sich jeder ungestraft einseitig ernähren kann.

Die DGE legt zudem die Bedarfswerte für Jod fest. Eine Verantwortung für diese Werte lehnt man jedoch ab. Schließlich könne man anhand der Empfehlungen nichts über den individuellen Bedarf sagen. Aber man rechnet gerne mit den an sich bedeutungslosen Zahlen der DGE; nicht umsonst zitieren Junk-Food-Hersteller die DGE besonders gern, um zu beweisen, dass auch minderwertiges Essen durch chemische Zusätze einen bedeutenden Beitrag zu gesunder Ernährung leistet. Die Hinweise des DGE-Kapitels „Handhabung der Referenzwerte" sind in diesem Zusammenhang interessant: *„Mit dem Anspruch der absoluten Richtigkeit ist die Planung einer bedarfsdeckenden Ernährung von Einzelpersonen mit den Referenzwerten nicht möglich, da der individuelle Bedarf nicht bekannt ist."* Dazu der *EU.L.E.n-Spiegel: „Denn „die exakte Beurteilung des Versorgungs-*

zustandes einer bestimmten Person ist auf der Basis der empfohlenen Zufuhr nicht möglich. Hierzu wäre es notwendig, den individuellen Bedarf dieser Person zu kennen". Da der tatsächliche Bedarf an Vitaminen und Mineralstoffen meist unbekannt ist, wurden Durchschnittswerte berechnet, mit allerlei Zuschlägen versehen und als Empfehlung herausgegeben. Das heißt: Wer weniger verzehrt als die DGE empfiehlt, kann daraus eben nicht schließen, er sei unterversorgt. [...] *Trotz der Deutlichkeit, mit der die DGE auf die Unzulänglichkeiten hinweist, werden diese von vielen Ernährungsberatern schlicht und einfach ignoriert"* Die Zahlenspiele der DGE werden bewusst eingesetzt, um unsere Lebensmittel chemisch zu manipulieren. Das Ministerium gibt diese Zahlen ungeprüft wieder. Auch die DGE verkauft ihre Zahlen bewusst als Wahrheit. Dass man im Kleingedruckten zugibt, dass diese Werte bedeutungslos sind, dient nur der Absicherung. Schließlich will keiner die Verantwortung übernehmen müssen.

Der Arbeitskreis Jodmangel, eine Untergruppe der Deutschen Gesellschaft für Ernährung, tritt massiv in den Medien auf, um die Massenjodierung voranzutreiben. Man wirbt hier auch für Fluor. Auffallend ist, dass die zugehörigen Ärzte gleichzeitig im Ministerium, im Forum Schilddrüse, in der Schilddrüsen-Liga bzw. im Pharmakonzern Henning arbeiten. Während die Öffentlichkeit also glaubt, zahlreiche unabhängige Gremien wären zu dem Schluss gekommen, die Bevölkerung leide an Jodmangel, handelt es sich um immer die gleichen, die z. T. sogar im Beirat der Firma Henning, die Jodtabletten vertreibt, sitzen. Henning stellt den Arbeitskreis als Abteilung der DGE dar, der Arbeitskreis selber spricht davon, dass die DGE an seiner Gründung beteiligt war. Zudem muss man hier fragen, wie weit die Nähe zur Pharmaindustrie für die gesamte DGE gilt. Der AKJ betont seinen engen Kontakt zur damaligen „Interdisziplinären Jodkommission“ der DDR, von der auch nach der Wiedervereinigung Mitglieder übernommen wurden.

Das Sächsische Staatsministerium für Soziales, Gesundheit, Jugend und Familie erklärte einem Betroffenen die Sinnlosigkeit der Jodierung: *„Hinsichtlich der Verwendung von jodiertem Speisesalz bei der Nahrungszubereitung besteht Übereinstimmung darüber, dass allein der Einsatz von Jodsalz im Haushalt zur effektiven Jodprophylaxe nicht ausreicht. Denn das meiste (Jod-) Salz wird als Zusatz beim Kochen von Nudeln oder Kartoffeln verwendet. Dabei verbleibt das Jodid zum großen Teil im Kochwasser. Ebenso gelangt das meiste Jod beim Braten in die Kochschwaden und nicht in die Speisen. Lediglich unmittelbar verwendetes Jodid, z. B. beim Salzen des Frühstückseies, wird quantitativ aufgenommen. Die Angst vor einer zu hohen Jodidaufnahme durch die Verwendung von jodiertem Speisesalz im Haushalt ist völlig unbegründet. Für die Prävention bedeutet dies jedoch, dass der Einsatz von jodiertem Speisesalz bei der Herstellung von Back- und Wurstwaren unerlässlich ist.“* Das ist ungeheuer, wenn man bedenkt, was für Erfolge man mit einer Jodprophylaxe erzielt haben will, die sich plötzlich angeblich in Luft auflöst.

Viele Betroffene wandten sich an den **Petitionsausschuss des Deutschen Bundestags,** um auf Jodierungsschäden hinzuweisen. Der Ausschuss lässt Selbsthilfegruppen dann eine Stellungnahme des BMVEL zukommen, welche die oben genannten Formeln beinhaltet. Man betont auch hier wieder, dass sowohl Morbus- Basedow- als auch Autonomie-Patienten jodiert essen sollen, da das *„keinen Einfluss“* habe: *„Die in Deutschland getroffenen Maßnahmen zur freiwilligen Iodsalzprophylaxe schränken daher das Lebensmittelangebot für Schilddrüsenkranke keineswegs ein.“* Einsprüche von Betroffenen werden seit Jahren *„bearbeitet“*.

Immer wieder rät man Jodierungsopfern, sich an die Politiker zu wenden. Jeder, der schon einmal versucht hat, mit Politikern in Kontakt zu kommen, wird die Unmöglichkeit dieses Unterfangens bestätigen. Das Folgende gibt einen Überblick über meine Bemühungen:

PDS und **Schill-Partei** geben keinerlei Kommentar ab.

Die **FDP** kann sofort einen zuständigen Ansprechpartner benennen. Der gesundheitspolitische Sprecher der FDP, DR. DIETER THOMAE, schreibt: „*In der Tat kommt Ihr Krankheitsbild sehr selten vor. Ihrer Krankheitsgruppe steht aber ein ganz großer Teil der Bevölkerung gegenüber, für den die Einnahme einer bestimmten Menge Jod pro Tag sehr wichtig ist. Da für diese die Einnahme einer geringen Menge Jod pro Tag aber ausreicht, wird verschiedenen Lebensmitteln Jod zugefügt. Allerdings bin ich der Auffassung, dass es kein großes Problem ist, auf dem Lebensmittelmarkt Produkte zu finden, denen Jod nicht zugefügt wurde.*" Als ich daraufhin nachhakte, reagierte Herr DR. THOMAE auf keinerlei Anfragen mehr. Viele Betroffene hätten sich über eine Bezugsquelle der unjodierten Lebensmittelmassen gefreut.

Bei der **SPD** erklärt man KERSTIN HOFFMANN für zuständig, die mir erklärt, die Arbeitsgruppe Gesundheit bestünde nur aus vier Referenten und einer Sachbearbeiterin und müsse meinen Brief an das Bundesministerium weiterleiten. Sie sagt: „*Unabhängig davon denke ich, dass Ihr Anliegen besondere Beachtung verdient.*" Dies fand das Bundesministerium leider nicht.

Bei der **CDU** gibt es auch eine Arbeitsgruppe Gesundheit. Diese reagierte auf keinerlei Anfragen. Ein CDU-Mitglied, Mitarbeiter aus dem Fachbereich Sozial- und Gesellschaftspolitik, versichert mir: „*Nach mir übermittelten Auskünften gibt es in der Bundesrepublik Deutschland keine vom Staat veranlasste „Jodierung". Dies gilt sowohl für Lebensmittel als auch für Trinkwasser.*" Seit acht Jahren gab es die. NORBERT BLÜM gibt sich gesprächig: *„Letztlich ist es das jedem staatlichen Handeln zugrunde zu legende Verhältnismäßigkeitsprinzip, das zu dem von Ihnen beklagten Ergebnis führt. Und auch nach meiner Meinung ist die Jodierung von Lebensmitteln sowohl geeignet, als auch angemessen und verhältnismäßig im Umgang mit großen Volkskrankheiten.“* Das weiß Herr BLÜM so genau, dass er ein beigelegtes Buch über Jodnebenwirkungen gleich ungelesen zurückschickt. *„Es übersteigt damit meine Möglichkeiten und auch mein Interesse, Ihnen zu helfen.“*

Bei den **Grünen** herrscht große Verwirrung darüber, wer für mein Anliegen wohl zuständig sei. Dabei ist man sogar ganz gut auf dem Laufenden. Eine Mitarbeiterin erzählt mir, sie wisse um die schwierige Lage von Schilddrüsenpatienten, denn auch ihre Schwester sei erkrankt. Auch NIOMBO LOMBA, Mitglied im Bundesvorstand der Grünen, erklärt: *„Das Problem, das Personen mit einer Schilddrüsenüberfunktion durch die Jodierung der Lebensmittel in der Bundesrepublik Deutschland erleiden, ist mir bekannt.“* Nachdem der zuständige wissenschaftliche Bearbeiter endlich gefunden, aus dem Urlaub zurückgekehrt und von einer Erkrankung genesen ist, erklärt er tatsächlich, von der Problematik gehört zu haben und das Buch, das ich ihm geschickt hatte, schon irgendwie gesehen zu haben. Aber nur, um alles ein paar Tage später völlig zu widerrufen: Von Jodproblemen wisse man nichts, meine Post sei nie angekommen und eine Stellungnahme wolle man auch nicht abgeben. Freundlicherweise schickten die Grünen mir das nie erhaltene Buch wieder zurück. Für die Wahl warb man weiter mit gespielter Qualität. Es wurden Plakate mit einer essenden Frau aufgestellt: *„Grün wirkt: Die neue Ess-Klasse, Sicher für alle“*. Grün unterstützt die Massenjodierung, wirbt aber mit „Bio“.

Einzig die von DR. MED. SCHEINER gegründete **Aufbruch-Partei** unterstützt Jodierungsopfer. Hier setzt man sich gegen

Massenmedikation über Lebensmittel und Wasser ein. Die Partei möchte außerdem die Verbote für Naturmedizin verhindern. Auch neuartigen Problemen stellt man sich. So beschäftigt sich diese Partei als einzige mit den durch Mobilfunk entstehenden Schäden. Die Aufbruch-Partei ist zwar gegen Zwangsmedikation, aber für Vitaminfreiheit. Jeder soll selber bestimmen können, ob und welche Nahrungsergänzungen er zu sich nehmen möchten.

Bundespolitiker rieten mir, es doch bei den Regionalpolitikern zu versuchen, die mich wieder nach Berlin verwiesen. Die Kasseler Stadträtin Frau CAROLI ließ mir eine Stellungnahme des Gesundheitsamts zukommen. Hier erklärte man, dass die Empfehlungen der DGE so hoch seien, weil man Verwertungsstörungen durch Nitrat, Rauchen oder Rettich-Verzehr mit eingerechnet hätte. Man behauptet, andere Länder hätten so erfolgreiche Jodierungsprogramme, dass Deutschland das auch brauche. Genannt werden hier auch Belgien und Spanien. Das ist erstaunlich, da Belgien keine Viehfutterjodierung hat und Spanien zwar Gesetzesänderungen hatte, den Begriff der Freiwilligkeit aber entspannter deutet. Kaum ein Produkt wird mit Jodsalz hergestellt und Viehfutterjodierung gibt es dort nicht. Als ich nach Quellen fragte, die über Jodierung in diesen Ländern Auskunft geben, hieß es: *„Es ist uns leider nicht möglich, weitere Literaturrecherchen für Sie zu betreiben und Ihnen die Studien zur Verfügung zu stellen.“* Und *„Es ist eindeutig belegt, dass 99 % der Bevölkerung von einer Jodprophylaxe profitieren, und zwar dadurch, dass die zuvor genannten Folgen des Jodmangels nicht mehr auftreten.“* War Ihnen vor 1993 eigentlich aufgefallen, dass 99 % der Deutschen krank waren? Weiter befindet man, die Jodierung löse keine Schilddrüsenerkrankungen aus, auch keine anderen, und auch Schilddrüsenpatienten könnten ohne Bedenken jodiert essen. Überfunktionspatienten müssten sich eben operieren oder mit Radiojod behandeln lassen. Außerdem: *„Es wird lediglich das Joddefizit unserer Nahrung ausgeglichen."*

Die **EU-Kommission** der deutschen Regierung lehnte es 2002 ab, Jod auf die Liste der Allergie auslösenden Stoffe zu setzten. Stattdessen werden von Landesregierungen Schilddrüsen-Spezialisten schon mit Orden belohnt: *„PROF. FRITZ SPELSBERG, 66, Schilddrüsenspezialist, bekam von Bayerns Ministerpräsidenten Edmund Stoiber das Verdienstkreuz am Bande des Verdienstordens der Bundesrepublik Deutschland verliehen. SPELSBERG ist Chefarzt und Ärztl. Direktor am Münchner Krankenhaus Martha-Maria."* Das Krankenhaus musste wegen der Explosion der Schilddrüsenerkrankungen übrigens anbauen, berichtete mir eine Betroffene aus Bayern. Auf Anfragen ging PROF. SPELSBERG nicht ein. Wir hatten um seine Meinung gebeten bezüglich Viehfutterjodierung, Wasserjodierung, Massenenttarnung, Deklarationspflicht, Joddosierung und Qualität der Betreuung von Schilddrüsenpatienten. Auch fragten wir ihn, ob er Schilddrüsenpatienten nun zu Jodsalz rate oder ob er ihnen davon abrate.

Politik- und Rechtswissenschaftler vertreten immer mehr die Theorie, dass Politiker unabhängig von ihrer Parteienzugehörigkeit gemeinsame eigennützige Interessen durchsetzen, wofür man den Begriff „politische Klasse" benutzt. Immer häufiger tut sich die Regierung mit der Opposition zusammen, um ihre gemeinsamen Interessen durchzusetzen. Politikwissenschaftler sprechen hier von „Kartellparteien". Wenn alle Parteien in ein Vorhaben eingebunden sind, kann das Projekt vor der Öffentlichkeit abgeschirmt werden, die Kontrolle durch die Medien oder durch die Bürger wird gemeinsam umgangen. Natürlich haben Bürger bei Kartellbildung auch keinerlei Einfluss auf das Geschehen mehr, da es völlig egal ist, wen sie wählen, weil es keine politische Opposition mehr gibt, die andere Vorschläge anbietet. Und genau dies ist bei der Jodierung der Fall: Alle Parteien unterstützen das Jodprogramm und so gibt es keinerlei Kritik, keinerlei Alternativen und keinerlei Kontrolle mehr. Sie können mit Ihrer Stimme keinerlei Einfluss darauf nehmen, ob Sie alte Menschen Kindern zuliebe opfern wollen, ob Sie möchten, dass in Deutschland Minderheiten ausgeschlossen und verletzt werden, wenn es der so genannten Volksgesundheit angeblich nutzt. Sie können mit Ihrer Stimme nicht entscheiden, ob Sie damit einverstanden sind, dass man womöglich auch bei Ihnen und Ihrer Familie Krankheiten durch Lebensmittel enttarnt oder ob Sie wollen, dass Lebensmittel sicher sein müssen. Sie haben keinerlei Einfluss darauf, ob Sie möchten, dass aus Lebensmitteln Medikamententräger werden.

Der Rechtswissenschaftler PROF. HANS HERBERT VON ARNIM: *„Mit Großspenden kann die Wirtschaft ihre Macht in politischen Einfluss transformieren; die Staatsfinanzierung macht die politische Klasse zum Raumschiff Berlin, das von den Bürgern immer unabhängiger und abgehobener wird.“* Für Abgeordnete und Parteien fehlen wirksame Antikorruptionsgesetze, stattdessen werden in Deutschland die unbegrenzten Lobbyeinflüsse verharmlost. Ein Gesetzesvorschlag, die Nebeneinkommen der Politiker transparent zu machen, fand keine Mehrheit im Bundestag. In Deutschland dürfen Politiker sogar ganz legal korrumpiert werden. Es ist erlaubt, einem Politiker Geld als persönliche Spende zukommen zu lassen, das Geld fällt nicht einmal unter die Einkommenssteuer. Es ist in Deutschland auch üblich, dass Politiker Lobbyverbänden der Industrie angehören, wo sie ein weiteres Gehalt beziehen. In den letzten Spendenskandalen wurde deutlich, dass Politiker Zuwendungen von Waffen-, Chemie- und Pharmaindustrie erhalten. Sachverständige bewerten große Teile der Ministerbezüge heute als verfassungswidrig.

Politiker beeinflussen sich hierzulande auch gegenseitig mit Zuwendungen. Um die Opposition ruhig zu stellen, hebt man einfach deren Staatsmittel an und schon sind sich alle einig.

Deutschland gilt als besonderes Schlaraffenland im Gegensatz zu anderen Ländern wie der Schweiz, den USA, Großbritannien, Österreich, Belgien, Frankreich und den Niederlanden, die sich alle entscheidend von deutschen Sitten abgrenzen. In der Tat rutscht Deutschland auf dem Korruptionsindex von Transparency International von Jahr zu Jahr weiter ab. Einige sprechen mit Recht schon vom Bananenstaat. HELMUT KOHL, der übrigens auch auf der Gehaltsliste eines Chemieverbandes stand, legte ein ganz besonderes Verhalten an den Tag: Er setzte sich in alter Gewohnheit über Gesetz und Verfassung hinweg und weigerte sich, die Namen der Geldgeber im Spendenskandal der CDU zu nennen. KOHL rechtfertigte *„seine Weigerung mit der Behauptung, er habe den Spendern sein Ehrenwort gegeben, ihre Identität geheim zu halten. Damit offenbarte KOHL einen Verhaltenskodex, den wir bisher nur bei der Mafia kennen, deshalb wird diese ja auch „die ehrenwerte Gesellschaft" genannt."*[183]

183 „Der Staat als Beute", Prof. Armin, Wechselwirkung, Mai/Juni 2002

Das Bundesumweltamt

Im Jahresbericht 1994 erklärt das Amt schon, dass man die These vom Jodmangelgebiet Deutschland bezweifeln müsse. *„Gebiete mit hoher Strumahäufigkeit, wie die ehemaligen DDR-Bezirke Suhl, Chemnitz und Gera, zeigen deutlich höhere Bodenjodgehalte als die strumaarmen Bezirke Neubrandenburg, Potsdam und Frankfurt/Oder. Epidemiologische Untersuchungen haben schon vor 40 Jahren Beziehungen zwischen hohem Nitratgehalt des Trinkwassers und endemischem Kropf erkennen lassen, die in letzter Zeit durch gezielte epidemiologische Untersuchungen statistisch belegt werden konnten.*" Tierversuche belegen eine Behinderung der Jodverwertung und Veränderungen der Schilddrüse bei Nitratbelastung und huminsäurehaltigem Wasser. Das Bundesumweltamt weist darauf hin, *„dass in Strumagebieten keineswegs regelmäßig ein Jodmangel vorliegt und eine verbesserte Jodversorgung die endemische Struma nicht zum Verschwinden bringt"*.

Das Bundesgesundheitsamt berichtet, dass Versuche bewiesen, dass die Strumaendemie auf eine Nitratbelastung im Wasser zurückzuführen sei. Man bewertete Nitrat als *„signifikanten Einfluss"*. Den Verantwortlichen in der ehemaligen DDR war auch bekannt, dass Fluortabletten Struma auslösend sind, was in dieser Studie beiläufig erwähnt wird.

Tatsächlich lässt sich die massive Umweltverschmutzung nicht einfach schadlos machen, indem man noch mehr Chemie in Wasser und Nahrungsmittel kippt. Umweltschutz könnte zur Verbesserung der Gesundheit der Bevölkerung beitragen. Udo Pollmer bemerkt dazu zynisch, dass sich zum Verkauf der Jodprodukte zwar ein „Arbeitskreis Jodmangel" gegründet habe, es jedoch keinen „Arbeitskreis Nitrat" gebe, um durch die Senkung des Nitratpegels denselben Effekt zu erzielen. Wegen

Karies hat sich ja auch eine Fluorkommission gegründet, um Fluor in Tabletten, Kaugummis, Zahnpasta, Salz und Leitungswasser zu verbreiten. Ein „Arbeitskreis Zucker" trat zur Senkung des Zuckerkonsums nicht in Aktion. Im Gegenteil, es ist bekannt, dass die Fluorkampagnen von der Zuckerindustrie gesponsert werden. Anstatt schadende Chemie zu drosseln, wird noch mehr Chemie aufgefahren – ein Gedankengang, der manchen Medizinern oder Wissenschaftlern entgegenkommt. Zum Beispiel begannen während der BSE-Krise sofort einige mit Tierversuchen, in der Absicht, durch Genmanipulation BSE-resistente Tiere zu entwickeln. Artgerechte Haltung und Fütterung der Tiere hätte denselben Effekt, verhilft aber sicher niemandem zum Nobelpreis.

Auch Lebensmittel sind über den Grenzwerten belastet, besonders Gemüse. Achten Sie deshalb beim Einkauf auf die Angaben zu den Inhaltsstoffen von Mineralwasser, essen Sie kein Treibhausgemüse und ziehen Sie biologisch angebautes Gemüse überdüngter Ware vor.

Die WHO verzeichnet in Europa eine hohe Nitratbelastung für folgende Länder: Österreich, Belgien, Kroatien, Tschechien, England und Wales, Estland, Frankreich, Deutschland, Malta, Niederlande, Moldavien, Slovakei und Slovenien, Türkei und Ukraine. Die WHO warnt vor den schweren Konsequenzen des Düngemittelmissbrauchs, denn die Nitratbelastung würde dadurch erhöht. In Europa sterben viele Kinder an einer weiteren Folge der Nitratbelastung, am so genannten Blue-Baby-Syndrom. Nitrat wird im Körper zu Nitrit umgewandelt, das den Sauerstofftransport behindert. Nitrit bildet außerdem Krebs erregende Nitrosamine. Das Risiko für Magen-Darm-Krebs steigt. Achten Sie deshalb auf den Nitrat-/Nitrit-Gehalt der Wassers, das Sie für Babynahrung verwenden. Leider sind auch Gläschen von Bio-Anbietern mit Nitrat belastet, wie Öko-

Test feststellte. Produkte von Nestlé-Alete wiesen dabei besondere Belastungen auf. Gestillte Babys sind geschützt. Die meisten Länder dokumentieren die Anzahl der zu Tode gekommenen Kinder nicht. In Ungarn sterben jährlich bis zu 40 Kinder, ebenso in Albanien. Besonders belastet ist Indien.

Nitrit führt zu Verwertungsstörungen von Jod und Vitamin A, beides stört den Schilddrüsenstoffwechsel. Auch die Nebennieren werden angegriffen. Um zu verhindern, dass Nitrat in Nitrit umgewandelt wird, braucht der Körper viel Vitamin C, sodass es auch hier zu Engpässen kommen kann.

Nitratbelastungen entstehen durch Düngemittel, Glasfabriken, Sprengstoffproduktion und in der Lebensmittelherstellung. Manche Hersteller preisen Nitratbelastung sogar als Bonus an, so wie man es mit Vitamine-C- oder Fluor-Zusätzen auch tut.

Die Lebensmittelindustrie

„Functional Food" ist die neueste Errungenschaft der Lebensmittelindustrie: Der Mix aus Nahrungsmittel und Medikament bringt der Branche jährlich einen Umsatz von über 50 Milliarden Euro. 2005 sollen es schon 70 Milliarden werden. *„Diese Produkte sind ein ungeheurer Wachstumsmarkt."* erklärt PAUL BULCKE, Deutschlandchef des weltweit größten Nahrungsmittelkonzerns Nestlé.[184] Wissenschaftler prophezeien, dass Functional Foods *„wie eine Rakete abheben"* werden. Man spricht vom größten Coup seit Nestlé die Flaschenmilch für Babys erfunden hat. Die Verkäufe von Functional Food verdoppeln sich alle 2 Jahre.

Im europäischen Vergleich glauben besonders Deutsche den Versprechen von ewiger Jugend und Gesundheit durch „Doktor Nestlé". Die Skepsis vieler Menschen gegen Pillen und Tabletten wird umgangen, wenn man die Zusätze schon fertig in die Nahrung gibt. Hier kommt es dann zu merkwürdigen Mixturen wie Orangensaft, der mit Vitamin C angereichert wird oder jodierter Fisch. Die meisten Verbraucher glauben, dass entsprechende Zusätze das ursprüngliche Lebensmittel nur verbessern können – nach der Qualität wird kaum gefragt. Das aus Tierkadavern gewonnene Vitamin B soll die zuckerhaltigen Billiglebensmittel wieder aufwerten, das aus Abfällen gewonnene Jod und Fluor macht Salz gesund.

Galt Salz lange Zeit als Risikofaktor für Herz und Kreislauf, so verlieh die Werbung ihm jetzt kariesverhütende, IQ-hebende und die Schilddrüsengesundheit fördernde Eigenschaften. Die Salzindustrie kann sich freuen, denn durch das Beimengen ent-

184 „Iss dich gesund", Der Spiegel, 32/2003

sprechender Zusätze sollen auch minderwertige Lebensmittel nun wieder gesund sein und finden Gnade im gesundheitsbewussten Auge des Käufers.

Die Salzfirmen, von denen einige auch Düngemittel herstellen, halten sich mit Informationen zurück. Auf Anfragen wird man sofort an den AKJ verwiesen und über die Herkunft und Gewinnung der Jodzusätze schweigt man. In Ländern der Dritten Welt wird die Jodtinktur von Arbeitern auf das Salz gespritzt. Darüber, welche Vorsichtsmaßnahmen zum Schutz dieser Personen getroffen werden, damit sie keine Jodvergiftung bekommen, ist nichts bekannt. Südsalz behauptete, dass in der deutschen Landwirtschaft leider hauptsächlich unjodiertes Salz (für die Tiere) verwendet würde, musste auf Nachfrage jedoch gestehen, es nicht genau zu wissen. Auch die Salzindustrie beruft sich auf die WHO und UNICEF, die die Jodierung forderten, aber keine Verantwortung tragen, sondern ihrerseits an die deutsche Regierung verweisen, die dann wieder an die WHO verweist.

Trendforscher sehen in der Werbung mit Gesundheit – bzw. mit dem Erzeugen von Angst vor Krankheit – den emotionalen Dreh- und Angelpunkt des Verbrauchers, an dem das Produktmarketing ansetzt. Besonders Frauen reagieren auf diese Werbestrategie. Welche Mutter möchte nicht die Extraportion Gesundheit für ihre Familie? Wen lockt es nicht, mit den täglichen Mahlzeiten gleichzeitig Zahn- und Schilddrüsenmedizin einzunehmen? Mit der Angst vor Krankheit oder mit dem Versprechen von Gesundheit zu werben, ist eigentlich verboten. Natürlich enthält ein Apfel viele Nährstoffe. Aber haben Sie je Werbespots und Zeitungsberichte gesehen, die jetzt massiv den Verzehr von Äpfeln propagieren? Vermutlich kaum, denn für ein Naturprodukt ist keine wissenschaftliche Reputation zu erwarten. Genveränderte und manipulierte Nahrung aber soll von Wissenschaftlerhand besonders veredelt sein. Der helfende Mediziner bessert nach, wo die Natur versagt, so wie etwa bei der Muttermilch. Während der normale Apfel nicht beworben wird, werden die mit Zusätzen ergänzten Produkte dem Verbraucher mit bunten Versprechungen schmackhaft gemacht.

Der Bund für Lebensmittelrecht und Lebensmittelkunde tritt zwar für Jodierung ein, möchte sich zu speziellen Anfragen aber nicht äußern. Auf seiner Website beklagt er sich jedoch über die Werbegesetze: *„Obwohl diese Produkte* [Functional Food] *schon seit Jahren einen festen Platz im Einkaufskorb der Verbraucher haben, kann ihr gesundheitlicher Nutzen nur unzureichend vermittelt werden, denn das Verbot der krankheitsbezogenen Werbung steht dem entgegen. Dies mag mit ein Grund sein, dass sich die Verbraucher unter dem Begriff ‚funktionelle Lebensmittel' so wenig vorstellen können. Hier ist der europäische Gesetzgeber aufgefordert, sein rigides Werbeverbot in Anpassung an die Entwicklung neuer, mit besonders positiven Funktionen verschiedener Lebensmittel zu modifizieren.“*[185] Das beklagte Gesetz ist ein Verbot der krankheitsbezogenen Werbung: „... *verbietet Aussagen, die sich auf die Beseitigung, Linderung oder Verhütung von Krankheiten beziehen.*“ Warum wird dem Verbraucher Jodsalz mit Fluor empfohlen? Wie waren die Zusammenhänge von jodiertem Salz und dem Schutz vor Schilddrüsenkrankheiten und Karies in der Werbung? Trotz dieses Gesetzes wird entsprechend geworben.

Da der **Bund für Lebensmittelrecht und Lebensmittelkunde e. V.** sich nicht zu den mit Jod „veredelten“ Lebensmitteln äußern wollte, ist vielleicht eine Kostprobe seiner Ansichten über genmanipulierte Nahrung aufschlussreich: *„Die*

186 www.BLL.de

Verbraucher in Europa stehen der Gentechnik z. T. noch kritisch gegenüber, da sie den Nutzen im Produkt nicht genug erkennen können. Europa ist langfristig jedoch als „gentechnikfreie" Zone weder möglich noch wünschenswert, so dass der verantwortungsvolle Umgang mit der Gentechnik gefördert werden sollte."

Auch die **Centrale Marketinggesellschaft der Agrarwirtschaft** reagiert auf Anfragen zur Jodierung nicht. Die CMA befasst sich hauptsächlich mit dem Schönreden von Lebensmittelskandalen, sie nennt das: *„mit sachlichen Argumenten den tatsächlichen oder hochstilisierten Skandalen gegenübertreten".*[186] Die CMA wird von Zwangsabgaben der Bauern finanziert, die jedoch keinerlei Einfluss auf die Verwendung ihrer Gelder haben.

Der **Bauernverband** ist ein schwieriger Gesprächspartner. Mehrere Briefe unserer Selbsthilfegruppe kamen angeblich nie an. Erst nach verschiedenen Telefonaten bestätigte man den Eingang eines weiteren Briefes. Man stellte fest, dass eine Jodierung der Futtermittel nicht vorläge, weil die Jodzusätze im gesetzlich festgelegten Rahmen seien. Wie dieser Verband mit unangenehmen Themen umgeht, dürfte dem Verbraucher noch vom BSE-Skandal in Erinnerung sein; auch beim Thema Jod sieht man sich an frühere Verhaltensmuster erinnert.

Die Organisation **Euronatur** erklärte: *„Die Problematik der Zwangsjodierung ist uns sehr wohl bekannt. Ich gestehe aber gern ein, dass wir an diesem Thema nicht arbeiten, weil es zu weit weg von unseren Kernaufgaben, die wir im Bereich Umwelt- und Agrarpolitik sehen, liegt."*

Vom **Hotel- und Gaststättenverband** sind keine Antworten zu Anfragen erhältlich.

---

186 „Tatort Lebensmittelmarkt", Herbert Schäfer, Orac, Wien, 1993, S. 25

Naturkostproduzenten streiten sich intern darüber, ob man Jod zusetzen solle oder nicht. Verschiedene Produzenten berichteten von massivem Druck seitens der Regierung. Viele Hersteller entschieden sich für die Verwendung von Meersalz, das auf natürliche Weise Jod enthält. Die Mengen sind geringer als die von künstlich jodiertem Salz, so dass Patienten sie bevorzugen sollten. Menschen mit Jodempfindlichkeit vertragen Meersalz meist gut. Für Schilddrüsenkranke kann aber auch dieses Jod schon zu viel sein und zu Unruhe und Herzklopfen führen. Am sichersten sind die Lebensmittel mit normalem Salz, die jedoch kaum noch zu finden sind. Trotz „Bio" ist dennoch Vorsicht geboten, denn auch diese Branche verwendet künstliche Jodzusätze. So bekommen Tiere z. T. die gleichen Lecksteine wie auf normalen Höfen, teilweise werden Joddesinfektionsmittel benutzt. Manche Produzenten verwenden in der Verarbeitung sogar jodiertes Meersalz, d. h. der Jodgehalt des Meersalzes wurde künstlich angehoben. Alnatura versichert, dass es sich hierbei nicht um Industrieabfälle handle, sondern: *„Es wird aus Mineralien hergestellt."* Die Jodierung des Meersalzes erfolge dann mit speziellen Dosiergeräten. Alnatura nennt als natürliche Jodquelle Chilesalpeter und Steinsalzgärten in Chile, Japan und Afrika. Das ist erstaunlich, bedenkt man, dass Chile und Afrika doch durch die Chemieindustrie wegen Jodmangels jodiert werden müssen. Als weitere Jodquellen der Bio-Branche kommen Algen zum Einsatz (den Produkten werden z. B. Carrageen oder Algin zugesetzt). Vor den teilweise hohen Jodmengen in Algen wird immer wieder gewarnt. Die Senatskommission zur Beurteilung der gesundheitlichen Unbedenklichkeit von Lebensmitteln vertritt die Auffassung, dass eine tägliche Jodgesamtzufuhr von 200 Mikrogramm nicht überschritten werden sollte und fordert eine Kennzeichungspflicht und die Aufklärung des Verbrauchers über Nebenwirkungen. Schade, dass diese Vorschläge von der Regierung nicht beachtet wurden. Viele Bio-Hersteller berufen sich auf PROF. DR. RER. NAT. CLAUS LEITZMANN, Professor am Institut für Ernährungswissenschaft der Universität Gießen und Autor zahlreicher Bücher über Vollwert- und vegetarische Ernährung. PROF. LEITZMANN war zwar anfänglich gegen eine Massenjodierung, änderte jedoch seine Meinung. Ein Hersteller berief sich sogar auf DR. BRUKER, der in einem Nebensatz eines seiner Bücher erklärt hatte, dass ein Mangel an Spurenelementen zu Erkrankungen führe. Dass DR. BRUKER jedoch ein ganzes Buch über die Unsinnigkeit und die Risiken von Jodsalz veröffentlicht hatte, wusste dieser Bio-Hersteller anscheinend nicht. Darüber, wie Tiere zur Milch- und Fleischgewinnung gefüttert werden, wissen Bio-Hersteller erstaunlich schlecht Bescheid. Es gibt anscheinend keine Übersicht, woher die Milch kommt und man zitiert die Richtlinien von Demeter, Bioland oder Naturland, denen die liefernden Höfe angehören. Beim Thema Jod hilft das nicht weiter, da Jodierung erlaubt ist. Man müsste also die Praktiken des speziellen Hofes kennen. Schade, dass durch den Informationsmangel das durchaus bestehende unjodierte Angebot vieler Bio-Bauern nicht genutzt werden kann. Hier wäre eine Deklarationspflicht von enormem Nutzen!

Die Molkereien konnten in allen Fällen genaue Auskunft über ihre Milch geben, z. T. bekommt man sogar eine Analyse, die den Jodgehalt klärt. Auch auf Schwankungen zwischen Sommer und Winter wird hingewiesen. In den meisten Molkereien wird leider Joddesinfektionsmittel benutzt, was zu einer Verunreinigung der Milch führt.

Konventionelle Lebensmittelhersteller überschwemmen den Verbraucher auf Nachfrage mit AKJ-Werbematerial. Man möchte den Schilddrüsenpatienten beruhigen, dass es keine Risiken und keine Schäden gebe und erklärt, dass man keine

Nischenprodukte herstelle, sondern sich nur an den Normalverbraucher wende. Handelsketten wie Aldi und Plus kennen das Problem mit der Jodierung. Generell möchte man aber auch hier mit dem Trend gehen oder man beruft sich wieder auf die Regierung.

Koschere Lebensmittelgeschäfte können eine Quelle für unjodierte Lebensmittel sein, denn sie führen oft Produkte aus den verschiedensten Ländern. Wenn Sie Produkte aus Ländern bekommen können, die nicht jodieren, haben Sie einen enormen Vorteil. Künstlich jodierte Lebensmittel können koscher sein und in Deutschland werden auch die koscheren Lebensmittel jodiert.

Unsere Selbsthilfegruppe führt ein Verzeichnis über Lebensmittel, Lebensmittelhersteller, Restaurants und Hotels, die für Schilddrüsenkranke oder Jodempfindliche geeignet sind (im Anhang bei den Adressen).

Die Verbraucherzentralen

Als ich der Verbraucherzentrale vor Ort Informationen über die Schäden durch jodierte Lebensmittel zukommen lassen wollte, reagierte man ablehnend: „Was sollen wir damit?“ Weil ich mich jedoch nicht abweisen ließ, riet man mir, mich an die Zentrale in Frankfurt zu wenden. In einem Schreiben erfuhr ich, dass die Verbraucherzentralen den Prophylaxemaßnahmen durchaus kritisch gegenübergestanden hatten. Auch bei Jodsalz hatte man sich über Nebenwirkungen erkundigt: *„In jüngster Vergangenheit haben wir recherchiert, ob auch andere Stoffe in den Lebensmitteln oder in der Umwelt zur Kropfbildung beitragen können.“* Weiter heißt es: *„Die Deutsche Gesellschaft für Ernährung hat in einer Pressemeldung vom Mai 1999 auch die Bedingungen angesprochen, unter denen bei Jodzufuhr Schilddrüsenüberfunktionen verursacht werden können. Bei den derzeit zugesetzten geringen Jodmengen in Speisesalz, Brot, Wurst etc. schätzt sie diese Gefahren jedoch für sehr gering ein. Auch die Verbraucher-Verbände bewerten die zusätzliche Jodzufuhr zur Vorbeugung von Schilddrüsenfehlfunktionen für eine positive Maßnahme. Allerdings haben wir uns auch immer für eine lückenlose Kennzeichnung der entsprechenden Jodanreicherungen eingesetzt. Die Kennzeichnungsvorschriften sehen deshalb eine Kennzeichnung zugesetzter Jodmengen vor. Allerdings wird sich im Laufe der Zeit durch die verschiedenen Anreicherungsmaßnahmen der Jodgehalt allgemein erhöhen. Welche Folgen dabei auf die Verbrauchergruppen zukommen, die besonders sensibel auch auf geringere Jodzufuhren reagieren, ist heute noch nicht absehbar. Falls Ihnen Lebensmittel auffallen, denen Jod zugesetzt ist, die aber nicht gekennzeichnet werden, sind wir für entsprechende Hinweise dankbar. Für uns nicht nachvollziehbar ist Ihr Hinweis, dass Milch- und Milchprodukte „allesamt jodiert“ seien. Auch bei die-*

sen Lebensmitteln müssen die Jodzusätze in der Zutatenliste gekennzeichnet werden. Denkbar ist allerdings, dass jodhaltige Euterdesinfektionsmittel für Jodrückstände in der Milch verantwortlich sind. [...]" Die Viehfutterjodierung war den Verbraucherzentralen zu dem Zeitpunkt (im März 2000, also 5 Jahre nach ihrer Einführung) nicht bekannt.

Ich schickte der Verbraucherzentrale Hessen unsere Materialien zu und man erklärte mir, sie würden an alle 16 Zentralen verteilt werden. Zusätzlich bat man mich, die Verbraucherzentrale *„über aktuelle Untersuchungen der Jodproblematik auf dem Laufenden zu halten"*, was ich gerne tat. Leider ist mir nicht bekannt, dass die Verbraucherzentralen sich für die Kennzeichnungspflicht der Jodierung über die Viehfutterschiene eingesetzt hätten. Meines Wissens kam es auch nicht zu einer Warnung der Risikogruppen. Sie machten sich allerdings für eine Wiedereinführung der Kennzeichnungspflicht für Jodsalz in losen Nahrungsmitteln, etwa bei Bäcker, Fleischer und im Restaurant, stark: *„Verbraucher-Zentralen und der Deutsche Hausfrauenbund halten eine klare Kennzeichnung für erforderlich, um Verbrauchern mit einer Überempfindlichkeit gegen Jod eine Wahlmöglichkeit zu erhalten. Diese ist bisher nur für verpackte Lebensmittel vorgeschrieben, nicht für lose verkaufte Ware."* Aktionen wie Jodtage, Jodwochen und Ähnliches dienen jedoch eher dazu, die Jodierung anzustacheln und die Gefährlichkeit unjodierter Nahrung hervorzuheben, als auf eventuelle Gefahren hinzuweisen, die von jodierten Produkten ausgehen können. Mit der Teilnahme an solchen Veranstaltungen tun die Verbraucherzentralen zumindest den Schilddrüsenkranken und Allergikern keinen Gefallen. Um besagte „Wahlmöglichkeit" zu schaffen, müsste die Jodierung nicht nur kennzeichnungspflichtig sein, sondern es müsste dem Verbraucher auch ein Angebot an unjodierter Nahrung zur Verfügung stehen.

Die Deutsche Gesellschaft für Ernährung, die Arbeitsgemeinschaft der Verbraucherverbände, der Auswertungs- und Informationsdienst für Ernährung, Landwirtschaft und Forsten, die Bundeszentrale für gesundheitliche Aufklärung und der Arbeitskreis Jodmangel beurteilen Kritik an der Jodierung als unwissenschaftlich. Wer die Massenjodierung kritisiere, gefährde die Gesundheit der Bevölkerung. Schilddrüsenerkrankungen entstünden nicht und falls doch, dann sei dies als Vorteil zu bewerten. Welchen Stellenwert Schilddrüsenkranke und Allergiker haben, zeigt ein Schreiben vom Dezember 2002, in dem die Verbraucherzentrale Hessen erklärte: *„Auch wenn es durch den Einsatz von Jodsalz tatsächlich vorübergehend zu einer Zunahme bestimmter Schilddrüsenerkrankungen (Hyperthyreosen) kommen sollte, wie einige Studien zeigten, so steht dieser doch langfristig die Abnahme der Häufigkeit von schwerwiegenden Jodmangel-Erkrankungen aufgrund der Lebensmittel-Jodierung positiv gegenüber.“* Man bekannte sich also dazu, Schäden zu decken, da man glaubte, der Zweck würde die Mittel heiligen. Verbraucherschutz und Aufklärung der Risikogruppen wurde bewusst unterlassen. Wem sollte das helfen? Nur der Industrie?

Die Verbraucherzentralen machen sich somit zum Sprachrohr des ICCIDD, für den das Leben eines Schilddrüsenpatienten offensichtlich geringer bewertet wird.

Selbsthilfe

„Selbsthilfe ist nicht nur eine Stärkung der Patienten, sondern auch eine Stärkung der Patientenrechte. Sie könnte sich einmal zu einer starken Lobby der Patienten in der Gesundheitspolitik entwickeln. Dazu hatten z. B. Ärztekammer und SPD-Landtagsfraktion im Jahr 2002 gefordert, dass auch ein Vertreter aus der Selbsthilfe in den Landeskrankenhausausschuss aufgenommen wird, bisher leider ohne Erfolg." erklärt das SPD-Infoblatt zum Selbsthilfetag 2003. Besonders für Schilddrüsenpatienten ist Selbsthilfe wichtig, sogar lebenswichtig: Zu wenige Ärzte können Schilddrüsenerkrankungen diagnostizieren. Und noch weniger sie dann auch behandeln. Die Hauptinformation wird durch die Indus-trie verbreitet und besonders durch die Medien werden Bevölkerung, Patienten und Ärzte häufig in die Irre geführt. Die Jodproblematik wird unter den Teppich gekehrt, Erkrankungen bagatellisiert und die Situation der Betroffenen beschönigt.

In den USA herrscht solche Verwirrung über Normwerte (siehe dazu Kapitel „Normwerte"), dass Selbsthilfegruppen Patienten über neue Richtlinien aufklären müssen, damit diese ihren Arzt darauf aufmerksam machen können. Diese Selbsthilfegruppen müssen auch versuchen, die Betroffenen zu erreichen, denen Ärzte wegen falscher Normwerte eine Behandlung verweigerten. Selbsthilfegruppen müssen optimistische Versprechungen der Ärzte relativieren, um die Betroffenen vor übereilten Schritten zu schützen, weil man sie über deren Konsequenzen nicht aufgeklärt hatte. Denn nach Meinung mancher Mediziner benötige man die Schilddrüse gar nicht mehr, die Hormone seien leicht zu ersetzten. Angesichts des katastrophalen Versorgungsstandes von Schilddrüsenpatienten und dem Wissensstand der Medizin kann man jedem Betroffenen raten, sich bestmöglichst zu informieren. MARY SHOMON fasste nach einigen Jahren der Zusammenarbeit mit Tausenden von Patienten 20 Punkte zusammen, die alle „erfolgreichen" Schilddrüsenpatienten gemeinsam hatten. Darunter auch: *„Seien Sie so informiert wie möglich! Zweifeln Sie konventionelle Praktiken an! Seien Sie alternativen Methoden gegenüber aufgeschlossen! Stellen Sie sicher, dass Sie Schilddrüsenerkrankungen verstehen! Suchen Sie sich Unterstützung!"*

Eine Selbsthilfegruppe vor Ort kann Kontakt zu anderen Betroffenen herstellen, denen es genauso geht wie Ihnen. Man wird Sie gerne unterstützen und beraten. Gibt es keine Gruppe in Ihrer Nähe, können Sie trotzdem Gruppen kontaktieren und sich telefonisch beraten lassen oder Infomaterialien anfordern. Auch im Internet gibt es Foren, in denen sich Patienten austauschen können oder in denen man weitere Informationen findet: www.MorbusBasedow.de; www.jodkrank.de; www.jodkrank.ch; www.jod-kritik.de; www.balance-online.de; www.tolzin.de; www.aegis-schweiz.ch und www.schilddruesensafari.org.

Ein Leidensgenosse wird verstehen, was Sie durchmachen, auch wenn es Ihr Arzt Ihnen vielleicht nicht glaubt oder nicht nachempfinden kann. Die Deutsche Arbeitsgemeinschaft Selbsthilfegruppen e. V. berichtet z. B. *„von einem anderen Umgang mit chronischen Erkrankungen und Behinderungen, die durch Selbsthilfegruppen zwar nicht geheilt, deren seelische und soziale Folgen aber erheblich gemildert werden können.* [...] *davon, dass durch gute Gespräche manches Beruhigungs- oder Schmerzmittel ersetzt werden kann* [...] *davon, dass die Betroffenen in Selbsthilfegruppen über diagnostische und therapeutische Möglichkeiten oft viel besser informiert werden, was ein ganz wichtiger Schritt zu einem „mündigen Patienten" ist".*

Die NAKOS (Nationale Kontakt- und Informationsstelle zur Anregung und Unterstützung von Selbsthilfegruppen) kann

Ihnen deutschlandweit Zentren nennen, die über Selbsthilfegruppen vor Ort informieren (Adresse im Anhang). Dort können Sie z. B. erfragen, ob auch in Ihrer Nähe eine Selbsthilfegruppe gemeldet ist.

Selbsthilfegruppen beraten nicht nur Betroffene, sondern sie versuchen auch, die Situation der Patienten zu verbessern. Bisher hatten nur Pharmakonzerne und Ärzte die Zügel in der Hand. Sie entscheiden, was gemacht und worüber aufgeklärt wird. Kein Wunder also, dass eine Einmischung ins Selbsthilfewesen zu erwarten ist. ELAINE MOORE berichtet beispielsweise, dass in offiziellen Schilddrüsenforen in den USA Patienten eher manipuliert als informiert werden. Die Verantwortlichen erzeugen Ängste, um die Betroffenen für die Radiojodtherapie gefügig zu machen. Studien, die andere Alternativen besprechen, werden zurückgehalten, Patienten-E-Mails mit entsprechendem Inhalt aus den Foren gelöscht und die Risiken und Nebenwirkungen von Radiojod werden heruntergespielt und schöngeredet. Einige Selbsthilfegruppen beziehen zum Teil Gelder von der Industrie und verbreiten darum den Irrglauben, Schilddrüsenunterfunktion wäre leicht und problemlos zu behandeln. So wird die von PROF. PFANNENSTIEL (Endokrinologe) gegründete Schilddrüsen-Liga, die sich zum Dachverband deutscher Schilddrüsengruppen ernannt hat, von der Firma Merck unterstützt.

Es ist bekannt, dass durch entsprechende Gelder umstrittene Behandlungen viel freundlicher besprochen werden. Von Mitgliedern hörte ich, dass es anfangs auch Streit um die Position zum Thema Jod gab. Da die Schilddrüsen-Liga ja von Mitgliedern des Arbeitskreises Jodmangel dominiert wurde, strebte sie auch immer die Massenjodierung an. Hierzu wurde die Liga als zusätzliches Sprachrohr genutzt. Viele Schilddrüsen-Selbsthilfegruppen sehen diese Thematik natürlich völlig anders und unterstützen keine Massenjodierung. Seit sich die Jodierung in Deutschland etabliert hat und weiter stattfindet, werden Patienten von der Liga aber auf Druck der Betroffenen darüber aufgeklärt, dass Jod ihnen schadet. Dass diese Patienten nun aber Jod gar nicht meiden können, verdanken sie auch dem Einsatz der Liga. Hier herrscht ein Interessenskonflikt, bei dem die Patienten den Kürzeren ziehen. In der Öffentlichkeit werden sie dann von diesen Foren repräsentiert, die in Wirklichkeit andere Interessen vertreten. Trotz der Wünsche der Betroffenen „vergessen“ die von den Medien eingelandenen Ärzte immer, alle problematischen Aspekte rund ums Thema Jod zu erwähnen. Dank dieser Vergesslichkeit ist in der Öffentlichkeit völlig unbekannt, dass einer Bevölkerungsgruppe die Jodgabe schadet. Die Juroren der von Gerhard Schröder beworbenen Initiative „startsocial“ fragten tatsächlich, ob sich Ärzte oder Ernährungswissenschaftler zu solch einem Problem geäußert hätten. Dass ICCIDD, Ärzte des AKJ und der Schilddrüsen-Liga auf Jodprobleme hinwiesen, war deren bestgehütetes Geheimnis, die Allgemeinheit erfuhr davon nichts.

Während der von den Konzernen gesponserte und mit Ärzten bestimmter Verbände besetzte Dachverband seine Ziele verfolgt, stehen die kleinen unabhängigen Gruppen im Regen. Um sich gegen die Werbung der Industrie zu behaupten, fehlen ihnen die finanziellen Mittel, aber auch der Medienzugang. Organisationen, die keinen Sponsor im Hintergrund haben, werden oft von den Medien geschnitten.

Die Schilddrüsen-Liga verschickt auf Anfrage gute Infoblätter über Schilddrüsenerkrankungen, durch die Betroffene sich einen ersten Überblick verschaffen können. Im Internet gibt es ein Patientenforum und ein Verzeichnis der Selbsthilfegruppen. Außerdem gibt es Listen mit infrage kommenden Ärzten in Ihrer Nähe, aber auch Spezialisten in der Schweiz und den USA können erfragt werden. Wer möchte, kann die Infozeitung abonnieren: Schilddrüsen-Liga Deutschland e. V., Evang. Krankenhaus Bad Godesberg, Waldstraße 73, 53117 Bonn, Telefon 0228/3869060, www.Schilddruesenliga.de. Betroffene, die Mitglied der Schilddrüsen-Liga werden, können sich auch von der Vorsitzenden Frau SCHULTE, die ehrenamtliche Richterin am Sozialgericht war, bei den Anträgen auf Schwerbehinderung unterstützen lassen: Barbara Schulte, Matthias-Grünewald-Straße 11, 53175 Bonn, Telefon und Fax 0228/3779287.

Auch die AOK bietet seit einiger Zeit ein Internetportal für Selbsthilfegruppen an. Unter www.aok.de können Sie nach einer Gruppe Ihrer Region suchen. Wenn es in Ihrer Gegend keine Gruppe gibt, könnten Sie sich überlegen, selbst eine Gruppe ins Leben zu rufen – wenn es Ihr Gesundheitszustand erlaubt. Hierfür können Sie die Unterstützung von Krankenkassen, Schilddrüsen-Liga und NAKOS erfragen. Z. T. gibt es Gelder, Materialien oder andere Hilfen. Einige Gruppen werden auch von der Kirche unterstützt.

Leider wird teilweise versucht, Gruppen – auch von Seiten der NAKOS – zu zensieren. Auf dem Kasseler Selbsthilfetag wurden auf dem Platz z. B. alle teilnehmenden Gruppen der Stadt per Lautsprecher vorgestellt – unsere Schilddrüsengruppe jedoch nicht. Weiter wollte ein Mitarbeiter uns untersagen, Kranken unjodierte Lebensmittel zu nennen oder die Stellungnahmen der Parteien zur Massenjodierung an unsere Mitglieder zu verbreiten.

Die KISS (Kontakt- und Informationsstelle für Selbsthilfegruppen) Kassel unterstützt in gewissem Umfang auch Post der Selbsthilfegruppen, was für uns immer weiter eingeschränkt wurde. Briefe, die Recherchen oder Öffentlichkeitsarbeit betrafen, wurden kritisiert. Es wurde sogar der regelmäßige Infobrief an Kranke bemängelt. Wer Infos wolle, könne nach Kassel zum

Treffen kommen. Eine Kasseler Selbsthilfegruppe hätte ja wohl nichts mit Kranken in Bad Sooden-Allendorf oder Göttingen zu schaffen. Hinweise auf den Versorgungsnotstand von Schilddrüsenpatienten in Deutschland wurden nicht akzeptiert. Es ist verständlich, dass Betroffene von Nachbarstädten sich einer schon bestehenden Gruppe anschließen. Nach einem Zeitungsartikel über unsere Gruppe meldeten sich auch Betroffene von anderen Teilen Deutschlands. Auch dass es sich bei unserer Selbsthilfegruppe um Kranke handelte, schien nicht zu beeindrucken. Der Infobrief hatte sich als praktisch erwiesen, weil die Betroffenen aus gesundheitlichen Gründen oft gar nicht zu einem Treffen kommen konnten.

Es war auch nicht so einfach, ein Restaurant zu finden, in dem nicht geraucht wurde, was für Schilddrüsenpatienten wichtig ist. Als das Lokal, das wir gewählt hatten, weil es unjodiertes Salz verwendete, schloss, wurde es mit der Verpflegung problematischer. Wir konnten uns nur Getränke bestellen und mussten einem ratlosen Ober erklären, dass in Deutschland eine Jodierung durchgeführt werde und wir kein Jod vertrügen. Zu unserem Glück lag einer Tasse Tee jedoch ein belgischer unjodierter Keks bei, der großen Jubel an unserem Tisch auslöste, was den Kellner dazu bewegte, uns einen ganzen Teller Kekse auf Kosten des Hauses zu bringen.

Da die Bevölkerung gar nicht über die Jodierung aufgeklärt ist, begreift sie nicht, dass Schilddrüsenkranke von Lebensmittelengpässen geplagt sind. Die Juroren von „startsocial" meinten, z. B. Betroffene könnten in Bioläden einkaufen. Andere Schilddrüsengruppen haben ähnliche Erfahrungen machen müssen, aber es gibt auch Selbsthilfeleiter, die positive Erlebnisse hatten und die richtige Unterstützung erfahren. Kontaktieren Sie verschiedene Ansprechpartner, dann wird sich zeigen, mit wem die Zusammenarbeit am besten klappt.

Erkundigen Sie sich nach den Zielen der Gruppe. Es gibt tatsächlich Selbsthilfegruppen, die versuchen, Betroffene ruhig zu stellen und die Jodierung beschönigen. Inzwischen gibt es aber eine Reihe von Schilddrüsengruppen, die die Massenjodierung kritisieren und sich für die Interessen und Belange der Bevölkerungskreise einsetzen, denen Jodgaben schaden.

Kontakt zu ausländischen Organisationen ist hilfreich. Allein schon, um überprüfen zu können, ob in anderen Ländern Schilddrüsenprobleme tatsächlich durch Jodprogramme ausgerottet wurden, wie die Jodtreiber immer behaupten. Auf den Internetseiten von MARY SHOMON kann man sich überzeugen, dass die Jodierung den USA nichts gebracht hat. Zudem sind die Patienten mangelhaft und inkompetent versorgt. Laut KELLY HALE von der American Foundation of Thyroid Patients leiden 10 % der Amerikaner an einer Schilddrüsenfehlfunktion, Fachärzte gibt es nur in größeren Städten. Patienten, die ihrem Arzt erzählen, sie reagieren schlecht auf Jodsalz, werden genauso in Psychiatrien abgeschoben wie bei uns. Informationen über Jod und seine Nebenwirkungen sind nicht weit verbreitet und die Verbraucher sind über die Jodierung kaum aufgeklärt. Da es in den USA nie eine öffentliche Diskussion über die Jodierung gegeben hat, wird sie hingenommen. Dass es im deutschsprachigen Raum Streit um Jodprogramme gibt, wird mit Interesse verfolgt.

Endokrinologen sparen übrigens nicht mit Spott, wenn es um Patienteninitiativen geht. Auf einer Ärzteversammlung wurden Witze gerissen: Auf der Liste, woran man eine verrückte Schilddrüsenpatientin (!) erkenne, fand sich an zweiter Stelle: *„Sie kommt mit einem Buch von Mary Shomon herein.“* Patienten, die Bücher über ihre Krankheit lesen, scheinen von Medizinern nicht geliebt zu werden. Auch die Autorin MARY SHOMON selber wurde als verrückt tituliert.

Wenn Sie nicht selber betroffen sind, können Sie trotzdem die Arbeit einer Gruppe unterstützen, z. B. mit einer Spende. Das menschenunwürdige Vorgehen der Regierungen Schilddrüsenkranken gegenüber ist Ausdruck eines politischen Klimas, das immer weitere Bevölkerungskreise schädigen wird. Krank werden kann jeder, besonders wenn Regierungen Massenenttarnungen veranstalten. Helfen Sie, in Deutschland ein Klima zu schaffen, in dem Sie und Ihre Familie sich sicher fühlen können.

Ihre Rechte als Patient

Ihre Rechte als Patient sind gesetzlich geregelt, unterliegen jedoch gerade jetzt im Rahmen der Reformwut einiger Politiker Einschränkungen. So gibt es z. B. in den USA Bestrebungen, Schadenersatz-/Schmerzensgeldforderungen an die Pharmaindustrie und Ärzte auf geringe Höchstsummen zu begrenzen. Pharmakonzerne müssten sich dann keine Sorgen mehr wegen möglicher Klagen ihrer Opfer machen, da anstatt hoher Summen nur noch überschaubare Beträge fällig wären. Aufregungen wie z. B. beim Auffliegen des Skandals um Lipobay/Baycol blieben der Industrie dann erspart.

In Deutschland soll die Therapiefreiheit noch weiter eingeschränkt werden. Hier stehen Naturheilmittel und alternative Therapien vor dem Aus, da sie sich bei der Bevölkerung höchster Beliebtheit erfreuen und so den Pharmakonzernen ein Dorn im Auge sind. So wurden im Jahr 2000 10 000 altbewährte homöopathische Komplexmittel verboten, ab 2004 herrscht ein Informations- und Verkaufsverbot für bestimmte Vitaminpräparate auf dem freien Markt. Natürliche Vitamine werden dann nur schwerlich erhältlich sein, dafür chemisch produzierte auf Rezept oder künstliche in Lebensmittel eingebaut (Functional-Food).

Viele Gesetze kümmern sich eher um das Wohl der Pharmaindustrie anstatt um das des Patienten. So fasst eine EU-Richtlinie (65/65/EWG) treffend zusammen: *„Alle Rechts- und Verwaltungsschriften auf dem Gebiet der Herstellung und des Vertriebs von Arzneispezialitäten müssen in erster Linie dem Schutz der öffentlichen Gesundheit dienen. Dieses Ziel muss jedoch mit Mitteln erreicht werden, die die Entwicklung der pharmazeutischen Industrie und den Handel mit pharmazeutischen Erzeugnissen innerhalb der Gemeinschaft nicht hemmen können.“* Dass die Interessen der Pharmaindustrie gewahrt werden, dafür sorgt eine Art Geheimgremium, bestehend aus Managern und Verbandsfunktionären. An diese Lobbyisten gab der Deutsche Bundestag 1989 in verfassungswidriger Weise seine Gewalt ab. Unter Ausschluss der Öffentlichkeit und ohne jegliche Einflussnahme der Bevölkerung, z. B. durch Wahlen, legt der Bundesausschuss der Ärzte und Krankenkassen nun fest, welche Medikamente und Therapien für den Bürger zugänglich sein sollen, was das hanseatische Oberlandesgericht als *„Handeln in eigener Sache“* bewertete und befand, dass dieser Ausschuss *„ein interessengesteuertes Gremium“* darstelle (Az. 3U 199/99, Az. 3U 200/ 99). So kommt es z. B. auch, dass sich zwar 80 % der deutschen Bevölkerung Naturmedizin als Kassenleistung wünschen, sie ihnen aber trotzdem verwehrt bleibt. Der Bürger muss die Pharmaindustrie mit hohen Abgaben mitfinanzieren, hat aber keinerlei Mitspracherecht.

Trotz der Verfilzung und Verwahrlosung unseres Gesundheitssystems raten die Krankenkassen dem Patienten noch, sich bei einer Behandlung folgende Fragen zu stellen: *„Haben Sie den Eindruck, dass Ihr Arzt Sie als Menschen achtet und als mün-*

digen Patienten und gleichberechtigten Partner akzeptiert? Informiert er Sie ausführlich und verständlich über die Diagnose und unterschiedliche Therapiemöglichkeiten? Berücksichtigt er Ihre Wünsche bei der Wahl der Therapie? Wie reagiert er, wenn Sie Fragen haben, wenn Sie Zweifel oder eine andere Meinung äußern?" Wichtige Leitlinien sind auch: *„Nur wenn Sie Bescheid wissen über Ihre Krankheitsdiagnose, über die verschiedenen Therapiemöglichkeiten, ihre Heilungsaussichten und Risiken, können Sie verantwortungsbewusst entscheiden. Und nur wenn Sie einwilligen, ist der medizinische Eingriff keine Körperverletzung. Eine Aufklärung ist daher Pflicht. Als Grundsatz gilt, dass der Arzt die Wahrheit sagen muss – auch ungefragt. Einen besonders hohen Stellenwert hat die Aufklärung über die Risiken einer Maßnahme."* Besonders zentral ist das so genannte Weisungsrecht des Patienten: *„Da ist zunächst Ihr Weisungsrecht gegenüber dem Arzt, das sich aus Ihrem Selbstbestimmungsrecht, aber auch aus dem Behandlungsvertrag ableitet. Danach sind Sie „leistungsberechtigt" und können festlegen, welche Dienste Sie in Anspruch nehmen wollen. Gegen Ihren Willen „läuft" nichts. Sie können entscheiden, welche Therapie angewendet werden soll. Sie müssen Vorschläge des Arztes nicht akzeptieren. Sie können eine Behandlung sogar ganz abbrechen – auch gegen den ärztlichen Rat. Auch wenn eine Maßnahme medizinisch eindeutig geboten ist."*[187]

Die Jodprophylaxe, für deren Durchführung verschiedene Gesetze geändert werden mussten, untergräbt viele wichtige Grundsätze unseres Gesundheitswesens und verändert das Arzt-Patienten-Verhältnis auf entscheidende Weise. Zusätzlich ist sie ein Türöffner für andere Maßnahmen. Sind die Schutzgesetze nämlich erst einmal gefallen, können sich auch andere Interes-

---

187 „Ihre Rechte als Patient", Informationsheft der DAK

sensgruppen bedienen. So werden unseren Lebensmitteln und dem Wasser häufig schon Fluor und Folsäure zugesetzt. Fluor ist Sondermüll. Folsäure kann krampfauslösend wirken, ist für Epileptiker ungeeignet, aber auch Gesunde können darauf reagieren. Zuerst wollte man die Folsäure gegen den Geburtsdefekt Spina Bifida vermarkten. D. h. im Falle der Schweiz, dass über 6 Mio. Bürger Folsäure einnehmen, um etwa 20 Geburtsdefekte im Jahr zu verhindern, wobei man davon ausgeht, dass höchstens 10 dieser Erkrankungen auf diese Art verhindert werden können. Aber die Werbung ist kreativ: So soll das Zusetzen von Folsäure in unsere Lebensmittel nicht nur den offenen Rücken verhindern, sondern auch Herzfehler, Hasenscharten, Fehlbildungen der Harnwege, Darmverschluss, Leukämie, Missbildungen der Extremitäten, Down-Syndrom, Hirn- und Herzinfarkt, Krebs, Depressionen und Alzheimer. Es dürfte also kaum noch einen Menschen geben, der nicht für eine Folsäuregabe infrage käme. Wer die Zusatzinformationen für Ärzte und medizinisches Fachpersonal liest, entdeckt jedoch ein kleines, aber entscheidendes Detail: Diese positiven Effekte der Folsäure seien als spekulativ, nur wahrscheinlich bis bestenfalls höchstwahrscheinlich zu bewerten. Solche Feinheiten bleiben in den Massenmedien unerwähnt.

Auch Eisen wird gerne in Lebensmittel eingebaut und besonders Kindern empfohlen. Die hier entstandenen Gesundheitsschäden führten dazu, dass manche Regierungen den Zusatz wieder verbieten ließen.

Blinde Massenmedikationen, bei denen die Rechte des einzelnen Patienten ausgeschaltet werden, tragen nicht dazu bei, das schon angeschlagene Verhältnis zwischen Arzt und Patient zu verbessern. Schilddrüsenpatienten leiden unter einem Mangel an kompetenter Betreuung. Stattdessen sind sie einer Flut von kurpfuschenden Bäckern, Metzgern und anderen Lebensmittelherstellern ausgesetzt. Sie leiden unter einem Missbrauch der Laborwerte, wie DR. DON MICHAEL es passend ausdrückte. Denn trotz unsicherer Normrichtlinien wird Laborergebnissen alleinige Wahrheit zugeschrieben, mag der echte Patient, der leibhaftig in der Praxis sitzt, noch so typische Schilddrüsensymptome aufweisen. DR. MICHAEL lernte in seiner Ausbildung noch, dass Labortests nicht mehr als 5 % der Diagnose ausmachen sollten und auch DR. MENDELSOHN meint, ein guter Arzt verlasse sich nicht blind auf Labortests.

Ärzte behaupten, Schilddrüsenkrankheiten seien leicht zu behandeln und ignorieren dabei den realen Zustand der Patienten. Eine Umfrage unter fast 1000 US-Schilddrüsenpatienten offenbarte schauerliche Missstände: 57 % der Patienten fühlen sich trotz Behandlung krank, 92 % fühlen sich erschöpft, 65 % leiden unter Übergewicht (20 bis 50 Pfund; Ärzte behaupten, eine Hypothyreose mache höchstens 5 bis 10 Pfund Übergewicht), 60 % haben Konzentrationsschwächen, 58 % haben sexuelle Störungen, 51 % haben Schmerzen, 45 % fühlen sich depressiv, 43 % leiden unter Haarausfall, 38 % leiden unter Augenbeschwerden, 38 % haben Schmerzen im Hals, Genick. Und 40 % der Patienten beklagen das Verhalten der Schilddrüsenorganisationen. Sie konstatieren einen Informationsmangel über Alternativtherapien, ein Teil glaubt sogar, die Organisationen geben falsche Informationen über Behandlungsmöglichkeiten und Medikamente ab. 83 % finden, dass die Pharmaindustrie Schilddrüsenorganisationen und Ärzte beeinflusst, die meisten bewerten dies als nachteilig für die Kranken.

Wir haben uns bemüht, ähnliche Umfragen in Deutschland durchzuführen, aber die Resonanz war spärlich. Es fällt auf, dass es in Deutschland wenig Eigeninitiative der Schilddrüsenpatienten gibt. Z. T. gestaltet es sich schwierig, die Interessen der Betroffenen zu vertreten, weil viele Angst haben. Sie trauen sich nicht, sich öffentlich zu artikulieren und z. B. Leserbriefe zu schreiben. Zum einen fürchten sie den Spott von Verwandten, Freunden und Kollegen, zum anderen fürchten sie die Reaktion ihres Arztes. Da die Ärzte die Massenjodierung inszenieren, fürchten Patienten Nachteile und Schikanen, wenn sie Kritik üben. Schließlich sind sie von ihrem Arzt abhängig. Es gibt nicht genug Auswahl, um einfach zu wechseln. Einer Betroffenen, die sich öffentlich gegen die Massenjodierung aussprach, wird seitdem die medizinische Versorgung verweigert. Ärzte sind Patienten gegenüber in einer Machtposition und einige spielen diese zum Erreichen ihrer politischen Ziele aus.

In den USA sind Ärzte die dritthäufigste Todesursache. 284 000 Menschen sterben in Krankenhäusern an Fehlern bzw. 106 000 davon nicht an Fehlern, sondern an den normalen bekannten Nebenwirkungen ihrer Medikamente. 30 % der US-Patienten erhalten ungeeignete Therapien. Mehr als einer von fünf Amerikanern berichtet von Behandlungsfehlern bei sich oder Verwandten. DR. MERCOLA vom Optimal Wellness Center in Chicago: *„Diese Statistiken beweisen sehr deutlich, dass das System einfach nicht funktioniert."* Inzwischen muss man zugeben, dass Therapiefehler ein *„sehr ernstes Problem"* darstellen.

Besondere Missstände offenbarte eine Studie: Patienten beklagen, dass der Arzt ihnen nicht zuhöre, Fragen nicht beantworte oder sie sich nicht trauten, sie zu stellen; oft seien medizinische Informationen für den Patienten unverständlich. KAREN DAVIS, Präsidentin des Commonwealth Fund: *„Mediziner lernen „Als Erstes, richte keinen Schaden an." Trotzdem zeigen Beweise, dass Schäden weit verbreitet sind."*[188] 10 % der Amerikaner berichte-

188 „New study estimates 8 million American families experienced serious medical or drug error", www.thyroid.about.com/library/news/blerrors.htm

ten, dass sie oder ein Verwandter nach ärztlicher Behandlung kränker geworden seien als vorher. Die Versorgung chronisch Kranker – wozu ja auch Schilddrüsenpatienten gehören – sei mangelhaft. Zudem würde ein Viertel der Patienten den Therapievorstellungen ihrer Ärzte nicht zustimmen. *„Eine gute Beziehung zwischen Arzt und Patient, charakterisiert durch offene und vertrauensvolle Kommunikation, ist eine kritische Komponente einer hochqualitativen Gesundheitsversorgung.“* erklärt der Fund.

Das Institute for Healthcare Improvement machte eine weitere interessante Entdeckung: Ärzte würden an veralteten Therapiemethoden festhalten und sich weigern, ihre Behandlungen zu verbessern, weil sie dann eingestehen müssten, dass bisherige Methoden nicht perfekt waren. Industrie, Ärzte und Medien kreierten in unserer Kultur ein Bild der Unfehlbarkeit von Medizinern und Pharmaindustrie, das der Wahrheit einfach nicht entspricht. Nicht umsonst hat sich der Ausspruch von den „Göttern in weiß“ zum geflügelten Wort entwickelt. In den 60er-Jahren zeigte sich, dass ein verbreitetes Diabetes-Medikament zu Todesfällen führte. Trotzdem reagierten Ärzte nicht. Anstatt ihre Patienten zu schützen, verwendeten sie die Pillen weiter. Auf einem Kongress erklärte ein Arzt offen, er werde die Erkenntnisse nicht berücksichtigen, denn es sei für ihn erniedrigend, dem Patient gegenüber zuzugeben, ein unsicheres Medikament zu benutzen. Weltweit bezahlen Millionen von Patienten den Hochmut ihrer Ärzte mit ihrer Gesundheit – manchmal sogar mit ihrem Leben.

Auch den Erkenntnissen zur Gefährlichkeit der Hormonersatztherapie trotzen deutsche Ärzte. Während laut Deutschland-Radio in den USA und Kanada der Hormonkonsum um 50 % zurückging, halten viele deutsche Ärzte an den Hormonpillen fest, koste es, was es wolle. Kritische Patienten werden nicht ernst genommen, denn Kritik ist in ihren Augen fundamentalistisch, wissenschaftsfremd und abergläubisch. Ein vernünftiges Arzt-Patienten-Verhältnis scheitert nicht selten am überzogenen Ego des Arztes.

Aber auch die Patienten klammern sich an das Image vom „Gott in weiß". Zu gerne geben sie die Verantwortung an eine Leitperson ab, die für sie ihr Schicksal lenkt. Mir hat sich ein Erlebnis von einer Versammlung einer großen Krebsselbsthilfegruppe für Frauen eingeprägt. Ein Mediziner hielt einen Vortrag über Mammographie, wobei er auch auf deren Grenzen hinwies. Röntgen selbst stellt ein Krebsrisiko dar und ist daher nicht uneingeschränkt nützlich. Trotzdem sprangen die Frauen auf und forderten eine generelle Mammographie. Dass junge Frauen davon gar nicht profitieren, sondern sich einem weiteren Risiko aussetzen, spielte für die Teilnehmerinnen der Versammlung keine Rolle. Sie wollten eine Maschine haben, über die sie Gesundheit kaufen könnten. Mit dieser Illusion war die Gruppe zufrieden gestellt und der kompetente Arzt war frustriert in die Ecke gedrängt.

Vielleicht gefällt es der Mehrheit der Bevölkerung auch, mit dem Jodsalz Gesundheit zu kaufen, so wie sie mit Zigaretten Freiheit und mit Kartoffelchips Spaß kauft. Dass die Wirklichkeit kein Werbespot ist und das Leben kein Einkaufstrip durch den Supermarkt, scheint viele zu überfordern. Sie möchten die komplexen Probleme unserer Welt mit eingängigen Werbeslogans lösen. Das Image eines Medikaments scheint wichtiger geworden als seine tatsächliche Wirkung.

Nicht nur in Deutschland, sondern auch in Großbritannien werden Ärzte, die gängiges Vorgehen hinterfragen, als Nestbeschmutzer gestraft. Uns sind Ärzte bekannt, die sich mit Kritik an der Jodierung praktisch ihr eigenes Grab geschaufelt haben und von Kollegen diffamiert wurden. In Großbritannien erregte die Hexenjagd auf einen Mediziner, der mit natürlichen

Schilddrüsenhormonen arbeitete, die Normwerte kritisierte und auch auf die Begleiterscheinungen der Schilddrüsenerkrankung einging, Aufsehen. Die Ärzteschaft leitete einige Verfahren gegen ihn ein, die fallen gelassen werden mussten. Hunderte zufriedener Patienten stellten sich auf seine Seite und die BBC berichtete. Man kann einfach nicht übersehen, dass sich leider die Mehrzahl der Ärzte streng im Fahrwasser der Pharmaindustrie bewegt und deren Interessen vertritt. Ärzte kritisieren selten gefährliche Pharmaprodukte, lassen aber Forschung und Gebrauch von Naturmitteln verbieten. Ärzte beeilen sich, tödliche Therapien zu verteidigen, während sie gleichzeitig die Gefährlichkeit von Curcuma, Fenchel und Äpfeln darlegen. Mediziner, die diesen Weg verlassen, können sich auf harten Gegenwind gefasst machen. Es wäre naiv zu glauben, dass in solch einem Klima objektive Wissenschaft stattfände. Im Gegenteil, dass Ärzte sich untereinander nicht kritisieren dürfen, ist sogar gesetzlich geregelt – Unstimmigkeiten in Therapiefragen sollen der Öffentlichkeit (und dem Patienten) verborgen bleiben (siehe die Berufsordnung für deutsche Ärzte, §15 kollegiales Verhalten, verabschiedet 1988). Die Wissenschaft hat anscheinend die Industrie zu unterstützen. Mediziner, die belegen, dass Therapien nicht die Versprechen der Konzerne halten, können von der Pharmaindustrie verklagt werden.

In den USA wurden sogar Patienten, die fragten, ob sie nicht einmal natürliche Hormone probieren dürften, da mit der Standardtherapie Probleme auftraten, vom Arzt abgewiesen: *„Suchen Sie sich ab jetzt einen anderen Endokrinologen.“* Ein Arzt, der verkündet, Sie wären depressiv und der Ihre Schilddrüse nicht untersuchen möchte, wird sich auch nicht durch Diskussionen beeindrucken lassen. *„Vote with your feet!“*, rät MARY SHOMON, wechseln Sie den Mediziner – leichter gesagt als getan bei der massiven Unterversorgung an Spezialisten.

Juristische Möglichkeiten

Natürlich fragen die Opfer der Jodierungskampagne immer wieder nach der Rechtslage. Die meisten gehen naiverweise davon aus, dass man gegen gesundheitsschädigende Lebensmittel Schritte einleiten kann. Es ist in Deutschland so gut wie unmöglich, gegen Mediziner oder die Pharmaindustrie vorzugehen. Darum gibt es kaum Anwälte, die sich dieser Themen überhaupt annehmen wollen. Ein Anwalt, den ich konsultierte, meinte, bei Gesundheitsschäden durch Nahrungsmittel sei keiner verantwortlich zu machen, denn der Hersteller würde die Verbraucher ja nicht zwingen, die Sachen zu essen. Schließlich erklärte sich eine Münchener Anwältin, die im medizinischen Bereich tätig ist, bereit, die Sachlage zu überprüfen. Da ich ihr meine Schwierigkeiten schilderte, bekam sie die Probleme von Betroffenen erstmals mit: Weil ich in keinem Hotel essen konnte, musste ich ein Zimmer mit Kochgelegenheit mieten. Bei meiner Ankunft konnte ich unjodiertes Knäckebrot kaufen, was allerdings nicht satt macht. Also liefen wir am nächsten Tag von Bäcker zu Bäcker. Ein mit einem Bio-Preis ausgezeichneter Bäcker reagierte auf meine Frage nach der Jodierung seiner Produkte extrem genervt, sodass ich mich rechtfertigen musste, warum ich das Jodsalz denn nicht wollte. Dass die Milch in Deutschland jodiert würde, wollte er nicht glauben. Aber jetzt schaltete sich eine andere, anscheinend ostdeutsche Kundin ein und meinte: *„Ja, das ist wahr, drüben wurde alles jodiert – darum gab es in der DDR auch kein Karies!“* Das verschlug mir regelrecht die Sprache. Entweder die Dame hatte die Propaganda für Jod und Fluor durcheinander gebracht – die DDR verabreichte auch Fluor gegen Karies – oder Jod wurde damals auch unter dem Versprechen der Zahngesundheit beworben. Eine Theorie, die auch im 3. Reich im Umlauf war. Der so bestätigte Bäcker strahlte, war doch Jod nun nicht nur gesund gegen Kropf und Idiotie, sondern auch noch gegen Karies. Ich verließ den Laden hungrig.

Als ich bei Freunden eingeladen war, musste ich mein Butterbrot mitbringen – Brot, Aufschnitt oder gekochte Gerichte sind nahezu alle jodiert, sodass Einladungen zum Essen fast nicht möglich sind. Ich knabberte mein mit ausländischer Wurst belegtes Knäckebrot. Die Gastgeber waren so betroffen, dass sie mir eine Flasche italienisches Olivenöl schenkten – eines der wenigen unjodierten Lebensmittel im Haus. Die ausländische Wurst hatten wir in einem koscheren Geschäft erstanden. Auch hier waren die deutschen Nahrungsmittel jodiert, denn Jodsalz gilt als koscher, wenn das Jod nicht aus dem Meer/aus Fisch, sondern chemisch, z. B. also durch Recyceln, gewonnen wird. Das Geschäft führte aber viele Produkte aus anderen (unjodierten) Ländern, sodass ich während meines Münchenaufenthalts dort einkaufen ging. *„Und so wird Ihr Leben in der Zukunft auch weiterhin aussehen...“* prophezeite mir die Anwältin nach Durchsicht der Materialien.

Um die Massenjodierung durchführen zu können, waren bestimmte Gesetze des Verbraucherschutzes geändert worden: 1981 entfällt der Warnhinweis auf der Jodsalzpackung: *„Nur bei ärztlich festgestelltem Jodmangel“*. Heute findet man hingegen Warnhinweise auf dem unjodierten Salz: *„Dieses Tafelsalz enthält kein Jod. Jod ist ein lebenswichtiger Baustein für Schilddrüsenhormone. Aufgrund des naturbedingten Jodmangels in Deutschland empfehlen Wissenschaftler, Jodsalz zu verwenden. Fragen Sie beim Kauf nach unserem jodierten Speisesalz.“* 1989 wird Jodsalz vom Diätlebensmittel zum Lebensmittel des allgemeinen Verzehrs erklärt. Es kann jetzt in der Gastronomie, in Kantinen, Mensen, Krankenhäusern und Altenheimen eingesetzt werden. 1991 wird die Verwendung von Jodsalz in der

Lebensmittelherstellung erlaubt. Wurst, Brot, Käse, Dosen und Tütengerichte dürfen jetzt jodiert werden. Außerdem wird nun Babynahrung jodiert. 1993 entfällt die besondere Deklarationspflicht für jodierte Lebensmittel. Ab 1995 wird dem Viehfutter Jod zugesetzt, um eine Jodierung des Fleisches, der Milch, der Eier, der Butter, des Joghurts usw. zu erreichen. Zusätzlicher Effekt: Mit Gülle gedüngtes Gemüse wird so nun auch jodiert. Da die Massenjodierung gesetzlich geschützt ist, besteht für den Verbraucher hier keine Möglichkeit, sich zu wehren. Ähnlich wird die Situation bei Nachfolgeaktionen der Industrie sein. Die Massenenttarnung und das Auswachsen von Schilddrüsenkranken ist von der Regierung anerkannt und mit Gesetzesänderungen legalisiert worden.

Wenn Gesetze ein Grundrecht verletzen, kann man als Betroffener Beschwerde beim Bundesverfassungsgericht einreichen. Einige Opfer hätten das gerne getan. Denn wie ist das bei der Massenenttarnung mit der Unantastbarkeit der Menschenwürde oder dem Recht auf körperliche Unversehrtheit? Darf der Staat tatsächlich in dieser Weise über Kranke verfügen? Aber eine Klage ist auch hier unmöglich: *„Die Verfassungsbeschwerde muss* [...] ***binnen eines Jahres*** *seit dem In-Kraft-Treten der Rechtsvorschrift erhoben werden."* Die erste und genau genommen auch einzige Berichterstattung über den Vorgang der Massenenttarnung in den Medien (ARD) fand jedoch erst 1998 statt – 3 Jahre nach Erlass der letzten Gesetzesänderung in Sachen Jod.

Diese Regelung erlaubt es der Regierung, die Grundgesetze auszuhöhlen, wenn die Medien mitspielen und wie in diesem Falle schweigen, sodass die Opfer gar nicht wissen, dass sie auf der Abschussliste stehen. Nicht nur Schilddrüsenkranke, sondern auch Behinderte oder Abtreibungsgegner beklagen die Umdefinierung der Grundgesetze durch gewitzte Politiker. Aufgrund der leidvollen deutschen Geschichte hatte man wohlweislich den Artikel 19, Absatz 2, im Grundgesetz verankert: *„In keinem Falle darf ein Grundrecht in seinem Wesensgehalt angetastet werden."* Es sei denn, es beschwert sich niemand innerhalb des ersten Jahres.

Auch die Staatsanwaltschaft lehnte ab: *„Wir haben zu viel Arbeit."* und *„Man kann doch auch die Autos nicht verbieten, nur weil es Unfälle gibt."* Eine Staatsanwältin befand, man könne kein fahrlässiges Handeln erkennen und bloße Vermutungen rechtfertigten es nicht, Strafanzeige zu erstatten. Es sind schon Mütter strafrechtlich belangt worden, weil sie ihr Kind zu viel Bier trinken ließen. Aber wenn das Ministerium Schädigungen absegnet, dann unternimmt auch die Staatsanwaltschaft nichts.

Für die von jodierten Lebensmitteln entstandenen Gesundheitsschäden wären eigentlich die Lebensmittelhersteller haftbar zu machen: *„Wird durch den Fehler eines Produktes jemand getötet, sein Körper oder seine Gesundheit verletzt oder eine Sache beschädigt, so ist der Hersteller des Produkts verpflichtet, dem Geschädigten den daraus entstehenden Schaden zu ersetzen."*[189] Da die Firmen vom Staat nicht gesetzlich gezwungen wurden, sondern man ihnen bloß empfahl zu jodieren, tragen auch sie die Verantwortung und nicht Politiker, Ärzte oder Krankenkassen, die die Jodierung forcieren.In einem Radiobeitrag riet Lebensmittelexperte UDO POLLMER den Herstellern darum unbedingt zur Deklaration. Außerdem betont er, dass jedem Produzenten das Risiko durchaus bewusst ist, da das JECFA auf Schäden durch Lebensmitteljodierung hingewiesen hatte. Nicht ohne Humor rät er den Herstellern darum, sich von den Krankenkassen eine schriftliche Bestätigung für die rechtsver-

189 Hans-Ulrich Grimm: „Aus Teufels Topf", S.155, Klett-Cotta, Stuttgart, 1999

bindliche Übernahme aller Kosten im Falle einer Haftungsklage geben zu lassen. Mir ist kein einziger Fall bekannt, in dem solch eine Verpflichtung übernommen worden wäre. Die Initiatoren der Jodierung überreden zwar jeden zum Mitmachen, aber verantwortlich sein möchte man nun wirklich nicht. So erklärte ein Mitarbeiter des Arbeitskreises Jodmangel einer Betroffenen auf die Frage, wer denn nun für die Jodierung verantwortlich sei: *„Ich weiß nicht, was ich antworten soll... Es gibt keinen Verantwortlichen...“*

Auch um die Anerkennung einer Schilddrüsenkrankheit müssen Patienten meist kämpfen. Sobald man behandelt wird, gilt man als geheilt. Die Patienten, die aber trotzdem krank oder arbeitsunfähig sind, müssen um ihre Rechte kämpfen. Abmagerung, Schwäche, Sehverlust, Schmerzen, Herzprobleme usw. – all dies gilt als psychosomatisch und wird oft nicht als Folge der Schilddrüsenerkrankung anerkannt. Inzwischen haben sich einige Betroffene nochmals die Mühe gemacht, bei der Staatsanwaltschaft einen 50-seitigen Antrag auf Verfahrenseröffnung zu stellen, dem sich viele Patienten anschließen möchten. Weiteres dazu finden Sie unter www.jod-kritik.de.

Anhang
Quellenhinweise zu den Kapiteln

Element Jod

„Was Seetang in die Luft bläst“, Frankfurter Allgemeine Zeitung vom 14.8.2002
„Die Regenmacher“, natur&kosmos, September 2002
„Arzneimittel-Allergie“, Lothar Jäger und Hans Merk, Gustav Fischer Verlag, Jena, 1996
„Jodsalz: Hormone im Leberkäse“, www.das-eule.de
„Iod“, www.hummel.ken.ch/stoffkarten/iod.htm
Rote Liste
„Tausendmal recycelt und immer wie neu“, Bonner Stadtanzeiger vom 12.11.1996
„Tut Jod wirklich gut?“, Gäa-Journal 2/2002
„Jod“, Focus online, www.focus.msn.de
„Spurenelement Jod“, www.medicine-worldwide.ch
„Was ist Jod?“ www.jod-fuer-zwei.de
„Iodine“ www.community.healthgate.com
Arzneimittelinformationen der Firma Henning
Roche Lexikon Medizin
„Die Suppe versalzen?“, Urheimische Notizen 2/2003
„Braucht Ihre Schilddrüse mehr Jod?“, Journal für die Frau vom 16. Mai 2001
„Netzwerk der Abzocke“, Focus, 28. April 2003
„Risiken der Jodprophylaxe?“, Deutsche Medizinische Wochenschrift 2000/125
„Schilddrüsensprechstunde“, hrsg. von Prof. Pfannenstiel, Urban und Schwarzenberg, München, 1985
„Iodine“, Water, Sanitation and Health, WHO, 2003

Normwerte

„Normal Thyroid Volume of Young Adults in Turkey“, IDD-newsletter, November 1997/No.4
„Most doctors who set guidelines have Industrie ties“, www.thyroid.about.com/library/news/bldocties.htm

„Jahreszeitliche Schwankungen der Hormonspiegel“, Blickpunkt Schilddrüse, Schilddrüsen Liga e. V.
„A Lab´s normal TSH, T_3, T_4 Levels May be Abnormal for you“, www.thyroid.about.com/library/news/blnormalforyou.htm
„Endocrinologists Say TSH Normal Range is Now 0,3 to 3“, www.thyroid.about.com/library/weekly/aanewTSHrange.htm
„Key Thoughts of Joseph Mercola, D.O.“, www.thyroid.about.com/library/weekly/aa062600a.htm
„TSH is inadequate for measuring Hypothyroidism Severity“, www.thyroid.about.com/library/news/bltshseverity.htm
„Dietary Recommendations for Iodine Around the World“, IDD-newsletter, August 2002/No.3
„Thyroid volume and urinary iodine in European schoolchildren: standarization of values for assessment of iodine deficiency“, European Journal of Endocrinology, 1997/136
„Jod-Monitoring“, Friedrich Manz, Hrsg. Der Bundesminister für Gesundheit, Baden Baden, 1998
„Jodidurie bei Schulkindern in Deutschland 1999 im Normbereich“, Medizinische Klinik, 2001/96
„Overlooked, underdiagnosed? Thyroid disease poses a challenge – Thyroid dysfunktion is too often undertreated, some physicians say, and conflicting screening guidelines muddy the diagnostic waters.“, Susan J.Landers March 1, 2004, www.ama-assn.org/amednews/2004/03/01/hlsa0301.htm

Die Seite der Kosten

„Cost Estimation of Thyroid Disorders in Germany“, IDD-newsletter No.1/February 2003
„Kosten der Früherkennung“, EU.L.E.n-Spiegel 24.April 1996
„AOK beklagt hohe Schäden durch Abrechnungsbetrug“, Frankfurter Rundschau vom 28.7.01
„Kassen sehen Abrechnungsbetrug“, Hessisch-Niedersächsische Allgemeine vom 15.10.01
„Jede fünfte Arzt-Abrechung ist fehlerhaft“, Frankfurter Allgemeine Zeitung vom 7.8.02
„Immer mehr Ärzte betrügen die Kassen“, Bild am Sonntag vom 6.5.01

Die Wasserjodierung

„Tritium im Trinkwasser“, eve, 4/2002
„Trinkwasserentseuchung durch Jod“, Münchener Medizinische Wochenschrift Nr.19/29, 19.Mai 1944
„Iodized water in Thailand“ und „Iodized water in Myanmar“, IDD-newsletter Volume 15, No.1/February 1999
„Iodine“ www.inchem.org/documents/jecfa/jecmono/v024je11.htm
„Krank durch Jod“, Natürlich, Nr.4/2001
„Umwelt Bundesamt warnt“, Aktion Leben, Rundbrief 3/2002 (vgl. Fuldaer Zeitung vom 28.06.2002)
„Sturmfeste Gesundheit“, Dr.Ralph Bircher, Bircher-Benner Verlag, Bad Homburg, 1980
„Revolution in Medizin und Gesundheit“, Dr.Hans Nieper, MIT Verlag, Oldenburg, 1985
„Margaret Sanger – Gründerin der modernen Gesellschaft“, Elasah Drogin, Schriftenreihe der Aktion Leben e. V.
„Kostbares Nass sanft veredelt“, Schnurschdraggs – Das Kundenmagazin der Kasseler Verkehrs- und Versorgungs-GmbH, Mai–August 2003/Heft 2
„Press Release: When Fluoridation Ends, So Do Cavities“, http://thyroid.about.com/library/weekly/aa012401a.htm
„Umweltstudien – Arzneimittel im Flusswasser“, natur & kosmos, Mai 2002
„Fluor – überflüssig wie ein Kropf?“ (unbekannte Quelle einer Zeitschrift aus einem Brief)
„Kühe gegen Karies?“, Urheimische Notizen, Ausgabe 2/2002 (vgl. „Der freie Arzt“ Nr. 2/2002)
„Iodine Dripping into Irrigation Water: Its Role in Correcting Iodine Deficiency“, IDD-newsletter, Volume 18, No.4/November 2002
Stellungnahme der Deutschen Selbsthilfegruppe der Jodallergiker, Morbus Basedow- und Hyperthyreose-Kranken vom 1.9.1999 zur Pressekonferenz des Berufsverbandes der Ärzte für Kinderheilkunde und Jugendmedizin Deutschland e. V. am 30.8.1999
„Große Studie des Umweltbundesamtes – Aspirin im Wasser?“, Schrot & Korn, 7/2003

Die Unterfunktion der Schilddrüse

„Getting what you need from your doctor: Challenges of thyroid care", www.thyroid-info.com/articles/docdon.htm

„More heart disease risk factors found for Hypothyroidism", January 2003, www.thyroid.about.com/library/news/blcrpheart.htm

„Hypothyroidism and the Role of Armour Thyroid, Seaweed, Exercise, and More", www.thyroid-info.com/articles/mercola.htm

„Treatment Can Help Those Who Test Positive for Thyroid Antibodies, But Have Normal TSH", www.thyroid.about.com/library/weekly/aa062901a.htm

„Is Your Thyroid Making You Exhausted?", 3/30/1998, www.thyroid.about.com/library/weekly/aa033098.htm

„The Adrenal/Thyroid Connection – A Look at the Relationship, with Drs.Richard and Karilee Shames, Authors of Thyroid Power", Mary Shomon, www.thyroid-info.com/articles/shamesadrenal.htm

„Could Antibiotics Cure Your Hashimoto's Disease?", Mary Shomon, www.thyroid.about.com/library/weekly/aa042301a.htm

„Inactivating Mutations in the Gene for Thyroid Oxidase 2 (THOX2) and Congenital Hypothyroidism", The New England Journal of Medicine, July 11, 2002

„Hashimoto's vs. Hypothyroidism: What's the difference?", Mary Shomon, www.thyroid.about.com/library/weekly/aa030802a.htm

„A quick look at thyroid hormone replacement", www.thyroid.about.com/library/weekly/aa060997.htm

„Levoxyl Recalls and Quality Questions", www.thyroid-info.com/articles/levoxyl.htm

„New Trouble for an Old Drug?", www.drweil.com

„Levoxyl Maker King Pharmaceuticals is Target of Federal Investigations", March 2003, www.thyroid.about.com/library/news/blkingpharma.htm

„9 Fett-weg-Drinks", Bild der Frau vom 22. Juli 2002

„9 super Schlank-Stoffe", Bild der Frau vom 29. April 2002

„Thyroid Disease More Prevalent", 2000, www.thyroid.about.com/library/weekly/aa022800a.htm

„20. Wiesbadener Schilddrüsengespräch", umd Verlag, Berlin, 2002

„Natürlich heilen mit Schwarzkümmel", Dr.med.Peter Schleicher, Dr.Dr.med.Mohamed Saleh und Hans Wagner, Südwest Verlag, München, 1996

„Gewichtsprobleme bei Schilddrüsenerkrankungen“, Blickpunkt Schilddrüse, 4/2002
„Noni“, Claus-Peter Leonhardt, Mosaik Goldmann, München, 2000
„Weight and Hormone Imbalances: How Noni can help“, Dr.Neil Solomon, www.nonitools.com
„Is Coconut Oil Really a Thyroid Cure?“, Ken Woliner, May 2003, www.thyroid.about.com/cs/dietweightloss/a/coconutoil_p.htm
„Die Pflege des kranken Menschen“, Kohlhammer, Stuttgart, 1970
Merkschriften der Schilddrüsen-Liga: „Hashimoto-Thyreoditis: Eine Autoimmunkrankheit“, „Ein Ratgeber für Patienten: Hashimoto Thyreoditis“

Die Schilddrüsenüberfunktion

„Kiss My Goiter – An Open Letter to the Oprah Show's“, Dr.phil.McGraw About Hypothyroidism, Weight Loss and Metabolism, www.thyroid.about.com/library/weekly/aa071001a.htm
„Heart Sense for Thyroid Patients: An Interview with Cardiologist Dr.Stephen Sinatra“, www.thyroid.about.com/library/ weekly/aa021201a.htm
„Clinical and Endocrine Aspects of Thyrotoxicosis And ist Cardiovascular Complications“, www.kfshrc.edu.sa/annals/205_206/99-188.htm
„Panic Attacks and Palpitations: Are They Signs of Hyperthyroidism?“, Mary Shomon, www.thyroid.about.com/library/weekly/aa092000a.htm
„Special Report! Chronic Fatigue, Fibromyalgia, and Autoimmune Thyroid Disease“, 1997, www.thyroid.about.com/library/weekly/aa090897.htm
„Diagnosis and management of Graves' disease“, Dr.Jody Ginsberg, www.cmaj.ca/cgi/content/full/168/5/575
Merkschriften der Schilddrüsen-Liga: „Laboruntersuchungen bei Schilddrüsenkrankheiten“, „Diagnostik und Therapie der Endokrinen Orbitopathie“, „Schilddrüse, Vitamine B_{12} und perniziöse Anämie“, „Morbus Basedow“
„The 10 Things Your Doctor May Not Have Told You About Graves' Disease“, www.thyroid.about.com/library/weekly/aa10things.htm

„Morbus Basedow aus der Sicht einer Patientin“ Ursula Greger, Arzt-Patienten-Seminar, Königswinter 12.09.1998
„Basedowsche Krankheit: Froschaugen“ (Zeitungsausschnitt unbekannter Quelle)
„Total Thyroidectomy Recommended As Standard Treatment for Graves' Disease in Australia/New Zealand“, www.thyroid.about.com/library/news/blttgraves.htm
„Dear Doctor, Why Do You Insist on Synthroid Instead of Armour? A Patient´s Letter“, www.thyroid.about.com/blletter.htm
„Leben mit Morbus Basedow“, Dr.Brakebusch und Dr.Heufelder, Zuckschwerdt, München, 2002
„Salzkristall-Lampe besser abschaffen!“ Goldenes Blatt vom 17.2.1999
„Is Graves Ophthalmopathy Preventable?“, April 2003, www.thyroid.about.com/library/news/blgraveseye2.htm
„Fats that heal: Fats that kill/Dr.Udo Erasmus on Thyroid Disease, Weight Loss, and the Optimal Diet for Thyroid Patients“, www.thyroid.about.com/library/news/bludo.htm
„... und die Natur heilt doch“, Dr.Klaus Schimmel und Dr.Tony Schwaegerl, Mosaik, München, 1980

Radiojodtherapie

„Radiojodtherapie der durch Jodmangel entstandenen funktionellen Autonomie – ein heißes Eisen. Substitution und Rezidivprophylaxe nach Strumaresektion bzw. nach Radiojodtherapie“, L.-A. Hotze in „Neue und vergessene Aspekte der Therapie von Jodmangelstrumen“ 14. Wiesbadener Schilddrüsengespräch, pmi Verlag, Frankfurt, 1996 (mit freundl. Empfehlung von Merck)
„Männermacht Medizin“, Dr Robert S. Mendelsohn, Mahajiva, Holthausen, 1989
„Nichts Gutes im Schilde – Krankheiten der Schilddrüse“, Peter Pfannenstiel und Werner Schwarz, Trias/Georg Thieme Verlag, Stuttgart, 1994
„Die Pflege des kranken Menschen“, Kohlhammer, Stuttgart, 1970
„Radioiodbehandlung“, Infoblatt des Forums Schilddrüse e. V. (mit Unterstützung von Henning, Berlin)
„Fragen und Antworten zur Radiojodtherapie“, Berlin-Chemie AG, Berlin

„European Endos Say Drugs, Surgery, Not RAI for Hyperthyroidism With Eye Involvment“, Mary Shomon, 2003, www.thyroid.about.com/library/news/bleuroendo.htm
„RAI Controversies“, Mary Shomon, 2003, www.thyroid.about.com/library/news/blraicontrovery.htm
„Avoiding Common Thyroid Pitfalls: Rushing into RAI“, Mary Shomon, www.thyroid.about.com
„Radioactive Iodine For Hyperthyroidism Increases Cancer Risk“, 1999, www.mercola.com
„Hyperthyreose: Vorsicht mit Radio-Jod“, 1998, www.das-eule.de
„Low-Iodine Diet: Yes or No?“, Mary Shomon, 2003, www.thyroid.about.com/library/news/bllowiodinediet.htm
„Retinsäure erhöht Jodaufnahme“, Deutschlandfunk vom 4.2.1999
„Röntgenstrahlung: Geringe Dosis, große Folgen“, natur & kosmos, Juli 2003
„Mangelernährung trotz voller Teller?“, Naturarzt 7/2003
„Schilddrüsenkrebs“, www.surfmed.de
„Ultrasound is Best for Recurrent Thyroid Cancer in the Neck, Say Experts“, April 2003, www.thyroid.about.com/library/news/blthycaultra.htm
„Patients Given Medical Radioactive Materials May be Detained in Antiterrorist Sweeps“, 12/2002, www.thyroid.about.com/library/news/blradiation2.htm
„Ferrofluide haben Zukunft“, Deutschlandfunk vom 9.3.2000
„Die Molekularbiologie verändert die Chirurgie“, Deutschlandfunk vom 12.10.1996
„In unterschiedlicher Dosis – Acrylamit kommt stark schwankend in Lebensmitteln vor“, Deutschlandfunk vom 30.08.2002
„Thyroid Arterial Embolization is Option For Graves Disease“, November 2002, www.thyroid.about.com/library/news/blembol.htm
„Trittin verschlechtert Strahlenschutz – Die radioaktive Belastung der Menschen wird erhöht“, raum & zeit, Nr. 113/September 2001
„Bedrohung des Lebens durch Strahlung“, Roland Scholz, Internationale Ärzte zur Verhütung des Atomkriegs, Ärzte in sozialer Verantwortung, September 1993
„Hysterectomy Increases Risk of Thyroid Cancer“, January 2003, www.thyroid.about.com/library/news/blhysterectomy.htm

„Diagnosis and management of Graves' disease", Dr.Jody Ginsberg, www.cmal.ca/cgi/content/full/168/5/575
„Graves' Disease A Practical Guide: An Interview With Author Elaine Moore", www.thyroid.about.com/library/books/aafprgravesbook.htm
„Eingriff an der Schilddrüse – Neue Methode schont die Stimmbänder", Pressemeldung (unbekannte Quelle)
„Der ‚kalte' Schilddrüsenknoten" Verhandlungsbericht des 16. Wiesbadener Schilddrüsengesprächs, pmi, Frankfurt, 1998
„Krebs durch Vitamin D und Jod", EU.L.E.n-Spiegel, 24.04.1996
„Strahlender Bilderregen", Der Spiegel, 36/2003

Schilddrüsengifte

„Stevia – sündhaft süß und urgesund", Barbara Simonsohn, Windpferd, Aitrang, 2000
„Wenn Körper und Gefühle Achterbahn spielen...", Elisabeth Buchner, FVB, Kleinsendelbach, 2003
„Zucker, Zucker", Dr.med. M.O. Bruker, emu, Lahnstein, 1999
„Zu den riesigen Nebenwirkungen... fragen Sie nach!", Naturarzt, 6/2003
„Vorsicht Fluor!", bioverlag gesundleben, Hopferau, 1984
„Früher alt durch Fluoride", Dr.John Yiamouyiannis, Waldthausen Verlag, Ritterhude, 1991
„Sturmfeste Gesundheit", Dr. Ralph Bircher
„Fluoride Dangers To The Thyroid", www.thyroid.about.com/library/weekly/aa020700b.htm
„Fluoride and Thyroid Disease/With Drs.Richard and Karilee Shames", www.thyroid.about.com
„Press Release: When Fluoridation Ends – So Do Cavities", www.thyroid.about.com/library/weekly/aa012401a.htm
„Water, Sanitation and Health", Electronic Library, A compendium of WHO information, January 2003
„History of the Fluoride/Iodine Antagonism", www.bruha.com/pfpc/html/thyroid_history.html
„Spate of Thyroid Cases Baffles Army", Adam Marcus, www.healthscout.com

„Avoiding Common Thyroid Pitfalls: Smoking“, www.thyroid.about.com
„Smoking Tied to Risk of Enlarged Thyroid/Goiter“, Mary Shomon, March 2002, www.thyroid.about.com
„Belastung der Gewässer mit Hormonen und deren Auswirkung auf die Tiere“, Deutschlandfunk vom 21.3.2002
„Pesticides Targeting West Nile – Carrying Mosquitos May be a Thyroid Danger“, www.thyroid.about.com/library/weekly/aa072600a.htm
„Suspect Salads: Lettuce May Be Toxic To Your Thyroid!“, www.thyroid.about.com/cs/perchloratedanger/a/lettuce_p.htm
„Das Hypoglykämie-Syndrom“, Michael Martin, Ralf Reglin Verlag, Köln, 1996
„Drinking water“, Thyroid archives, February 1997, www.maelstrom.stjohns.edu
„Chemikalie in belgischen Futterfetten“, Frankfurter Allgemeine Zeitung vom 15.8.2002
„Rückruf-Aktion: Pflanzenmittel in Haferflocken“, Hessisch-Niedersächsische Allgemeine vom 19.7.2002
„Gift auf dem Teller“, Sonntagszeit vom 24.6.2001
„Thyroid Trade Secrets: Chemical Exposures and Thyroid Disease“, www.thyroid.about.com/library/weekly/aa032701a.htm
„Offenbar über 1000 Tonnen Futter mit Dioxin belastet“, Hessisch-Niedersächsische Allgemeine vom 15.2.2003
„Kalenderblatt: 1976 – Explosion von Seveso“, Hessisch-Niedersächsische Allgemeine vom 10.7.2003
„Umweltverschmutzung und Kindesmissbildung (Dioxin)“, Monitor vom 29.5.1984 (WDR)
„Amalgam doch giftiger als gedacht“, die tageszeitung, 28.4.2003
„Amalgam – Risiko für die Menschheit“, Dr.Joachim Mutter, Fit fürs Leben Verlag, Weil der Stadt 2003
„Bund klagt gegen Tabakwerbeverbot“, Welt am Sonntag vom 3.8.2003
„Giftspuren in den Genen“, Frankfurter Allgemeine Zeitung vom 4.8.2002
„UN: Belastung durch Quecksilber alamierend hoch“, Hessisch-Niedersächsische Allgemeine vom 4.2.2003

„Immer mehr Jugendliche rauchen", Monitor vom 22.5.2003 (ARD)
„Die Welt der Düfte – Handbuch der Aromatherapie", Erich Keller, Seehammer Verlag, Weyarn, 1999
„Störungen der Schilddrüse", Dr.Bruker und Ilse Gutjahr, emu, Lahnstein, 1996
„The Power of Enzymes", Ron Harder, October 2001, www.thyroid.about.com/library/news/blenzymes.htm
„Greenpeace-Test: Paprika mit Pestiziden belastet", Hessisch-Niedersächsische Allgemeine vom 21.8.03
„Verseuchtes Obst auf dem Markt", Welt am Sonntag vom 24.8.03
„Living well with Autoimmune Disease", Mary J. Shomon, HarperCollins, New York 2002
„Toxic Rocket Fuel Dangerous to Thyroid Found in California Milk", www.thyroid.about.com/od/toxictriggers/a/perchloratemilk_p.htm
„Bayer testet Pestizid an 50 Menschen", Hessisch-Niedersächsische Allgemeine vom 25.10.2002
„Schamlose Chemieindustrie – Profit mit Menschenversuchen", Frontal 21, vom 11.05.2004 (ZDF)
„Risiko-Technologie für die Hungernden", Securvita 4/2004

Schilddrüse, Vitamine und Mineralstoffe

„Make Health – Not War!", Rath International, z.B. New York Times
„Mangelkrankheiten sind vermeidbar", www.jodmangel.de
„EU verbietet Vitamine und Nahrungsergänzungsmittel", raum & zeit 117/2002
„Hoffnung auf die Helferchen", natur & kosmos, Mai 2002
„Antioxidants and the Thyroid", March 2003, www.thyroid.about.com/library/news/blantioxidant.htm
„Avoiding Common Thyroid Pittfalls: Calcium and Iron", www.thyroid.about.com/library/news/blpitfall1.htm
„Study of iodine deficiency after the Chernobyl accident", WHO 1998, www.ithyroid.com
„Die Vitamin-Bibel", Earl Mindell, Heyne, München, 1993

Auswirkungen auf die Haut

„Arzneimittelneben- und -wechselwirkungen“, Hermann Ammon, Wissenschaftliche Verlagsgesellschaft, Stuttgart, 1981

„Jod, Kleine Mengen – große Wirkung“, Informationsdienst für Ernährung, Landwirtschaft und Forsten (aid), Arbeitskreis Jodmangel (AKJ) und Bundesministerium für Ernährung, Landwirtschaft und Forsten, 1997

„Jodmangel und Schilddrüse“, Prof Dr.F.A. Horster und Prof.Dr.P. Pfannenstiel, Information des Arbeitskreises Jodmangel

„Offener Brief von Bayer: US-Klagen sind unbegründet“, Hessisch-Niedersächsische Allgemeine vom 21.August 2001

„Ärzte warnen: Wir essen viel zu viel Jod!“, PULStipp Schweiz, Mai 2002

„Krankmacher Jod“, Dagmar Braunschweig-Pauli, Verlag Norbert Messing, Bad Schönborn 2002

„Jodsalz ist unverzichtbar“, Apotheken-Kurier 11/99

„Haut und Seele – auf dem Weg zu einer psychosomatischen Dermatologie“ Alfred Levy, Königshausen & Neumann, Würzburg 1997

„Krankheit als Weg“, Thorwald Dethlefsen und Rüdiger Dahlke, Bertelsmann Verlag, München, 1989/1990

„Lichtallergie durch Jod?“, Dagnar Braunschweig-Pauli, Balance 4/2001

„Lebensmittelzutatenliste“, Verbraucher-Zentrale, Hamburg/Düsseldorf, 1993

„Vitiligo – Geheimnisvolle weiße Flecken“, Apotheken Umschau 4/02

„Spezielle Laboruntersuchungen bei Schilddrüsenkrankheiten“, Der Nuklearmediziner

„Toxikologie: für Ärzte, Naturwissenschaftler und Apotheker“, Wolfgang Wirth, Thieme, Stuttgart/New York, 1981

„Jodallergie bzw. Jodinduzierte Hautveränderungen im Zusammenhang mit jodiertem Salz?“, Hans F. Merk in R.Großklaus „Notwendigkeit der Jodsalzprophylaxe“, bga-Schriften 3/94

„Verbotene Lebensmittel bei Akne vulgaris“, Ernährungs Umschau, 29/1982

www.pura-natura.de

„Kosmetik und Mode“, Öko-Test, 9/2002

„Algenpackungen“, www.focus.msn.de

„Meerjungfrauen baden besser – Thalasso ist wieder voll im Trend", Gala, 2003
„Rezeptbuch für Naturkosmetik", Stephanie Faber, H+L Verlagsgesellschaft, Köln, 2001
„Interview zu Vitiligo-Erkrankung, mit Herrn Dr.med.R. Shimshoni", neurodermitis, Nr. 43/2003

Auswirkungen auf Frauen

„Frauen brauchen eine andere Medizin", Apotheken Umschau vom 15.02.2003
„Evas Rippe – Die Entdeckung der weiblichen Medizin", Marianne Legato, Kiepenheuer & Witsch, Köln, 2002
„Warum haben Frauen so kleine Füße?", Dianne Hales, Bastei Lübbe, Bergisch Gladbach, 2001
„Nichts Gutes im Schilde – Krankheiten der Schilddrüse", Peter Pfannenstiel und Werner Schwarz, Trias/Georg Thieme Verlag, Stuttgart, 1994
„Einseitige Ernährung kann zu Schilddrüsenproblemen führen", „Noch gibt es Risikogruppen bei der Jodversorgung", Presseinformationen des Arbeitskreises Jodmangel, www.jodmangel.de
„Underactive Thyroid May Reduce Breast Cancer Risk", Mary Shomon, April 2003, www.thyroid.about.com
„Ask the experts: Thyroid-Related Hair Loss", www.thyroid-info.com/articles/shames-hairloss.htm
„Hair Loss and Thyroid Disease", www.thyroid.about.com/library/weekly/aa101600a.htm
„Brustkrebsrisiko durch Jodsalz und Schilddrüsenhormone", Dagmar Braunschweig-Pauli (vgl. Susun S.Weed: „Brustgesundheit – Naturheilkundliche Prävention und Begleittherapien bei Brustkrebs", Orlanda-Verlag 1997/S.49, H.P.T. Ammon: „Hormone der Schilddrüse – Kanzerogenität", Arzneimittelapothekerhandbuch, Stuttgart 1991, Trierischer Volksfreund vom 11.02.2000)
„Schon milde Hyperthyreose lässt Sterblichkeit steigen", Ärztliche Praxis vom 2.Oktober 2001
„Tatort Frau – Der große Hormonschwindel", Sylvia Schneider, Verlag Carl Ueberreuter, Wien, 2003

19.Wiesbadener Schilddrüsengespräch „Schilddrüse und Frau“ umd Medizin Verlag, Berlin, 2001 (Unterstützung durch Merck KGaA, Darmstadt)
„Männermacht Medizin“, Dr.med.Robert S. Mendelsohn, Mahajiva Verlag, Holthausen, 1989
„Frühchens Rettung“, Stern, 17/2001
„Wenn Körper und Gefühle Achterbahn spielen...“, Elisabeth Buchner, Familien Verlag Buchner, Kleinsendelbach, 2003
„Natürliches Progesteron“, Anna Rushton und Shirley A. Bond, Goldmann Verlag, München, 2000
„PMS Ratgeber von Femicur“, hrsg. von Schaper & Brümmer GmbH, Salzgitter
„Mehr Gesundheit durch bessere Beziehungen“, Sonderdruck Gesundheit für Frauen, FID Verlag, Bonn, 2003
„Schluss jetzt mit der falschen Behandlung!“, woman, 23/2002
„Ein Spurenelement unter neuem Verdacht – Krebs durch Jod?“, Das Goldene Blatt
„Einfluss von Nahrungsmittelinhalts- und -zusatzstoffen auf die Nitrosaminbildung unter physiologischen Bedingungen – ein kurzer Überblick“, Prof.Dr.D. Lathia, Ernährung Vol.11, Nr. 2/1987 Fachhochschule Niederrhein
„Raloxifene (Evista) May Block Thyroid Hormone Absorption“, Mary Shomon, 16.07.03, www.thyroid.about.com/cs/latestresearch/a/raloxifene_p.htm
„Thyroid Antibodies are Marker for Post-Partum Depression“, Mary Shomon, June 2002, www.thyroid.about.com
„Pflanzen-Hormone“, Bild der Frau, Nr. 29/2003

Auswirkungen auf Babys

„Trau keinem Doktor“, Robert S. Mendelsohn, Mahajiva Verlag, Holthausen, 1993
„Die Vitamin-Bibel“, Earl Mindell, Wilhelm Heyne Verlag, München, 1993
„Iodine in Human Milk: Prospectives for Infant Health“, IDD-newsletter Volume 18, No.3/August 2002
www.lalecheliga.de

„Gesunde Profite in einer sterbenden Welt – Drei ‚Killer-Industrien' und ihre Auswirkungen auf die Gesundheit und das Überleben der Kinder“, www.babynahrung.org/documentation.html

„Stillen ist praktizierte Gesundheitsförderung – Ein historischer Abriss zu Aktionen für die Säuglingsgesundheit und zum Nestlé-Boykott“, www.babynahrung.org/hist.html

„Zuviel des Guten bei HIPP: Kupfer, Schimmel, Natrium, Zucker, Pestizide – Zuwenig des Guten bei HIPP: VerbraucherInnenschutz“, www.babynahrung.org/hipp.html

Presseinformationen des Arbeitskreises Jodmangel: „Einseitige Ernährung kann zu Schilddrüsenproblemen führen“, „Jodmangel bei schwangeren Frauen gefährdet die Intelligenz ihrer Kinder“, „Noch gibt es Risikogruppen bei der Jodversorgung“, „Jod darf in der Schwangerschaft nicht fehlen“, „Jodversorgung bedarf noch vieler Anstrengungen“, „Jodmangel – Wege zur Abhilfe“, „Gute Jodversorgung fördert Intelligenz und Wachstum“, „Jodversorgung von Säuglingen noch sehr unterschiedlich“ www.jodmangel.de

„Kaiserschnitt auf Wunsch“, Baby und die ersten Lebensjahre, September 2002

„Hoffnung auf die Helferchen“, natur & kosmos, Mai 2002

„Schilddrüsenerkrankungen im Säuglingsalter“, Annette Grüters-Kieslich, 15.Wiesbadener Schilddrüsengespräch, 1997

„Jod für gesunde Mütter und intelligente Kinder“, Arbeitskreis Jodmangel

www.afs-stillen.de

„Welche Rolle spielt Jod in der Schwangerschaft“, www.rund-ums-Baby.ch/jod.htm usm 2001

„Baby-Kost ist total hip(p)!“, Bild der Frau vom 10.02.03

„Was Ärzte Ihnen nicht erzählen – Die Wahrheit über die Gefahren der modernen Medizin“, Lynne McTaggart, Sensei, Kernen, 2000

„Humana räumt Schlamperei ein“, Yahoo! Nachrichten vom 11.11.2003

„Todesfälle in Israel: Ursache deutsche Babymilch?“, Hessisch-Niedersächsische Allgemeine vom 10.11.2003

Auswirkungen auf Kinder

„Männermacht Medizin", Robert S. Mendelsohn, Mahajiva Verlag, Holthausen, 1989

„Nestlé stoppt ZDF-Beitrag", Der Spiegel, Nr. 50/13.12.1999

„Die Jod-Lüge", Dagmar Braunschweig-Pauli, Herbig, München, 2003

„Anpassung auf Rezept! – Der Drogenkrieg US-amerikanischer Schulen und Eltern gegen ihre Kinder", Ketzerbriefe Nr 96, Ahriman Verlag, Freiburg, 2000

„Familienkrieg um Zappelphilipp", Der Spiegel, 51/1999

„Ritalin – Kinder unter Drogen", raum & zeit 111/2001

„Was wir alles schlucken", Institut für angewandte Umweltforschung, Rowohlt, Reinbek, 1992

Auswirkungen auf die geistige Entwicklung

„Jodmangel bei schwangeren Frauen gefährdet die Intelligenz ihrer Kinder", Presseinformationen des Arbeitskreises Jodmangel, www.jodmangel.de

„The salt chain" in „Elimination of Iodine Deficiency Disorders in Central and Eastern Europe, the Commonwealth of Independent States, and the Baltic States", WHO, 1998

Auswirkungwen auf den Mann

„Wenn die Jodierung in die Hose geht – Schilddrüse fein, Hoden klein", Ärztliche Praxis vom 27.03.2000

„Jodsalz schädigt Zeugungsfähigkeit", Schrot und Korn, 5/2000

Auswirkungen auf Haustiere

„Hyperthyroidism in Cats", www.thyroid.about.com/library/ weekly/aa110200a.htm

„Canine Hypothyroidism", www.thyroid.about.com/library/ weekly/aa120500a.htm

„Jod provoziert Autoimmunerkrankungen", EU.L.E.n-Spiegel vom 24.4.1996

Massenenttarnung

„Krank oder tot durch Jod", Schrift der Deutschen SHG der Jodallergiker, Morbus-Basedow- und Hyperthyreose-Kranken, Trier

„Altersgrenze für Herz-Operationen?" Weser Kurier vom 3.6.2003

„Sozialverband sieht Anstiftung zum Mord" Hessisch-Niedersächsische Allgemeine vom 7.6.2003

„Die interessante Zahl", Apotheken-Umschau, Juni 2003

„Jod-krank" Dagmar Braunschweig-Pauli, Dingfelder, Andechs 2000

„ICCIDD Statement on Iodine-Inducted Thyrotoxicosis (Jodbasedow)" IDD-newsletter Vol. 11, No. 4/November 1995

„Ein Witwer klagt an: Meine Frau musste sterben, weil der Hausarzt sich irrte", 1999

„Schilddrüsenüberfunktion lässt Sterblichkeit steigen", Ärztliche Praxis, Oktober 2001

„Wir gratulieren...", www.das-eule.de/2696.html

„Toxikologie: für Ärzte, Naturwissenschaftler und Apotheker", Wolfgang Wirth, Georg Thieme Verlag, Stuttgart, 1981

„Heilen verboten, töten erlaubt", Kurt G. Blüchel, Bertelsmann, München, 2003

„Studie zur Schilddrüse", Sprechstunde im Deutschlandfunk vom 16.10.2001

„Mediziner: Jodaufnahme nicht nur positiv", Pressemeldung vom 12.03.02

Joint WHO/UNICEF/ICCIDD Consultation Review of findings from 7-country study in Africa on levels of salt iodization in relation to iodine deficiency disorders, including iodine-inducted hyperthyroidism, WHO, 1997

Elimination of Iodine Deficiency Disorders in Central and Eastern Europe, the Commonwealth of Independent States, and the Baltic States Proceedings of a Conference held in Munich, Germany, 3–6. September 1997, WHO, 1998

„Beiträge zur Gesundheitsberichterstattung des Bundes: Schilddrüsenhormone und Schilddrüsenmedikamente bei Probanden in den Nationalen Gesundheitssurveys", Robert-Koch-Institut, Berlin, 2002

„Keine Medizin für Alte?", www.freenet.de/kontrovers/aktuell/alte/index.html

„Nichts Gutes im Schilde – Krankheiten der Schilddrüse“, Peter Pfannenstiel, Trias/Georg Thieme, Stuttgart, 1994
„Wenig Interesse an Hormonstörungen – Notruf der Endokrinologen/Mangel an Spezialisten gefährdet Patienten“, Frankfurter Allgemeine Zeitung vom 13.06.2001
„Should we take thyroid medicine away from the elderly?“, Mary Shomon, 2000, www.thyroid.about.com/library/weekly/aa030101a.htm

Die Diskussion um das Freiwilligkeitsprinzip

„Nichts Gutes im Schilde – Krankheiten der Schilddrüse“, Prof.Peter Pfannenstiel, Georg Thieme Verlag, Stuttgart, 1994
„Bekämpfung des Jodmangels mit jodiertem Salz“, H.Bürgi, J.Lüthi, B.Wüthrich (Informationsflyer der Schweizer Botschaft)
„Neue und vergessene Aspekte der Therapie von Jodmangelstrumen“, 14.Wiesbadener Schilddrüsengespräch, pmi Verlagsgruppe, Frankfurt, 1996
„Jod ins Brot“, Hessisch-Niedersächsische Allgemeine vom 6.9.2000
„Jodversorgung in Deutschland“, Wieland Meng und Peter Scriba, Deutsches Ärzteblatt, 39/27.9.2002
„Jodprohphylaxe in Deutschland“, P.Scriba und C.Pickardt, Deutsches Ärzteblatt – Ärztliche Mitteilungen vom 26.5.1995

Wem dient die Prophylaxe?

„Tatort Frau“, Sylvia Schneider, Ueberreuter, Wien, 2003
„Die Abschaffung der Gesundheit“, Der Spiegel, 33/2003
„Experten: Pharma-Industrie erfindet Krankheiten“, Bonner General Anzeiger vom 21.1.2003
„Südafrika wehrt sich erfolgreich gegen den Pharma-Würgegriff“, Rath International, Juli 2003
„Ärzte wollen von Pharmaindustrie unabhängiger sein“, Hessisch-Niedersächsische Allgemeine vom 24.5.2003

Jodprogramme in anderen Ländern

www.iccidd.org country information and newsletters
„Stellungnahme des Bundesministeriums für soziale Sicherheit und Generationen“, Dr. Fritz Wagner, Wien, 1.März 2001
„Essen als Heilmittel – das Beispiel Jod“, Hans Bürgi und Michael Zimmermann, Neue Zürcher Zeitung vom 26.Juni 2001
„Die gesunde Schilddrüse“, Mary Shomon, Goldmann Verlag, München, 2002
„Elimination of Iodine Deficiency Disorders (IDD) in Central and Eastern Europe, the Commonwealth of Independent States and the Baltic States, Proceedings of a conference held in Munich, Germany, 3–6 September 1997“, World Health Organization, United Nation's Childrens Fund, International Council for Control of Iodine Deficiency Disorders
„Joint WHO/ UNICEF/ ICCIDD Consultation, Review of findings from 7-country study in Africa on levels of salt iodization in relation to iodine deficiency disorders, including iodine-inducted hyperthyroidism, 8–9 July 1996, Geneva“, WHO, UN Children's Fund, ICCIDD
„Indonesien – Evaluation der Strumaprophylaxe mit dem ThyroMobil-Modell“, German Pharma Health Fund e.V.
„Iodine level“, U.S. Department of health and human services/ Centers for disease control and prevention, 2000
„Decrease of iodine intake found in Americans“, Centers for disease control and prevention
„Künstliches Jod im Essen fordert Opfer“, PULStipp, April 2002
„Naturtees“, Prof.Hademar Bankhofer, Lechner Verlag, Genf 1994
„Fluorid: Die Gefahr ist gleich null“, Öko-Test 9/2002
„Indien“, Handbuch der Dritten Welt, Dietmar Rothermund, J.H.W. Dietz Verlag, Bonn 1994
„Jod-krank“, Dagmar Braunschweig-Pauli, Dingfelder Verlag, Andechs, 2000
„Überflüssig wie ein Kropf: Jodsalz“, Deutschland-Radio vom 13.März 1999
„Common Concerns of Thyroid Patients“, Thyroid Foundation of Canada, www.thyroid.ca

„Störungen der Schilddrüse“, Dr.Bruker und I.Gutjahr emu, Lahnstein, 1996
„Mehr Schilddrüsenkranke durch Jod“, und „Jod provoziert Autoimmunreaktionen“, EU.L.E.n-Spiegel vom 24.April 1996
„Schilddrüse“, Fritz Spelsberg und Thomas Negele, Wort und Bild Verlag, Baiersbrunn, 2001

Jodierung im 3. Reich

„Furchtbare Ärzte – Medizinische Verbrechen im 3.Reich“, Dr.Till Bastian, C.H. Beck'sche Verlagsbuchhandlung, München, 1995
„Kontinuität und Neuanfang in der Hochschulmedizin nach 1945“, Gerhard Aumüller, Hans Lauer, Helmut Remschmidt (Hrsg.), Schüren Presseverlag, Marburg, 1997
„Die ‚Euthanasie‘ als Vorstufe zur Judenvernichtung“, Ernst Klee in „Menschenverachtung und Opportunismus“, Attempto Verlag, Tübingen, 1992
„Prost Mahlzeit“, Udo Pollmer, Kiepenheuer & Witsch, Köln, 1994
„Iodine“, www.inchem.org/documents/jecfa/jecmono/v024je11.htm
„Süße Sachen“, Horst Speichert, rororo, Reinbek, 1985
„Tuberkulose bei Ramzy?“, Hessisch-Niedersächsische Allgemeine vom 25.9.02
„Rinder mit TBC infiziert“, Hessisch-Niedersächsische Allgemeine vom 24.2.01
„Männermacht Medizin“, Dr. Robert S. Mendelsohn, Mahajiva, Holthausen, 1989
„Endlösung“, Rundbrief Aktion Leben e.V. 2/2003 (vgl. Kristelig Dagblat 28.3.03)
„Auschwitz – Die NS-Medizin und ihre Opfer“, Zeitschrift für medizinische Ethik, Heft 1/1998
„ ‚Ich fühle mich nicht schuldig‘, Georg Renno, Euthanasiearzt“ Walter Kohl, Zsolnay, Wien, 2000
„Patient Hitler“, Ernst Günther Schenck, Weltbild, Augsburg, 2000
„Frankreich: Todkranke ‚beseitigt‘ “, Infomappe Aktion Leben e.V. (vgl. Die Welt vom 8.10.1998)

Jod und Atomenergie

„Ausgabe von Jodtabletten“, Ministerium des Inneren und für Sport, Notfallschutz, Rheinland Pfalz, für die Umgebung des Kernkraftwerkes Mühlheim-Kärlich vom 1.7.1986

www.kpills.com

„Atomkraftwerk Krümmel könnte vom Hochwasser gefährdet sein“, www.tagesschau.de vom 20.8.2002

„No Evidence Reactor Leak Caused Cancer“, „Stress May Have Boosted Cancer Rates Near Damaged Nuclear Plant, Study Says“, „Study Links Three Mile Island Radiation Releases to Higher Cancer Rates“, www.washingtonpost.com

„Bedrohung des Lebens durch Strahlung“, Roland Scholz, Internationale Ärzte für die Verhütung des Atomkriegs, Ärzte in sozialer Verantwortung, Berlin, 1993

„What people need to know about Potassium Iodine“, „CDC Releases Hanford Thyroid Disease Study Final Report“, www.cdc.gov

„Der weltweite Atomtransport, Greenpeace Report 2“, Jürgen Stellpflug, Rowohlt, Reinbek, 1987

„Empfehlungen der Strahlenschutzkommission zu speziellen Fragen des Strahlenschutzes in den Jahren 1974–1984“ hrsg. vom Bundesminister des Inneren, Gustav Fischer Verlag, Stuttgart, 1985

„10 Jahre nach Tschernobyl – Informationen der SSK zu den radiologischen Auswirkungen und Konsequenzen insbesondere in Deutschland“, Bundesministerium für Umwelt, Naturschutz und Reaktorsicherheit, Gustav Fischer Verlag, Stuttgart, 1996

„Supergau Tschernobyl“, Nikolaj Buchovec ‚Styria, Köln, 1996

„Aus der Tschernobyl-Katastrophe lernen“, Lengfelder/Gärtner/Stephan/Demidtschik, Fortschritte der Medizin, Nr. 16/2000

„14 Jahre nach Tschernobyl: Schilddrüsenkrebs nimmt zu“, Lengfelder/Demidtschik/Demidtschik/Rabes/Sidorow/Knesewitsch/Frenzel, Fortschritte der Medizin, Nr. 16/2000

„Iodine Status and Post-Chernobyl Thyroid Cancer“, WHO, 1998

„Explosion in AKW vor zehn Jahren blieb unbemerkt“, Hessisch-Niedersächsische Allgemeine vom 6.8.2002

„Atomkraftwerke müssen wegen der Trockenheit die Leistung reduzieren“, Die Welt, 2003

„Atomkraftwerke sind nicht sicher“, Hessisch-Niedersächsische Allgemeine vom 18.9.2001
„Der gefährliche Traum Atomkraft“, Reimar Paul, Eichborn, Frankfurt, 1986
„Radioaktiv verseuchtes Wasser im Rhein“, Hessisch-Niedersächsische Allgemeine vom 29.04.04

World Health Organisation

„Jodversorgung in Deutschland“, Wieland Meng und Peter Scriba, Deutsches Ärzteblatt, 39/27.9.2002
„Störungen der Schilddrüse“, Dr.med.M.O. Bruker und Ilse Gutjahr, emu Verlag, Lahnstein, 1996
„Iodine and Health“, A statement by the World Health Organization, Genf 1994
„Recommended Levels in Salt and Guidelines for monitoring their Adequacy and Effectiveness“, WHO, Genf 1996
„Impfen – Das Geschäft mit der Angst“, Gerhard Buchwald, Droemersche Verlagsanstalt, München, 2000
„Das Medizin Kartell“, Kurt Langbein und Bert Ehgartner, Piper Verlag, München, 2002
„WHO – Fluch oder Segen?“, Dr.Jörg Zittlau, Urheimische Notizen, 2/2002

ICCIDD

„Social Mobilization for IDD Virtual Elimination“, J.C. Ling, WHO, 1998
„Unser Baby im Kreuzfeuer der Werbung“, Dokumentationen der Heinrich-Böll-Stiftung, Köln, Nr. 2

Ärzte und Ernährung

„Ess-Mangel“, Focus, 37/2002
„Zum Beispiel McDonald's“, Siegfried Pater, Lamuv, Göttingen, 2000
„Trau keinem Doktor“ Dr.Robert S. Mendelsohn, Mahajiva, Holthausen, 1988
„EEG“, Infomappe Aktion Leben e.V.

„Sturmfeste Gesundheit“, Dr.Ralph Bircher, Bircher-Benner, Zürich, 1980
„Pharmakologie und Toxikologie“, Thomas Küttler, Urban & Fischer, München, 1999
„Tödliche Risiken durch Arzneimittel“, Prof.Dr.Joachim Bauer, raum & zeit, Juli/August 2003
„Iss dich gesund“, Der Spiegel, 32/2003
„Unser Baby im Kreuzfeuer der Werbung“, Protokoll einer Fachanhörung der Heinrich-Böll-Stiftungm, Köln, 1994
„Tödliche Pillen“, Hessisch-Niedersächsische Allgemeine vom 16.8.2003

JECFA

„Iodine“, www.inchem.org/documents/jecfa/jecmono/v024je11.htm

UNICEF und die Kirchen

IDD-newsletter, Volume 15, No.1/February 1999
„Was Ärzte Ihnen nicht erzählen“, Lynne McTaggart, Sensei Verlag, Kernen, 2000
„Aus Teufels Topf“, Hans-Ulrich Grimm, Klett-Cotta, Stuttgart, 1999
„Impfen“ Dr.med.Gerhard Buchwald, Droemersche Verlagsanstalt/ Th.Knaur Nachf., München, 2000
„Eisenmangel als Lebensretter?“ und „Eisen, der Säuglingsmörder?“ (Quellen: Udo Pollmer/Susanne Warmuth: „Das Lexikon der populären Ernährungsirrtümer“ und „Prost Mahlzeit – Gesunde Ernährung“), www.esb-apm.com/5_ernährung_kritisch.htm
„Essen als Heilmittel – das Beispiel Jod“, Hans Bürgi und Michael Zimmermann, Neue Zürcher Zeitung vom 26.Juni 2001
UNICEF: Zur Situation der Kinder in der Welt, 1995
UNICEF Information: Mangelernährung: Die stille Katastrophe – Ursachen, Folgen, Maßnahmen
„Schluss jetzt mit der falschen Behandlung!“, woman, 23/2002
„Prost Mahlzeit!“, Udo Pollmer
„Goldener Reis mit goldenen Genen“, Marion Grillparzer, Bunte, 6/2001

„Risiko-Technologie für die Hungernden", Securvita 4/2004
www.MenschenFuerMenschen.de
„Cornflakes-Streit: Wie gesund sind Kellogg's & Co. ?", Plusminus vom 10.04.2001 (ARD)
„Zucker, Zucker", Dr.med.M.O. Bruker und Ilse Gutjahr. emu Verlag, Lahnstein, 1999
„Vatikan wirft Pharmaindustrie ‚Völkermord' vor", Blick vom 29.01.2004
„Völkermord der Pharmakartelle", Dr. Rath Health Foundation, Berlin

Wie öffentliche Meinung geprägt wird: Medien und Schulen

„Nach Herzenslust genießen", Bad Reichenhaller und VITAL
„Da fehlt doch was!", VITAL, 7/2004
„Die Tücken des Novel Food", Zeitenschrift, Nr.28/2000
„Zum Beispiel McDonald's", Siegfried Pater, Lamuv Verlag, Göttingen, 2000
„Schulpflicht ist Fast Food-Pflicht", natur & kosmos, Mai 2002
„Ausgemästet!", raum & zeit, Mai/Juni 2003
„Sieg des Aberglaubens", Der Spiegel vom 13.11.2000
„Kampagne gegen Impfungen", Der Spiegel, 24/2001
„The Doors Of Perception: Why Americans Will Believe Almost Anything", Dr.Tim O'Shea www.mercola.com/2001/aug/15/perception.htm
„Research Highlights from the Past Decade: What Strategies Are Effective?", World Education Forum, www2.unesco.org/wef/en-leadup/findings_school%20health%203.htm
„Die Pläne der UNO", John Mallon „Inside the Vatican", 17.3.1999, www.aktion-leben.de/Hintergruende/sld03.htm
„Falsche Abrechnungen", Der Spiegel, 34/2000
„Betrug am Zuschauer", Der Spiegel, 33/2000
„Genussvoll essen für die Schilddrüse", Sven-David Müller und Christiane Pfeuffer, midena Verlag, München, 2001
„Angstträume nach Hamburgern" in Elternrat „Süße Sachen", Horst Speichert, Rowohlt, Reinbek, 1982 (vgl. Der Spiegel, 18/1980)
„French Government Attacks Catholic Church/Religion at UN Meeting", Friday Fax vom 16. Mai 2003, www.c-fam.org

„Today Show Doctor's Mixups", Mary Shomon 1./10.12.2002, www.thyroid.about.com/library/weekly/aatodayshow.htm bzw. www.thyroid.about.com/library/weekly/aatodayshow2.htm
„Quack & Salb", Die Zeit vom 24.4.2003

Bundesministerium für Gesundheit u. Soziale Sicherung, Bonn, und Bundesministerium für Verbraucherschutz, Ernährung und Landwirtschaft, Bonn/Berlin

„Referenzwerte: die neuen DGE-Empfehlungen", Dipl.oec.troph. Brigitte Neumann, www.das-eule.de
„Mangelernährung trotz voller Teller?", Naturarzt, Juli 2003
„Sturmfeste Gesundheit", Dr.Ralph Bircher, Bircher-Benner, Zürich, 1980
„Zucker, Zucker", Dr.med.M.O. Bruker und Ilse Gutjahr, emu, Lahnstein, 1999
„Das Medizin-Kartell", Kurt Langbein und Bert Ehgartner, Piper, München, 2002
„Himalaya-Salz", „Jodsalz ist unverzichtbar und gesundheitlich unbedenklich" und „Jodsalz ist unverzichtbar", www.dge.de
„Die Jod-Lüge", Dagmar Braunschweig-Pauli, Herbig, München, 2003
„Vorsicht Fluor", Dr.Bruker, bioverlag gesundleben, Hopferau, 1984
„Ranking der Korruption", Welt am Sonntag vom 25.08.2002

Das Bundesumweltamt

„Prost Mahlzeit", Udo Pollmer
„Junges Gemüse", Öko-Test 4/2003
„Report Mineral- und Trinkwasser", test 6/1998
„Gentechnische Heilmethode soll BSE verhindern", Hessisch-Niedersächsische Allgemeine vom 29.9.2002
„Angewandte Umwelttoxikologie", H. Höring, Bundesgesundheitsamt, November 1992
„Tatort Lebensmittelmarkt", Herbert Schäfer, Orac, München, 1993
„Water, Sanitation and Health", WHO, 2003
„Deutschland – ein Jodmangelgebiet wird vom Bundesumweltamt in Zweifel gezogen!", Jahresbericht des Bundesumweltamtes für 1994

Die Lebensmittelindustrie
„Iss dich gesund", Der Spiegel, 32/2003
„Auf der Suche nach dem Esser von morgen", hochschulanzeiger, Januar 2002
„Wirte mit Mumm", Bunte vom 21.12.2000

Die Verbraucherzentralen
Briefwechsel
„Verbrauchertipp der Woche: Hessische Jodwoche", Hessisch-Niedersächsische Allgemeine vom 27.April 2001

Selbsthilfe
„Graves' Disease A Practical Guide: An Interview With Author Elaine Moore", Mary Shomon, www.thyroid.about.com/library/books/aafprgravesbook.htm
„20 Secrets of Successful Thyroid Patients", Mary Shomon, www.thyroid.about.com/library/weekly/aa20secrets.htm
„Starthilfe zum Aufbau von Selbsthilfegruppen – Ein Leitfaden", Deutsche Arbeitsgemeinschaft Selbsthilfegruppen e.V., NAKOS, Berlin 2003
„Why your Doctor thinks I'm crazy 1 + 2", Mary Shomon, January 2004, www.thyroid.about.com/cs/doctors/a/crazy_p.htm

Ihre Rechte als Patient
„Getting what you need from your doctor", www.thyroid-info.com/articles/docdon.htm
„January is Thyroid Awareness Month; New Survey reveals that thyroid patients need answers, better treatment", www.thyroid.about.com/library/news/blsurveypr.htm
„2003 Thyroid Survey Results", www.thyroid.about.com/library/weekly/aasurveysumm.htm
„Doctors are the third leading cause of death in the US, causing 250,000 deaths every year", www.mercola.com
„New study estimates 8 million American families experienced serious medical or drug error" www.thyroid.about.com/library/news/blerrors.htm

„Shame: the elephant in the room“, www.bmj.com/cgi/content/full/324/7338/623
„Witch-Hunt in the United Kingdom -- The General Medical Council vs. The UK´s Most Popular Thyroid Doctor“, www.thyroid.about.com/library/weekly/aa042501a.htm
„Can my doctor fire me?“, Ask the experts, www.thyroid-info.com
„Ihre Rechte als Patient“, Infoheft der DAK
„Patientenrechte in Deutschland heute“, Freie Hansestadt Bremen, Der Senator für Arbeit, Frauen, Gesundheit, Jugend und Soziales
„Folsäure Offensive“, www.folsaeure.ch/offensiv/pages/fol.offensiv.html

Juristische Möglichkeiten

„Was ist unsere Verfassung noch wert?“, Wichtige Zeitdokumente Folge 14, Aktion Leben e.V.
„Mahlzeit! Gespräche mit Udo Pollmer – Jodsalz: Mit einem Bein im Gefängnis...“, Deutschland-Radio Berlin vom 13.März 1999
„13-jähriger Bub mit 1,5 Promille“, PZ vom 17.12.99

Adresssen, die weiterhelfen

Die folgenden Adressen stellen eine Auswahl an Kontaktmöglichkeiten dar, die Ihnen bei Ihren Fragen behilflich sein können. Sie erheben jedoch keinen Anspruch auf Vollständigkeit.

Aktuelle Adressen von Selbsthilfegruppen in Ihrer näheren Umgebung nennt Ihnen gerne unser Leserservice:
Waldthausen-Leserservice
in der NaturaViva Verlags
GmbH, Postfach 1203
D-71256 Weil der Stadt
Fax: 07033/1380817
Mail:
info@waldthausen-verlag.de

Den Infobogen über Jod gibt es bei der
Giftinformationszentrale
Nürnberg
Prof.-Ernst-Nathan-Str. 1
90419 Nürnberg
Telefon: 0911/3983478
Giftnotruf: 0911/3982451

Interessante Informationen zur Gesunderhaltung der Schilddrüsen mit alternativen Möglichkeiten bietet:
Edward Bauman, Institute for Educational Therapy
7981 Old Redwood Highway
Suite F
Cotati, CA 94931 – USA
info@iet.org

Über Noni erfahren Sie mehr unter www.siam-health.de
oder beim
Noni-Beratungscenter
Birkenstraße 8
72108 Rottenburg-Seebronn
Telefon: 07457/2373
Fax: 07457/930637

Neuigkeiten zum Thema Jod sind online abrufbar unter www.thyroid.about.com/bliodin.htm und www.thyca.org/rai.htm (hier gibt es auch Rezeptideen zum Herunterladen)

In Deutschland gibt es eine Selbsthilfe für Amalgam-Betroffene:
Patientenverband für Amalgam- und Umweltgift-Geschädigte (PFAU)
Steinstr. 23
76133 Karlsruhe
Telefon/Fax: 0721/386404
www.oekonetzwerk.de/Amalgam

In Österreich gibt es eine Gruppe, die sich mit Giftstoffen und dem Einsatz natürlicher Vitamine befasst. Hilfe bei Problemen mit Nikotin, Amalgam, Medikamenten, Lebensmittelzusätzen: Selbsthilfegruppe der Giftstoffbelasteten für Vitamintherapie, Telefon: 0043- 1- 4840007

Fragen zu Hormonstörungen werden beantwortet vom Internationalen Selbsthilfe-austausch ISA, Selbsthilfenetz für Hormonstörungen
Höhenröthstr. 9
91077 Kleinsendelbach
Telefon: 09126/7835
www.Hormonselbsthilfe.de

Falls auch Sie sich mit den Opfern von industrieller Säuglingsnahrung solidarisieren und den Konzernen Ihre Missbilligung ausdrücken wollen, besuchen Sie eine der zahlreichen Websites, z. B.:
www.lalecheliga.de
www.babynahrung.org
www.ibfan.org
www.babymilkaction.org
www.afs-stillen.de
Oder wenden Sie sich an:
Aktionsgruppe Babynahrung
Untere Maschstr. 21
37073 Göttingen
Telefon: 0551/ 5310
Fax: 0551/ 531035

Wenn auch Sie sich über die Vorgehensweisen der WHO beschweren wollen, wenden Sie sich an das
Nutrition for Health and Development
World Health Organization
20 Avenue Appia
1211 Genf
Schweiz
oder an das
Head of Department Prevention in area of Nutrition

Federal Ministry of Health
and Social Security
Wilhelmstr. 49
10117 Berlin
ute.winkler@bmgs.bund.de

Der ICCIDD ist im Internet zu finden unter
www.iccidd.org

Wenn auch Sie sich bei UNICEF über den Umgang mit Schilddrüsenkranken beschweren möchten, schreiben Sie an:
Frau Gisela Meese
Deutsches Komitee für UNICEF
Höninger Weg 104
50969 Köln

Kritik zur Haltung der Kirchen können Sie bei den folgenden Adressen anbringen:
Jürgen Brunk
Umweltbeauftragter im Ev. Kirchenkreis Kassel-West
Mühlbachweg 1
34132 Kassel

Institut für Kirche und Gesellschaft
Dr. Gudrun Kordecki
Berliner Platz 12
58638 Iserlohn
g.kordecki@kircheundgesellschaft.de

Brot für die Welt
Postfach 10 11 42
70010 Stuttgart

Erzbischöfliches Ordinat München
Referat für caritative und soziale Aufgaben
Rochusstr. 5
80333 München

Falls auch Sie sich über die Jod-Aktivitäten von Kiwanis beschweren möchten, schreiben Sie an
Kiwanis International
3636 Woodview Trace
Indianapolis, IN 46268-3196
USA
www.kiwanis.org

Eine Organisation, die es sich zur Aufgabe gemacht hat, den Wert jedes Einzelnen zu schützen, ist die Quäker-Stiftung. Sie können sie durch Spenden unterstützen:
Quäker-Hilfe-Stiftung
Am Wellenkotten 8
33617 Bielefeld

Unter www.biointegrity.org kann sich jeder darüber informieren, was die Medien im Umgang mit Lebensmittelskandalen verschweigen.

Wer sich über Journalisten oder Medien beschweren möchte, kann die Unterlagen (Beschwerdeordnung und Pressekodex) kostenlos anfordern beim
Deutschen Presserat
Gerhard-von-Are-Straße 8
53111 Bonn
Telefon: 0228/98572-0
Fax: 0228/98572-99
www.presserat.de

Auf der US-Internetseite http://bruha.com/pfpc/html/thyroid_history.html („History of Fluoride/Iodine Antagonism") sind über 120 internationale Studien zum Thema Flour-Jod-Wirkung aufgelistet.

Ihre Interessen als Verbraucher vertritt die
Verbraucher-Zentrale Hessen e.V., Reuterweg 51-53
60323 Frankfurt am Main
Telefon: 069/972010-20
Fax: 069/972010-50
VZH@verbraucher.de
www.verbraucher.de

Hier erhalten Sie alle Adressen von Selbsthilfegruppen:
NAKOS
Albrecht- Achilles- Straße 65
10709 Berlin
Telefon: 030/8914019
Fax: 030/8934014
nakos@gmx.de,
www.nakos.de

Mehr Infos des Commonwealth Fund finden Sie unter:
www.cmwf.org

Patienten-Unterstützung gegen unfaire Ärzte bieten vereinzelte Bürgerinitiativen, wie z.B.
www.aerzte-pfusch.de
www.geoffrey-mike.de

Personen- und Stichwortregister

fit fürs Leben Verlag

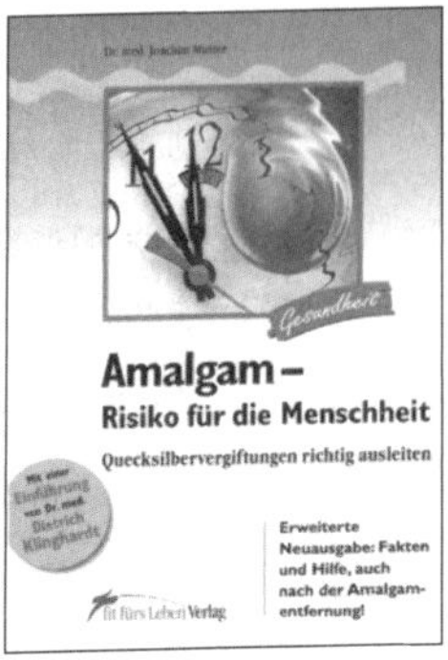

Lange wurden die Warnungen vor Amalgam nicht ernst genommen und viele durch Quecksilber Belastete fanden keine Hilfe, weil die Ursachen der Erkrankung nicht erkannt wurden. Heute bestreitet kaum noch ein moderner Zahnarzt die Gefahr, die von Amalgamplomben ausgeht. Rat und Hilfe bietet der Ratgeber des Ernährungs- und Umweltmediziners Dr.med. Joachim Mutter, der sich sowohl an Geschädigte als auch an Fachleute wendet. In diesem Buch wird genau gezeigt, wie das Quecksilber im Körper aufgespürt und fachgerecht ausgeleitet werden kann und welche Alternativen es gibt. Mit vielen Fallbeispielen und ausführlichem Kapitel zur richtigen Ernährung bei Amalgamvergiftung.

Amalgam – Risiko für die Menschheit
Dr.med. Joachim Mutter
168 Seiten mit Abbildungen, kartoniert ISBN 3-89881-522-6

Weitere Informationen über unser aktuelles Programm erhalten Sie kostenlos beim Fit fürs Leben Verlag in der NaturaViva Verlags GmbH, Postfach 1203, D-71256 Weil der Stadt
Fax +49 (0)7033 – 13 80 817 / Mail info@fitfuerslebenverlag.de
www.fitfuerslebenverlag.de

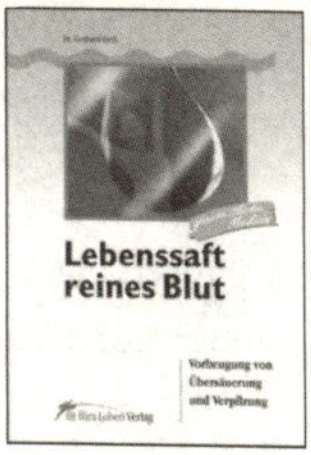

Das Blut organisiert den gesamten Stoffwechsel unseres Körpers. Es ist Transport- und Ausgleichsmedium – ein lebendiger Strom, der unseren Körper versorgt und reinigt. Blut ist jedoch kein keimfreies Serum, sondern ist Träger verschiedenster Mikroorganismen, die normalerweise in friedlichem Miteinander leben. Doch eine Übersäuerung des Blutes, hervorgerufen u.a. durch Stress und Ernährungsfehler, kann das empfindliche Milieu stören und zur Verpilzung führen. Viele Zivilisationskrankheiten nehmen so ihren Anfang. Dr. Orth beschreibt die zerstörende Wirkung von zähem Blut auf die Gesundheit. Er stellt hier die Dunkelfeldmikroskopie zur Untersuchung des Blutes vor und beschreibt anschaulich Maßnahmen zur mitunter lebenrettenden Blutreinigung.

Lebenssaft reines Blut
von Dr.rer.nat. Gerhard Orth
128 Seiten, kartoniert, ISBN 3-89881-512-9

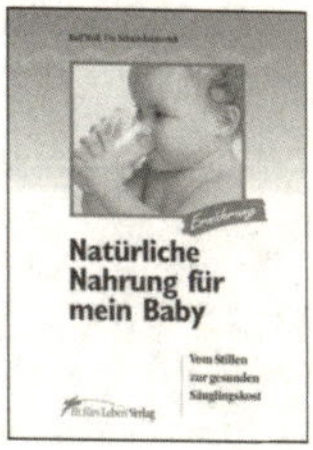

Eine ausgewogene und tiereiweißfreie Ernährung kann Allergien bereits im Säuglings- und Kindesalter vorbeugen. Das Buch bietet abwechslungsreiche Rezepte für die erste Baby-Nahrung mit Gemüse, Obst und Getreide sowie gesunde Alternativen bei Milchunverträglichkeiten. Die wichtigsten Regeln des Zufütterns und Tipps helfen, die richtige Auswahl an natürlichen Lebensmitteln zu treffen, die für eine gesunde Säuglingskost wichtig sind

Natürliche Nahrung für mein Baby
Vom Stillen zur gesunden Säuglingskost
von Ralf Moll und Ute Schain-Emmerich.
128 S., zahlreiche Abbildungen, kartoniert, ISBN 3-89881-509-9.

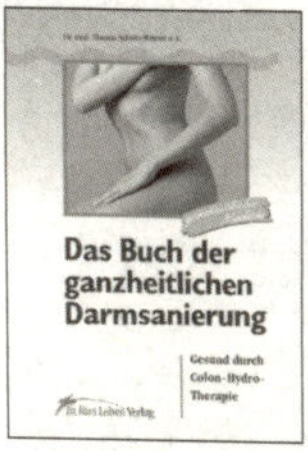

Dieser ganz besondere Patientenratgeber beschreibt die ganzheitlichen Zusammenhänge zwischen einem gesunden Darm und einem gesunden Menschen. Mit der Colon-Hydro-Therapie wird hier eine Therapieform vorgestellt, die zu den wirkungsvollsten Methoden der Gesundheitsvorsorge zählt.

Das Buch der ganzheitlichen Darmsanierung
Gesund durch Colon-Hydro-Therapie
von Dr. med. Thomas Schultz-Wittner (Hrsg.) mit einem Vorwort von Dr. med. Rainer Matejka vom Deutschen Naturheilbund. 122 S. mit Abbildungen, kartoniert, ISBN 3-89881-516-1.

Waldthausen Verlag im Dialog

Haben Sie nach der Lektüre des Buches noch Fragen an die Autorin oder Anregungen an den Verlag? Wir freuen uns darauf! Nutzen Sie einfach dieses Formular, damit wir in Kontakt bleiben oder in einen Dialog treten können.

Meine Frage/Anregung: ______________________________

____

____

____

____

____

☐ Bitte halten Sie mich über die neuesten Bücher zum Thema „natürliche Gesundheit" auf dem Laufenden.

Name ______________________________

Straße ______________________________

PLZ / Ort ______________________________

Bitte senden Sie das ausgefüllte Formular an den Waldthausen-Leserservice in der NaturaViva Verlags GmbH, Postfach 1203, D-71256 Weil der Stadt. Fax +49 (0) 70 33/13 80 817, Mail info@waldthausen-verlag.de